**Hefte zur Zeitschrift „Der Unfallchirurg"**

Herausgegeben von:
L. Schweiberer und H. Tscherne

259

Springer
*Berlin*
*Heidelberg*
*New York*
*Barcelona*
*Budapest*
*Hongkong*
*London*
*Mailand*
*Paris*
*Santa Clara*
*Singapur*
*Tokio*

H. Mellerowicz

# Operative Therapie von Muskelverletzungen

Sonographische, kernspintomographische,
biomechanische und morphologische
Untersuchungen

Mit 103 Abbildungen in 186 Einzeldarstellungen
und 8 Tabellen

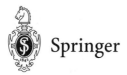 Springer

Reihenherausgeber

Professor Dr. Leonhard Schweiberer
Direktor der Chirurgischen Universitätsklinik München Innenstadt
Nußbaumstraße 20, D-80336 München

Professor Dr. Harald Tscherne
Medizinische Hochschule, Unfallchirurgische Klinik
Konstanty-Gutschow-Straße 8, D-30625 Hannover

Autor

Priv.-Doz. Dr. Holger Mellerowicz
Stiftung Oskar-Helene-Heim
Orthopädische Klinik und Poliklinik der FU Berlin
Clayallee 229, D-14195 Berlin

ISBN 3-540-61227-0 Springer-Verlag Berlin Heidelberg New York

Die Deutsche Bibliothek – CIP-Einheitsaufnahme
[Der **Unfallchirurg / Hefte**] Hefte zur Zeitschrift „Der Unfallchirurg". – Berlin ; Heidelberg ;
New York ; Barcelona ; Budapest ; Hongkong ; London ; Mailand ; Paris ; Santa Clara ; Singapur ;
Tokio ; Springer.
Früher Schriftenreihe
Bis 226 (1992) u.d.T.: Hefte zur Unfallheilkunde
Reihe Hefte zu: Der Unfallchirurg
NE: HST

259. Mellerowicz, Holger: Operative Therapie von Muskelverletzungen. – 1996
**Mellerowicz, Holger:** Operative Therapie von Muskelverletzungen: sonographische, kernspin-
tomographische, biomechanische und morphologische Untersuchungen; mit 8 Tabellen /
Holger Mellerowicz. - Berlin ; Heidelberg ; New York ; Barcelona ; Budapest ; Hongkong ;
London ; Mailand ; Paris ; Santa Clara ; Singapur ; Tokio ; Springer, 1996
(Hefte zur Zeitschrift „Der Unfallchirurg"; 259)
ISBN 3-540-61227-0

© Springer-Verlag Berlin Heidelberg 1996
Printed in Germany

Die Wiedergabe von Gebrauchsnamen, Handelsnamen, Warenbezeichnungen usw. in diesem Werk
berechtigt auch ohne besondere Kennzeichnung nicht zu der Annahme, daß solche Namen im Sinne
der Warenzeichen- und Markenschutz-Gesetzgebung als frei zu betrachten wären und daher von
jedermann benutzt werden dürften.
Produkthaftung: Für Angaben über Dosierungsanweisungen und Applikationsformen kann vom Verlag keine Gewähr übernommen werden. Derartige Angaben müssen vom jeweiligen Anwender im
Einzelfall anhand anderer Literaturstellen auf ihre Richtigkeit überprüft werden.

Satz: FotoSatz Pfeifer GmbH, 82166 Gräfelfing
SPIN: 10525052      24/3135-5 4 3 2 1 0 – Gedruckt auf säurefreiem Papier

**Mit Unterstützung von:**

Herrn Prof. Dr. H.-J. Merker
Herrn Prof. Dr. G. Bogusch
Herrn Prof. Dr. Gosztonyi
Herrn Prof. Dr. K. Franke
Herrn Prof. Dr. W. Hopfenmüller
Herrn Prof. Dr. B. Paul
Herrn Prof. Dr. M. Dulce
Frau Dr. K. Friese
Frau Dr. S. Wagner

Herrn Dr. B. Stiller
Herrn Dr. A. Rohlmann
Herrn Dr. B. Aurich
Frau cand. med. A. Lubasch
Herrn cand. med. S. Drischmann
Herrn cand. med. A. Wagenitz
Frau B. Stahr
Herrn Dr. F. Müller

# Geleitwort

Bei der Betrachtung von Verletzungen und Verletzungsfolgen im Bereich der Haltungs- und Bewegungsorgane standen jahrzehntelang die Skelettveränderungen, die Frakturen, auch unter dem Eindruck der Entwicklung zahlreicher neuer Osteosyntheseverfahren, ganz im Vordergrund. Insbesondere bei Arbeits- und Verkehrsunfällen wurden Verletzungen der sog. Weichteile überwiegend als Begleitverletzungen von Knochenbrüchen beobachtet; und sie schienen von untergeordneter Bedeutung. Lediglich gedeckte und offene Sehnenverletzungen hatten sowohl als Begleitverletzungen wie als isolierte Verletzungen von jeher einen eigenen Stellenwert.

Diese Einschätzung der Weichteilverletzungen hat sich gewandelt. So sind in den letzten Jahren einerseits Erkenntnisse gewonnen worden, die die Bedeutung von begleitenden Weichteilverletzungen, z. B. bei Frakturen, neu definieren. Andererseits ist, insbesondere unter dem Eindruck eines geänderten gesellschaftlichen Freizeitverhaltens – mit Zunahme der sportlichen Aktivitäten im Breitensport und Maximierung der Leistungsanforderung im Spitzensport –, auch eine außerordentliche Zunahme von isolierten Weichteilverletzungen zu verzeichnen. Das trifft ganz besonders für Muskelverletzungen zu.

Unter den Sportverletzungen sind Muskelverletzungen mit einem Anteil von 20–30 % enthalten, als Kontusionen, Muskelfaserrisse und Muskel-Teilrupturen bis hin zur kompletten Muskelruptur. Die Differenzierung derartiger Verletzungen beruht heute nicht mehr nur auf dem klinischen Eindruck; sie läßt sich vielmehr durch bildgebende Verfahren objektivieren; dadurch sind auch die Möglichkeiten der Früherkennung und Frühtherapie deutlich verbessert. Zudem ist die bis heute vielfach vertretene Ansicht, eine Regeneration von Muskelfasern nach Verletzung sei nicht möglich, jede Muskelwunde heile nach Organisation und Resorption eines Rupturhämatoms bindegewebig aus und die verbleibende Muskelnarbe führe zu einer funktionellen Minderwertigkeit, aufgrund zahlreicher neuerer experimenteller Untersuchungsergebnisse überprüfungsbedürftig geworden.

Es ist das Verdienst von Dr. Mellerowicz, das internationale diesbezügliche Schrifttum gesichtet und den aktuellen Kenntnisstand zusammengestellt zu haben. Als Resümee ergibt sich, daß aufgrund zahlreicher inzwischen durchgeführter Untersuchungen eine spezifische Regenerationsfähigkeit von Muskelgewebe angenommen werden muß, woraus sich auch praktische Konsequenzen für die Versorgung von Muskelverletzungen ergeben sollten. Im experimentellen Teil des Buches ist deswegen an einem standardisierten Modell das Behandlungsergebnis nach Muskelverletzungen bei Anwendung unterschiedlicher, derzeit in der orthopädischen Chirurgie

verfügbarer Therapieverfahren untersucht worden. Gleichzeitig wurde der Stellenwert moderner bildgebender Verfahren wie Sonographie und Kernspintomographie
für die Diagnostik frischer Verletzungen und für die Verlaufsbeurteilung nach
Behandlung überprüft. Damit konnte gezeigt werden, daß durch Verwendung geeig-
neter Behandlungsverfahren aufgrund der spezifischen Muskelregeneration nicht
nur bei frischen Verletzungen, sondern auch bei veralteten Verletzungen mit Dehis-
zensen eine weitgehend narbenfreie und funktionell günstige Ausheilung erreicht
werden kann. Womit einer adäquaten chirurgischen Therapie bei Muskelverletzungen eine wesentlich größere Bedeutung zukommt als bisher angenommen.

*Berlin, April 1996*                                                                                  *U. Weber*

# Vorwort

Leben ist Bewegung, und Bewegung wird durch die Funktion der Muskulatur erreicht. Im Zeitalter, da zunehmend weite Schichten der Bevölkerung an dieser Erkenntnis teilhaben und eine breite sportliche Aktivierung die Folge ist, treten auch die Schattenseiten im Sinne von Verletzungen und Verletzungsfolgen in einer stetig steigenden Anzahl auf. Muskelverletzungen spielen dabei eine große Rolle. Nach den Distorsionen der Gelenke stellen sie die zweithäufigsten Verletzungen im Sport dar. Aber auch bei Alltagssituationen sowie im Rahmen chirurgischer Interventionen wird Muskelgewebe „traumatisiert". Nachdem schon seit über 100 Jahren von Waldeyer, Zenker und vor allem Volkmann die spezifische muskuläre Regeneration mit Wiederaufbau des Gewebes beschrieben worden war, ist es erstaunlich, daß über Jahrzehnte diese Erkenntnisse negiert und lediglich die fibröse Narbenbildung als Heilung muskulärer Rupturen als allgemeine Lehrmeinung postuliert wurde. Erst durch die Beschreibung der Satellitenzellen durch Mauro (1961) sind die Faktoren der spezifischen Regeneration des Muskelgewebes wieder vermehrt in den Blickpunkt wissenschaftlichen Interesses gerückt. Da hier aber weiterhin über Faktoren, Ausmaß und Beeinflussung der Muskelregeneration sowie insbesondere hinsichtlich des Stellenwertes der chirurgischen Maßnahmen über die Crushverletzung (Letho, Järvinen) hinaus kaum Erkenntnisse vorlagen, war es naheliegend, hier eine umfassende Untersuchung durchzuführen, die auch die Möglichkeiten und Grenzen der heutigen bildgebenden Verfahren beleuchten sollte. Dazu war ein standardisiertes Modell der Muskelverletzung notwendig, welches wir in diesem Rahmen entwickelt haben.

Ich hoffe, daß die vorliegende Arbeit Ansporn sein kann, weitere grundlegende, praktisch relevante Untersuchungen zur Förderung der Muskelregeneration anzuregen. Für den praktisch tätigen Orthopäden, Traumatologen und Sportmediziner wird schon jetzt durch die vorliegende Untersuchung eine Differentialindikation hinsichtlich der diagnostischen Verfahren, Therapie und in der Verlaufskontrolle von Muskelverletzungen möglich, wobei eine möglichst narbenarme Muskelheilung ggf. auch mit operativen Verfahren das Ziel unserer therapeutischen Bemühungen sein sollte.

Arbeiten dieser Größenordnung können nur durch die intensive interdisziplinäre Unterstützung vieler zum Gelingen gebracht werden. Mein besonderer Dank gilt Herrn Prof. Dr. U. Weber, Herrn Prof. Dr. B. Paul und Herrn Prof. Dr. H. Zippel für die dauernde Unterstützung und Förderung des Vorhabens. Hilfe bei der praktischen Durchführung erfuhr ich vor allem durch die unermüdlichen Doktoranden Frau A. Lubasch, Herrn Wagenitz und Herrn Drischmann sowie durch Frau Stahr bei der außergewöhnlich aufwendigen histologischen Aufarbeitung der Präparate. Bei den wissenschaftlichen Untersuchungen zur Morphologie der Muskelverletzungen wurde ich besonders durch die Zusammenarbeit mit Herrn Dr. G. Bogusch, Herrn Prof. Dr. H.-J. Merker, Herrn Prof. Dr. Gosztonyi und Frau Koumbos in jedem Teil der Arbeit maximal unterstützt. Herr Dr. M. Dulce, Frau Dr. K. Friese, Frau Dr. S. Wagner, Herr Dr. A. Gewiese, Herr Dr. B. Stiller assistierten bei der kernspintomographischen Untersuchung unserer Versuchstiere. Unser Biomechaniklabor, unter Leitung von Herrn Priv.-Doz. Dr. G. Bergmann und Dr. A. Rohlmann, half durch die hohe fachliche Kompetenz, die biomechanische Seite dieser Arbeit zu unterstützen. Herr Prof. Dr. W. Hopfenmüller überprüfte die statistische Aufarbeitung. Eine kritische Bewertung und Verbesserung der Arbeit erfuhr ich durch Herrn Prof. Dr. K. Franke, Herrn Prof. Dr. R. Wolff, Herrn Dr. S. Dihlmann und Herrn Priv.-Doz. Dr. H.-M. Mayer. Nicht zu vergessen die Kollegen in unserer Klinik sowie meine Familie, die mir in den langwierigen Untersuchungen in teilweise auch schwierigen Zeiten Unterstützung gewährten.

Die Untersuchungen wurden mit Mitteln der Freien Universität Berlin, Hausmitteln des Oskar-Helene-Heims und mit Eigenmitteln durchgeführt. Die verwendeten Versuchstiere wurden vom Zentralen Tierversuchslabor der Charité der Humboldt-Universität Berlin, der Fibrinkleber von der Fa. Behring zur Verfügung gestellt.

Die experimentellen Untersuchungen wurden im Zentralen Tierversuchslabor der Charité der Humboldt-Universität zu Berlin vorgenommen, weitere Untersuchungen wurden im Kernspintomographen der Radiologischen Klinik, im Institut für Neuropathologie des Universitätsklinikums Benjamin Franklin der Freien Universität Berlin, in der Abteilung für Biomechanik im Oskar-Helene-Heim sowie in der Anatomie der Freien Universität Berlin durchgeführt.

*H. Mellerowicz*

# Inhaltsverzeichnis

# 1 Einleitung

## 1.1
## Muskelverletzungen – Einführung in die Problematik

Muskelverletzungen entstehen häufig infolge sportlicher Aktivitäten. Seltener findet man sie im Berufs- und Erwerbsleben wie auch bei Gelegenheitsursachen. Muskelkontusionen und -risse verursachen häufig längerdauernde Beschwerden, teilweise erhebliche Funktionsausfälle, Formveränderungen sowie Einschränkungen mit verzögerter Rekonvaleszenz, Wettkampfausfall und ggf. sogar Arbeitsunfähigkeit für die Athleten (Maydl 1882/1883; Payr 1932; Gilcreest 1933; McMaster 1933; Pritchett 1980; Hess 1982; Döhring et al. 1987 u. v. a.).

Epidemiologische Untersuchungsergebnisse variieren je nach ausgewählten Sportarten, Kollektiven und speziellem Untersuchungsgrund der Autoren sowie des Umfeldes. In der Analyse von Steinbrück (1987), die sich auf 15 212 Sportverletzungen und -schäden bezieht, waren Muskel- und Sehnengewebe 1579mal (10,4 %) betroffen. Die Muskelverletzungen allein hatten einen Anteil von 6,6 %. In ausgewählten Sportarten und Kollektiven wird ihre Häufigkeit mit bis zu 80 % angegeben (Bass et al. 1969; Wenz 1991). In der Praxis wie auch in unserer Sportambulanz konnte eine Zunahme der Sportverletzungen konstatiert werden, was auch auf die Muskelverletzungen zutrifft. Dieses ist auf 2 wesentliche Faktoren zurückzuführen:

1. Zunahme der Aktiven in den einzelnen Kategorien des Sports, Freizeit-, Breiten-, Gesundheits-, Leistungs- und Hochleistungssports, wobei in den ersten beiden Bereichen in der Regel kein systematisches Training durchgeführt wird (Hollmann 1987). Im Rahmen der allgemeinen sportlichen Aktivierung („Fitnesswelle", „Trimm-Dich-Welle") ist es – infolge von Unkenntnis bzw. insuffizienter Anleitung, technischem Unvermögen, mangelhaftem Training, gepaart mit Übereifer und falschem Ehrgeiz – zu einer Vielzahl von Freizeitunfällen gekommen (Graff 1988).
2. Demgegenüber zeigen sich im Leistungs- und Hochleistungssport:
   - die Annäherung an die physiologischen Grenzbereiche der Leistung (Jokl 1987);
   - die zunehmende Professionalisierung und Kommerzialisierung mit einer größeren Anzahl von Wettkämpfen und verminderten Regenerationszeiten im Rahmen veränderter Trainingsperiodik und zunehmendem Verlust des „Fairplay" (Hollmann 1987);
   - das Auftreten von Rezidiven nach Verletzungen, ausgelöst durch zu frühzeitige Wiederaufnahme von Training und Wettkampf (Schneider 1970; Döhring et al. 1987; Pfeiffer 1991).

Viele Veröffentlichungen befassen sich vor allem empirisch mit den verschiedenen konservativen, physikalischen und krankengymnastischen Verfahren bei Muskelverletzungen (Eitner et al. 1981; David 1981; Pabst 1983; Biehl 1983; Deuser 1987; Müller-Wohlfahrt 1989; Müller-Wohlfahrt et al. 1992; Thiel 1989; Montag 1989; Eisingbach et al. 1988; Ahrendt 1990; Eder 1991). Experimentelle Untersuchungen liegen überwiegend als morphologische Studien der Kontusionsverletzung vor (Le Groh Clark 1945, 1946; Allbrook et al. 1966; Sloper u. Pegrum 1967; Kvist et al. 1974; Järvinen 1975, 1976; Letho et al. 1985–1987), während die ebenfalls häufigen Muskelrupturen und deren Behandlung bisher wenig Beachtung fanden.

Es erscheint daher gerechtfertigt, eine Untersuchung verschiedener operativer Verfahren bei der Behandlung von Muskelrupturen durchzuführen. Über die dabei auftretenden Heilungsvorgänge im zeitlichen Ablauf liegen bisher keine Erkenntnisse vor. Am Modell einer standardisierten Muskelverletzung ist weiterhin der Stellenwert der aktuellen diagnostischen Methoden im Verlauf des Heilungsprozesses zu beurteilen.

## 1.2
## Historische Aspekte der Muskelverletzungen

Obwohl sicher schon im Altertum bekannt, erfolgte die erste Beschreibung einer Muskelruptur am M. quadriceps erst 1722 durch Petit (zit. nach Anzel et al. 1959). 1882 berichtete Maydl von 230 Verletzungen mit entsprechenden Zitaten aus der Literatur. 40 Jahre später beschrieb Grassheim (1922) über 500 Fälle von indirekten (ohne äußere Einwirkung verursachten) Muskel- und Sehnenrupturen. Die häufigsten Verletzungslokalisationen fand er bereits an den Extensoren des Beins sowie am M. biceps brachii. Gilcreest (1925, 1933) kam zu ähnlichen Erkenntnissen, wobei er – wie auch Bennett (1927) – den Rectus abdominis häufig betroffen fand. Lexer (1920) beschrieb das häufigere Auftreten von indirekten als direkten muskulären Traumata, wobei er auch Verletzungen im Ruhezustand für möglich hielt. Montgomery (1920) präsentierte eine Fallstudie von 2 Unfällen mit Muskelverletzungen durch ein direktes Trauma. Abrahams et al. (1919) berichteten über 22 Fälle von Muskelrupturen im Rahmen einer Pneumokokken- und Streptokokkenseptikämie während der Grippeepidemie 1918/19.

Rosenburg (1927) sowie Jokl u. Gutmann (1933) berichteten erstmals über den engen Zusammenhang zwischen Muskelruptur und sportlicher Belastung.

Als erste muskuläre Sportverletzung wurde das Tennisleg 1884 von Hood beschrieben. Küttner bestätigte die Genese des Tennisbeins als Einriß des medialen distalen Anteils des M. gastrocnemius. Dieses tritt auf, wenn bei durchgestrecktem Kniegelenk der plantarflektierte Fuß kräftig dorsal extendiert wird (Übersicht bei Gauer et al. 1976).

McMaster (1933) dokumentierte eine Anzahl direkter und indirekter Muskelverletzungen mit Fallbeispielen im Rahmen von Arbeitsunfällen.

Gilcreest (1925, 1933) ordnete Muskelrupturen spezifischen Be- und Überlastungen zu; die Ruptur der Nackenmuskeln bei Trägern, Packern und Stauern, Bizeps- und Trizepsrupturen bei Hebern und Werfern, Adduktorenrupturen bei Reitern sowie der Wadenmuskelrupturen bei Boxern, Tennisspielern, Läufern und Bergkletterern.

Als weitere Ursachen für Muskelrupturen wurden Tuberkulose, Syphilis, Tumoren, Trichinosen, Typhus und allgemeine Infektionen angesehen. Bekannt war ebenfalls, daß Konvulsionen im Rahmen des Tetanus zu Muskelrupturen führen können (McMaster 1933).

In der Folgezeit beschäftigten sich eher wenige Arbeiten mit den Muskelverletzungen. Sie bestätigten die bereits früher gefundenen Lokalisationen sowie konservative Therapiekonzepte.

## 1.3
## Epidemiologie der Muskelverletzungen

Die Angaben über die Häufigkeit von Muskelverletzungen beim Sport variieren von minimal 1 % bis maximal 80,6 % (für reine Muskelverletzungen 67 % (Tabelle 1), wobei eine zunehmende Verletzungshäufigkeit zu konstatieren ist (Jäger 1972; Graff 1988).

Dürrwächter (1991) legt bei einer gesicherten durchschnittlichen Sportunfallquote von 1,4 % bei 30 Mio. regelmäßig sporttreibenden Bundesbürgern (organisiert – DSB 1980: 16,92 Mio.) 0,4 – 0,5 Mio. Unfälle zugrunde. Allein für das Jahr 1990 wurden von den Sportunfallversicherungen des DSB 114 028 Verletzungen im organisierten Sport registriert (1989: 118 769; 1988: 119 031), wobei erfahrungsgemäß viele kleinere Verletzungen nicht erfaßt werden.

Basierend auf den Ergebnissen großer Sammelstatistiken, zählt Franke (1986) die Muskelverletzungen zu den häufigsten Sportverletzungen überhaupt. Seinen Anga-

**Tabelle 1.** Epidemiologie der Muskelverletzungen

| Autor / Jahr | $n$ (absolut) | Sportart | Muskelverletzungen [%] |
|---|---|---|---|
| Zollinger 1945 (SUVA) | 2 850 | Alle Unfälle | 1 1 |
| Anzel et al. 1959 | 1 014 | Allgemeine Unfälle | 0,7 (inkl. Sehnenverletzungen) |
| Bass 1969 | 290 | Fußball | 80,6 (inkl. Sehnen- und „Crush-Verletzungen") |
| Theisinger (zit. nach Cotta 1972) | 4 189 | | 51,1 (Sehnenverletzungen) |
| Wuschech et al. 1973 | | Alle | 30 |
| Groh u. Groh 1975 | 80 154 | Alle | 78,9 (inkl. Sehnen- und „Crush-Verletzungen") |
| Heiss 1977 | | | 10 gesamte Unfälle |
| Krahl u. Steinbrück 1980 | 2 307 | Alle | 4 |
| Beck 1980 | | | 3,5 – 10 |
| Paulsen et al. 1984, 1985 | 7 740 | Gesamt | 18,8 |
| Steinbrück u. Cotta 1983 | | | |
| Groher 1985 | | | 25 |
| Steinbrück 1987, 1989 | 15 212 | Alle | 6,6 |
| Franke 1986 | | Alle | 25 |
| Peterson u. Renström 1987 | | Fußball | 30 |
| Andrisi 1986 | | | 28,9 – 42,7 (altersabhängig) |
| Renström 1989 | | | 4 – 15 |
| | | | 20 – 30 (inkl. Kontusionen) |
| Ferret et al. 1990 | | Fußball | 35 |
| Kibler 1990 | | Allgemeiner Sport | 67 |
| Cotta 1972 | 19 000 | Alle | 4,2 |
| Cotta u. Sommer 1989 | | | |
| Wenz 1991 | 30 | Zehnkampf | 80 (inkl. Sehnen- und „Crush-Verletzungen") |

ben zufolge erleiden pro Jahr 25 % aller Sportler Verletzungen im Bereich der quergestreiften Muskulatur.

Den Zahlen von Dürrwächter (1991) und Franke (1986) folgend, müßte daher mit dem Auftreten von jährlich minimal 125 000 und maximal 7,5 Mio. sportbedingter Muskelverletzungen zu rechnen sein.

Weitere Beschreibungen aus der Literatur belegen eindrucksvoll diese Zahlen, wobei aber je nach Zuordnung zu Kontusion oder Muskel- bzw. Sehnenverletzung häufig eine genauere Analyse erschwert wird (Tabelle 1).

Setzt man allerdings die beobachtete Zunahme der Muskelverletzungen in Relation zu der gewachsenen Anzahl der Sportler, so dürfte ein relativ gleicher Anteil im Vergleich zu früheren Untersuchungen verbleiben (Franke 1986). Muskelverletzungen aus anderen als sportlichen Ursachen sind, wie bereits erläutert, selten: Im Arbeitsleben, bei direkten Verletzungen wie auch als Begleitverletzungen, z. B. von Frakturen, machen sie nach statistischen Angaben der Mayo-Klinik in 10 Jahren gerade einen Anteil von 0,7‰ aller Patienten aus, wobei über die Hälfte durch direkte Verletzungen mit offenen Wunden bedingt sind (Anzel et al. 1959).

Andrisi (1986) veröffentlichte aus einem Kollektiv von Leistungsfußballspielern folgende Verletzungshäufigkeiten bezogen auf das Lebensalter:

- Bei Jugendlichen (16. bis 20. Lebensjahr): 42,7 % Muskelverletzungen,
- Bei Erwachsenen (21. bis 25. Lebensjahr): 35 %
- Zwischen dem 26. und 30. Lebensjahr: 2,7 %.

Muskelrupturen hingegen finden sich damit häufiger im jüngeren und mittleren Alter. Dabei spielen der mehr oder weniger ausgeprägte Wille zur sportlichen Leistung und der gerade im mittleren Alter zu unterstellende, unzureichende Trainingszustand eine nicht zu vernachlässigende, die Überbelastung begünstigende Rolle (Becker u. Krahl 1978; Dooley et al. 1980; Levy et al. 1987).

Debrunner (1950, 1951) fand die Muskelruptur häufiger bei älteren Menschen, während die „echten traumatischen Läsionen" überwiegend beim jugendlichen Sportler vorkamen. Petersen u. Renström (zit. nach Renström 1989) stellten bei Alterssportlern in der Leichtathletik bei Wettbewerben im Rahmen der Worldmaster-Championships (1977) Verletzungen der Streckermuskeln bei 15 % der Teilnehmer in den Oberschenkeln und bei 13 % in den Unterschenkeln fest. Schon 1927 hatte Baetzner (zit. nach Lange u. Hipp 1986) eine erhöhte Zahl von Muskelverletzungen bei Sporttreibenden jenseits des 40. Lebensjahres beobachtet.

## 1.4
## Lokalisation von Muskelverletzungen im Sport

Prinzipiell kann eine Verletzung jeden Muskel betreffen. Direkte Rupturmechanismen finden sich aber häufiger an zweigelenkigen Muskeln, wie dem M. rectus femoris und dem M. gastrocnemius (Renström 1989). Dabei ist überwiegend die untere Extremität betroffen (Franke 1986; Feldmeier 1988; Steinbrück 1989), wobei eine typische Zuordnung zu einzelnen Sportarten erkennbar ist (Debrunner 1950; Frey 1969; Groh u. Groh 1975; Agre 1985) (Tabelle 2).

**Tabelle 2.** Lokalisation häufiger Muskelrisse und Sportart (mod. nach Debrunner 1950; Groh u. Groh 1975)

| Lokalisation | Sportart |
| --- | --- |
| M. biceps brachii | Gewichtheben, Kraftsport, Fallschirmspringen |
| M. pronator teres | Speerwerfen |
| M. pectoralis major | Werfen, Turnen, Ringen, Gewichtheben, Reiten |
| M. trapecius | Werfen, Turnen, Ringen, Gewichtheben |
| Rückenstrecker | Werfen, Turnen, Ringen, Gewichtheben, Rudern, Springen |
| Bauchmuskeln | Werfen, Turnen, Reiten, Tennis, Fußball, Turmspringen, Gewichtheben |
| M. iliopsoas | Reiten |
| Oberschenkelstrecker, meist M. rectus femoris[a] | Laufen, Hürdenlauf, Springen, Skilauf, Fußball |
| Oberschenkelbeuger, meist M. biceps femoris[a] | Laufen, Hürdenlauf, Springen, Fußball |
| Adduktoren[a] | Laufen, Hürdenlauf, Tennis, Fußball, Reiten, Wasserski, Fechten |
| M. gastrocnemius[a] | Laufen, Springen, Fußball, Ski, Tennis |

[a] Häufigste Lokalisation

## 1.5 Ätiologie und Pathogenese – biomechanische und kinesiologische Aspekte der Ursachen von Muskelrupturen

Muskelrupturen treten bei einer Überdehnung um 25 % der Ruhelänge auf (Garrett 1990). Sie erfolgen immer an der schwächsten Stelle. Rupturen treffen deshalb meistens zweigelenkige Muskeln, da ihnen die Aufgabe obliegt, Kraft und Stabilität über eine große Strecke aufzubringen und dabei noch Dehnungen abzufangen (Renström 1989).

Alter und pathologische Gewebefaktoren werden von Gilcreest (1933), McMaster (1933) und Jokl et al. (1933) als wesentliche Faktoren für die Inzidenz von Muskel- und Sehnenverletzungen angesehen.

Alle Faktoren beziehen sich auf indirekte Traumata, wobei der Einfluß einer unzureichenden neuromuskulären Steuerung auf spinaler oder supraspinaler Ebene zusätzlich zu diskutieren wäre (Biehl 1982).

Die Genese der traumatischen Muskelverletzungen ist entweder durch indirekte oder direkte Gewalteinwirkung wie Tritt, Stoß oder Schlag bedingt. Diese sind insbesondere in Ballsportarten häufig durch mangelndes „Fairplay" und Regelverletzungen zu beobachten. Bei direkter Gewalteinwirkung, z.B. durch Schlag auf einen vorgespannten Muskel bzw. eine Sehne, muß nach Rompe et al. (1978) von einer Kerbwirkung ausgegangen werden. Insgesamt jedoch wird die direkte Form der Muskel- und Sehnenrupturen gegenüber den indirekten Formen als unterrepräsentiert beurteilt, wobei eine Trennung zwischen direkten und indirekten Komponenten im Moment der Ruptur meist unmöglich ist (Schönbauer 1964).

Nach Friedebold u. Groher (1972) ist das Ausmaß der direkten Muskelschädigung im wesentlichen von 3 Faktoren abhängig:

- der einwirkenden Gewalt,
- dem über der Muskulatur befindlichen subkutanen Fettgewebe,
- dem Spannungszustand der Muskulatur im Moment der Gewalteinwirkung.

Für die innere Zerreißung des Muskels werden verschiedene Mechanismen diskutiert (Übersicht bei Foertsch 1973; Güssbacher 1980; Biehl 1982):

- Unzureichende Trainings- und Wettkampfvorbereitungen,
- Koordinationsstörung durch örtliche und allgemeine Übermüdung (Jokl 1934; Jokl u. Gutmann 1933; Maydl 1882),
- Trainingsmangel und Übertraining,
- Vorbestehende Muskelschäden und Verletzungen (Groh u. Groh 1975),
- Witterungseinflüsse (Nässe und Kälte) einhergehend mit Erhöhung der Eigenreflexe und erhöhter Muskelspannung, die bei schnellen kräftigen Aktionen zur Zerreißung führen (Kager 1939, zit. nach Cotta u. Sommer 1989; Josenhans et al. 1955; Biehl 1982; Krejci u. Koch 1987).

Jedoch zeigen Erfahrungen im Umgang mit Leistungs- und Hobbysportlern, daß entsprechende Verletzungen auch unter sog. günstigen Witterungsbedingungen auftreten und selbst durch ein ausreichendes und konsequent durchgeführtes Stretchingprogramm nicht sicher vermieden werden können.

Geringfügige Muskelverletzungen im Sinne des „Muskelkaters" werden durch ungewohnte, insbesondere exzentrische Muskelarbeit hervorgerufen (Böning 1983, 1987; Armstrong et al. 1983; Friden 1984; Armstrong 1990 u. v. a.). Stunden bis Tage danach treten Schmerzen und Kraftverlust in den belasteten Muskeln auf. Parallel dazu kann ein Anstieg der muskelspezifischen Enzyme CK, CKMM und GOT nachgewiesen werden (Newham et al. 1986; Tiidus et al. 1983; Koller et al. 1994; Lijnen et al. 1988). Die Enzymspiegel, insbesondere der Kreatininkinase, können dabei noch mehrere Tage nach Abklingen der Muskelschmerzen erhöht bleiben und damit auf einen andauernden Zell- oder Zellpermeabilitätsschaden hinweisen (Newham et al. 1986; Koller et al. 1994). Auf einen Zellschaden ist auch das Auftreten von Myoglobin und Myosinschwerkettenfragmenten im Plasma zurückzuführen (Lijnen 1988; Koller et al. 1994).

Ultrastrukturelle Untersuchungen im Anschluß an exzentrische Muskelarbeit zeigen Zeichen der Überdehnung des Sarkomers mit Veränderungen der Z-Bande bis zu Z-Bandenverlust, Veränderungen der Mitochondrien sowie Auftreten von subsarkolemmaler Lipofuszingranula (Frieden et al. 1984, 1988). Im weiteren Verlauf finden sich reproduzierbar nekrotische Muskelfasern und die entsprechende entzündliche Reaktion (Jones et al. 1986; Warhol et al. 1985). Clarkson et al. (1986) konnten zeigen, daß ein Trainingseffekt auch bei exzentrischer Muskelarbeit angenommen werden kann, da eine erste Trainingseinheit exzentrischer Muskelarbeit vor „Muskelkater" und Plasmakreatininanstieg nach einer zweiten entsprechenden exzentrischen Belastung derselben Muskelgruppe schützt. Andere Maßnahmen wie Stretching, Aufwärmen und Massage oder leichte Arbeit haben keinen meßbaren positiven Effekt (Knuttgen 1988).

Bei Marathonläufern zeigen die strukturellen Untersuchungen nach Wettkampfbelastung degenerative Veränderungen bis hin zu Fasernekrosen. Insgesamt findet sich im Gegensatz zu Sprintern eine Vermehrung des interstitiellen Bindegewebes, Faserkaliberschwankungen und eine Vermehrung von Muskelfasern mit zentralen Kernen (Sjöström et al. 1988; Hoppeler u. Lüthi 1989).

Muskel- und Sehnengewebe besitzen viskoelastische und anisotrope Eigenschaften. Dabei stellen Muskeln und Sehnen in der Funktionskette Knochen – Sehne –

Muskel – Sehne – Knochen zumindest in vitro keinen „Locus minoris resistentiae" dar (Viidik 1980). Da in diesem System von der Natur gewissermaßen einige Sicherheitsreserven eingebaut wurden, besteht in der obengenannten Funktionskette eine funktionelle Anpassung von Sehnen- und Muskelgewebe, die sich in der Größe der Sehne und der maximalen Kraftentfaltung des dazugehörigen Muskels als enge Beziehung widerspiegelt (Elliot u. Crowford 1965). Von Harkness (1968, zit. nach Cotta u. Sommer 1989) wurde eine um den Faktor 4 größere Sehnenfestigkeit als die maximal mögliche isometrische Anspannung des dazugehörigen Muskels genannt. Diese Vorstellung konnte von Hirsch (1974) experimentell untermauert werden. Während des dynamischen Belastungsvorgangs bei maximal möglicher isometrischer Anspannung der Muskulatur werden die Grenzen der Belastbarkeit für die Sehnen nicht überschritten. In diesem Zusammenhang bezeichnet Roesler (1976) die Landephase nach einem Sprung aus größerer Höhe als den schlimmsten zu erwartenden Belastungsfall, den Muskeln, Sehnen, Bänder und Gelenke aushalten müssen. Die auftretenden Kräfte sind für Muskel und Sehne gleichermaßen überlastungsträchtig, wobei der Gesamtimpuls im Kraft- und Zeitverlauf darüber entscheidet, ob es zu einer Überlastung kommt oder nicht. Überlegungen und Erkenntnisse aus der Biomechanik und Sportwissenschaft (Roesler 1976; Dietz u. Noth 1980; Gollhofer et al. 1984; Schmidtbleicher 1984) weisen darauf hin, daß oben genannte dynamisch-exzentrische Muskelkontraktionen, wie z.B. beim Abbremsen in der Landephase, mit Belastungen einhergehen, die nicht mehr willkürlich zu steuern sind. In diesen Phasen der Bewegung wird die Belastung der Gewebe v.a. durch Stabilisierungsversuche außerhalb des jeweiligen günstigen Drehmoments und daher mit dem Auftreten möglicher Mikro- bzw. Makrotraumatisierungen gekoppelt (Buttler et al. 1978; Roesler 1976). Traumatisierungen erfolgen dann nicht mehr auf molekularer, sondern fibrillärer (Sehne) bzw. filamentärer (Muskel-) Ebene.

Bei diesen Vorgängen werden die typischen Phasen einer S-förmigen Spannungs-Dehnungs-Kurve mit dem viskoelastischen, physiologischen Arbeitsbereich, dem noch physiologischen elastischen Belastungsbereich und dem unphysiologischen, plastischen Überlastungsbereich bis zur Ruptur durchlaufen, wie von Buttler et al. (1978) experimentell bestätigt werden konnte.

Ein zusätzliches Element konnte Nigg (1980) beobachten: Bei zunehmender Laufgeschwindigkeit sah er eine ansteigende zweigipflige Kurve der Bodenreaktionskräfte mit einer ersten, sog. passiven Belastungsspitze. Diese passive Belastungsspitze wurde als überlastungsträchtig gewertet. Bergmann et al. (1989, 1990) fanden nur eine eingipflige Kurve der Bodenreaktionskräfte. In diesem Zusammenhang muß aber auch die willentlich beeinflußbare Hemmung der spannungsbegrenzenden und damit schützenden Golgi-Rezeptoren genannt werden sowie die willentlich gesteuerte, in der Regel zu starke Vorinnervation der Muskulatur (Hirsch 1974; Sommer 1984; Stoboy 1984). Der von Payr geprägte Begriff der kinetischen Kette wurde initial nur für eine Muskeltonussteigerung durch sensible Reize aus Gelenkrezeptoren verwendet (Payr 1932). Jokl u. Gutmann (1933) halten eine Auslösung auch aus anderen Bereichen der Extremitäten für möglich. Dabei gehen sie davon aus, daß Faktoren wie zentrale Ermüdung, Muskelhypertrophie, Muskeltonusänderungen, Veränderungen in Knochen, Gelenken und nicht zuletzt im Zentralnervensystem Einfluß nehmen können.

Die Verbindung einer muskulären Fehlsteuerung mit einer biomechanisch ungünstigen Gelenkstellung ermöglicht in keinem Fall eine günstige Lastverteilung und mündet in Kombination mit den ungleichmäßigen Spannungsentwicklungen in Mikro- oder Makrotraumatisierungen. Schließlich entscheidet der jeweilige funktionelle Anpassungszustand von Muskel und Sehne, ob in einer solchen Situation eine Überbeanspruchung auftritt. Regelmäßig sind Muskelverkürzungen, v. a. im Bereich des Beckens und des Schultergürtels, zu beobachten. Diese sowie die passiven Belastungsspitzen und die Ausweichbewegungen sind als die wesentlichen Ursachen von Überlastungen und Verletzungen zu werten. Aufgrund der anisotropen Eigenschaften wäre eine möglichst eindimensionale Belastung sowie aufgrund der viskoelastischen Eigenschaften ein relativ langsamer und damit kontrollierter Bewegungsablauf zu fordern (Sommer 1984).

Bei Muskelverletzungen, auch beim sog. „Muskelkater", kommt es zu einer Schädigung innerhalb einzelner Muskelfasern. Um dies mechanisch zu erklären, werden Begriffe der Belastung, der Beanspruchung sowie Spannung benötigt (Denoth 1986, 1987).

Mit Belastung bezeichnet man die Kräfte und Momente, die an einem zu untersuchenden Körper angreifen. Je nach Art unterscheiden wir Zug-, Druck-, Biege- und Torsionsbelastung. Bei den Muskelverletzungen kommt es zu extremen Zugbelastungen.

Die Beanspruchung beschreibt die auf die Querschnittfläche bezogene Kraft. Sie wird auch als Spannung bezeichnet. Bei Muskelverletzungen überschreitet die Spannung eine kritische Grenze, wodurch es zu einer Schädigung der Muskulatur kommt. Dabei wird diese kritische Grenze als Beanspruchbarkeit eines Materials bezeichnet. Somit ist die Spannung eine zentrale Größe, um das Problem von Überlastungsschäden aus Sicht der Mechanik zu beschreiben.

Die Kraft hingegen ist eine grundlegende Größe, um die Ursache einer Änderung der Bewegung eines Körpers zu berechnen und zu beschreiben. Dabei resultieren im Rahmen des sportlichen Bewegungsablaufs typische Kraft- und Drehmomentverläufe an den einzelnen Gelenken. Diese sportspezifischen Bewegungen und angreifenden Kräfte können zu sporttypischen Überlastungsschäden führen (Clement et al. 1981; Pförringer et al. 1985; Segesser et al. 1989). Dabei hängt die Größe der Beanspruchung von Knochen, Knorpel, Sehnen und Bändern direkt mit der Belastung zusammen, d. h. je größer die Belastung, um so größer die Spannung.

Muskelverletzungen ereignen sich überwiegend bei kraftvoll ausgeführten exzentrischen Kontraktionen, wobei es meist zu Verletzungen von Muskelfasern nahe des Muskel-Sehnen-Übergangs kommt (Garrett 1990; Speer et al. 1994).

Dabei zeigten biomechanische Untersuchungen, daß bei Muskelverletzungen Kräfte auftreten, welche die maximalen isometrischen Anspannungen übersteigen. Diese Überdehnung der Muskulatur ist in der Regel Voraussetzung für eine Verletzung, die bei Inhomogenität des Muskels noch zunimmt. Dabei kann die Kraft in einzelnen Muskelfasern bis auf 150 % der Kraft ansteigen, welche die gleiche Faser im isometrischen Zustand erzeugen könnte. Die Beanspruchung wird um so größer, je höher die Dehnungsgeschwindigkeit ist. Die Spannung in einem aktiven Muskel ist i. allg. inhomogen, so daß die Beanspruchung einzelner Fasern groß sein kann, wenn die Belastung auch insgesamt klein ist (Järvinen 1976).

## 1.6
## Morphologie des Skelettmuskels

Das Verständnis und die Vergleichbarkeit morphologischer Befunde bis hin zu ultra-strukturellen Untersuchungen, aber auch der bildgebenden Verfahren (Sonographie, MRT), erfordern zwingend eine einheitliche Nomenklatur. Diese hat sich an anato-mischen Begriffen zu orientieren (neuere Übersichtsdarstellungen bei: Schiaffino et al. 1972; Fuchs 1974; Squire 1975; Forssmann 1980, 1982; Schröder 1982; Michna 1987; Geneser 1990).

Die Einteilung der Muskelfasern erfolgt in rote und weiße Fasern (erste Beschreibung bei Lorenzini 1678, zit. nach Appell 1988), die sich in Farbe, Größe, ultrastruktureller Morphologie und ihrer funktionellen Eigenschaften unterschei-det (Tabelle 3). Das unterschiedliche Faserspektrum erstreckt sich im wesentlichen auf die Typen I, IIc, IIa und IIb (Schmalbruch 1967; Brooke u. Kaiser 1970; Billeter et al. 1981) (Tabelle 3). Eine weitergehende Differenzierung läßt sich aus den Pep-tidfraktionen der schweren Myosinketten ableiten (Essén et al. 1975). Bei der Diffe-renzierung der Typ-II-Fasern stellen die Typ-IIc-Fasern (2% der menschlichen Muskeln) das Bindeglied zwischen den langsamen Typ-I-Fasern und den schnellen Typ-II-Fasern dar (Appell 1988). Die biochemischen Eigenschaften der Muskelfa-sern werden durch das Motorneuron bestimmt [„motorunit is uniform" (Engel 1970)].

Die Muskelfaser ist von einer Einheitsmembran (inneres Sarkolemm) umgeben, der nach außen hin eine Lamina basalis (äußeres Sarkolemm / Lamina densa) aufge-lagert ist. Zwischen den beiden Sarkolemmanteilen finden sich zytoplasmaarme basophile, nicht ausdifferenzierte mononukleare Zellen, die als Satellitenzellen eine zentrale Rolle bei Regeneration und Wiederaufbau des Muskels nach Atrophie spie-len (Mauro 1961; Ishikawa 1966; Church 1969; Reznik 1969; Appell 1985). Die sie umge-

**Tabelle 3.** Muskel-Faser-Typen (mod. nach Dubowitz u. Brooke, 1973; zit. nach Schröder 1982; Jeru-salem u. Zierz 1991; Buxton 1980)

|  | Typ I (rot) | Typ IIc (rot) | Typ IIa/b (weiß) | |
|---|---|---|---|---|
| Kontraktion | Langsam (tonisch) | Schnell | Schnell (phasisch) | |
| Ermüdung | + | ++ | +++ | |
| Energiegewinn | Oxydativ | Oxydativ/glyko-lytisch | Glykolytisch | |
| Mitochondrien | +++ | +++ | + | |
| Myoglobin | +++ | +++ | + | |
| Kapillaren | +++ | +++ | + | |
| Glykogen | + | ++ | +++ | |
| Glykogenolyse | + | ++ | +++ | |
| Myosin-ATPase | + | +++ | +++ | |
| Faserdurchmesser | Dünn | Mittel | Dick | |
|  |  |  | (A) | (B) |
| ATPase pH 10,4 | + | +++ | +++ | +++ |
| ATPase pH 4,6 | +++ | +++ | − | +++ |
| ATPase pH 4,3 | +++ | + | − | − |

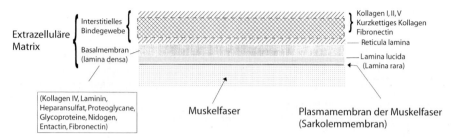

**Abb. 1.** Zusammensetzung der extrazellulären Matrix aus der Umgebung nicht geschädigter, ausgereifter Muskelfasern. (Mod. nach Grounds, 1991)

benden Bindegewebehüllen aus faserigem Bindegewebe fassen die Fasern zu Faserbündeln zusammen. Ein Schema der extrazellulären Matrix findet sich in Abb. 1. Die spezielle scherengitterartige Anordnung der dort vorhandenen Kollagenbindegewebefasern (beim Erwachsenen überwiegend Kollagene Typ III im Peri- und Endomysium; überwiegend Kollagene Typ I im Epimysium) verhindert bei der Kontraktion eine Verbreiterung der Muskelzellen.

Die Funktion einer „Verschiebeschicht" wird durch lockeres Bindegewebe mit eingestreuten Fettzellen weitergehend verstärkt (Feneis 1935; Bucher 1973). In die Bindegewebeschichten sind die funktionswichtigen, außerordentlich zahlreichen Blut- und Lymphgefäße sowie Nerven- und Muskelfaserbündel eingelagert. Erst durch Zusammenlagerung mehrerer dieser Nervenfaserbündel entsteht der eigentliche Muskel, der an seiner Außenfläche durch eine weitere Bindegewebsmembran, die Muskelfaszie, abgeschlossen wird.

## 1.7
## Pathomorphologie der Regeneration der Skelettmuskulatur

Die Möglichkeit der Skelettmuskelheilung ist seit der zweiten Hälfte des 18. Jahrhunderts bekannt. Beobachtungen von Zenker (1864, zit. nach Schröder 1982), Waldeyer (1865), Weber (1867), Neumann (1868, zit. nach Volkmann 1893), Volkmann (1893), Schmincke (1909), von Dittrich (1924) und Speidel (1938) belegen die Fähigkeit der Wiederherstellung von Skelettmuskelgewebe nach physikalischen, bakteriellen, chemischen oder traumatischen Verletzungen. Diese grundsätzliche Entdeckung wurde durch neuere histologische, enzymhistologische, immunhistologische und elektronenmikroskopische Untersuchungen weitgehend bestätigt (Übersichten v. a. bei Allbrook et al. 1966, 1980; Shafiq et al. 1967; Mastaglia et al. 1970, zit. nach Schröder 1982; Carlson 1973, Grounds 1991). Morphologisch unterscheiden sich dabei die Regenerationsvorgänge beim Menschen nicht wesentlich von denen anderer Säuger (Allbrook et al. 1966).

In der neueren Literatur finden sich wiederholt Beschreibungen des Regenerationsablaufs der Skelettmuskulatur nach Verletzungen und Transplantationen (Sloper u. Pegrum 1967; Carlson 1973; Allbrook 1981, Caplan et al. 1988). Folgende Phasen werden unterschieden:

1. Verletzung und Nekrose von Skelettmuskelfasern
2. Phagozytose der zerstörten Faserelemente
3. Revaskularisation des verletzten Muskels
4. Aktivierung und Proliferation von Muskelvorläuferzellen und Satellitenzellen und deren Interaktion mit der extrazellulären Matrix und dort lokalisierten Gewebefaktoren und Hormonen
5. Differenzierung und Fusion der Muskelvorläuferzellen zu Myotuben und Reinnervation durch Neubildung von Synapsen

Das Ausmaß der spezifischen Regeneration ist abhängig von der Art und der Größe der Verletzung so wie von folgenden Faktoren:

- verbleibende extrazelluläre Matrix des Endo- und Perimysiums
- Reaktion des Sarkolemms (Carlson 1973; Hudgson u. Field 1973)
- zelluläre Infiltration
- Phagozytose von nekrotischem Muskelmaterial
- Aktivität der zellulären Elemente wie Satellitenzellen (Mauro 1961) und Muskelvorläuferzellen (MVZ)
- Proliferation von Muskelvorläuferzellen (MVZ)
- Fusion der Muskelvorläuferzellen zu Myotuben
- Revaskularisation
- Reinnervation
- der in Konkurrenz gleichzeitig entstehenden Bindegewebeneubildung
- sowie von der Kinetik der Neubildung von Bindegewebe und seiner Reifung bei der Narbenbildung

Es bestehen aber weiterhin Erkenntnislücken bezüglich der zellulären Interaktionen, die dabei den Prozeß der Muskelregeneration steuern (Pena u. Karpati 1984; Schultz 1989).

Die Muskelregeneration kann von unterschiedlichen Lokalisationen ausgehen (Schmalbruch 1976) (Abb. 2). Es ist weitgehend belegt, daß bei vielen Verletzungsformen des Muskels die Basalmembran der Muskelfasern weitgehend intakt bleibt (Mazanet u. Franzini-Armstrong 1980; Vracko u. Benditt 1972). Das Maß der Unversehrtheit der Basalmembran ist eng mit der Qualität der Regeneration verknüpft, da sie als Gerüst für die Myotubenformation dient und zur Minimierung der Fibrose beiträgt. Dennoch ist eine Regeneration von muskelspezifischem Gewebe nach größeren Zerstörungen der Basalmembran möglich, wie sie bei Crushverletzungen (McGeachie u. Grounds 1987 u.a.) oder der Transplantation von Muskelstücken (Grounds 1987, 1991 u.a.) nachgewiesen wurde.

Die Nekrose der Muskelfaser selbst wird vom Ausmaß des Schadens am Sarkolemm bestimmt. Dabei sind intrazellulär erhöhte Kalziumwerte sowie die Aktivierung von Komplement die wesentlichen Faktoren. Andere Komplementanteile bewirken die chemotaktische Anziehung und Stimulation von Makrophagen, welche die nekrotischen Anteile entfernen (Syndermann u. Lane 1989, zit. nach Grounds 1991).

Die Phagozytose von nekrotischem Muskelmaterial ist von besonderer Bedeutung, weil verbleibendes nekrotisiertes Gewebe die Regeneration behindert (Grounds 1987). Makrophagen und polymorphkernige Leukozyten spielen bei der Phagozytose auch innerhalb der Basalmembran die entscheidende Rolle, wobei die

| 1 | 2 | 3 | 4 |
|---|---|---|---|
| Neue Fasern an alter Basalmembran | Regeneration aus vorge-schädigter Faser | Satellitenzelle Proliferation und Fusion | Bildung neuer interstitieller Muskelfasern |

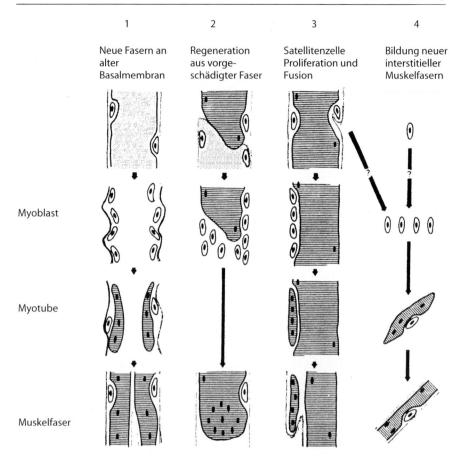

**Abb. 2.** Ursprung und Lokalisation der Muskelfaserregeneration

polymorphkernigen Leukozyten nach 24 h in einer geringeren Anzahl vorhanden sind. Nach einer ausgedehnten Verletzung oder Muskeltransplantation wird die Anzahl dieser Zellen, die der Vaskularisierung vorangehen, im weiteren Zeitablauf reduziert (Hansen-Smith u. Carlson 1979; Roberts et al. 1989).

Der Ablauf der Heilung von Muskelverletzungen entspricht weitgehend dem nach einer Schnittverletzung (Schröder 1982). Durch die Nekrose wird eine Retraktion der kontraktilen Elemente innerhalb des Sarkolemms im Bereich der Durchschneidungs-stelle der einzelnen Muskelfaszikeln vollzogen (Adams et al. 1962).

Auf diese Weise bleibt ein Schlauch übrig, der über eine kurze Strecke leer erscheint. Ein schmaler Gerinnungspfropfen oder eine entsprechende „Kontrak-tionskappe" ist in der Regel am Ende der retrahierten Faserteile vorhanden, die sich stark anfärben (s. Abb. 35).

Zur Begrenzung des Traumas an den Muskelzellen wird ein Verschluß der Plasma-lemmembran (9–21 h) initial durch Zusammenlagerung von Fragmenten des zer-störten Plasmalemms („Kontraktionskappe") und anschließend in 9–21 h durch neusynthetisiertes Plasmalemm erreicht (Grounds 1991). Die nach der Verletzung der Muskelzelle außerhalb des Plasmalemms liegenden Mitochondrien und anderen Zellorganellen werden an die Membranen gebunden (Papadimitriou et al. 1990). Die mitochondralen Membranen haben dabei die Funktion, das Komplement zu aktivieren, Makrophagen anzulocken und Mediatoren freizusetzen, die ihrerseits eine direkte oder indirekte Wirkung auf die Muskelvorläuferzellen haben. Grounds (1991) stellt fest, daß Faktoren die Makrophagen anlocken und die Revaskularisierung steigern, auch direkt die Regeneration des Muskelgewebes fördern (Tabelle 4).

Entsprechend den Regenerationsvorgängen anderer Gewebe spielt auch bei der Muskelregeneration die Revaskularisierung eine entscheidende Rolle. Von Transplantationsexperimenten, bei denen alle neurovaskulären Elemente zerstört wurden, ist bekannt, daß nur wenige Muskelfasern an der Peripherie regenerieren, wahrscheinlich durch Diffusion der Gase und Nährstoffe aus den benachbarten Geweben (Carlson 1981). Die zentralen Bereiche können ischämiebedingt nicht ausreichend regenerieren und verheilen narbig (Carlson 1981). Eine verlängerte Ischämie und niedrige Sauerstoffspannung fördert die Proliferation der Fibroblasten (Storch u. Talley 1988). Der Grad der Revaskularisierung ist mit dem Ausmaß der Fibrose und Narbenbildung nach Muskelverletzung eng verknüpft. Viele Faktoren stimulieren die Revaskularisation über eine Steigerung der Proliferation der Endothelzellen, dies sind u. a.:

- Makrophagen, die einen angiogenen Faktor sezernieren (Gimbrone 1984; Knighton et al. 1983);
- „fibroplast growth factor" (Gospodarowicz 1979 u. a.);
- lokale chemotaktische Faktoren der Leukozyten und Makrophagen;
- Prostaglandin $E_1$ (Findlay 1986);
- der Satellitenzellproliferationsfaktor, der gleichermaßen proliferationsfördernd auf das Gefäßendothel einwirkt (Phillips u. Knighton 1990). Bekannt ist, daß durch Hypoxie und Ausdauertraining, durch Niederfrequenzelektrotherapie, Kälte und Isoprenalin auch in gesunden, nicht beschädigten Muskeln in erheblichem Maße Neubildungen von Gefäßen induziert werden können (Burton u. Faulkner 1986; Sillau u. De Lourdes Philippi 1987).

Während die grundsätzliche Möglichkeit der spezifischen Regeneration seit mehr als 100 Jahren bekannt ist, herrscht über den Ursprung der Muskelvorläuferzellen noch keine Einigkeit in der Literatur (Carlson 1973). In letzter Zeit konnten jedoch viele Faktoren der Reduplikation, Differenzierung und Fusion von Muskelvorläuferzellen zu Myotuben weitergehend abgeklärt werden (Grounds 1991). In der Literatur ist die Annahme vielfach verbreitet, daß Muskelvorläuferzellen aus Satellitenzellen gebildet werden (Mauro 1961; Campion 1984; Schultz 1989). Die erste Beschreibung von Satellitenzellen erfolgte durch Mauro 1961 anhand seiner elektronenmikroskopischen Studien. Die Funktion dieser Zellen wurde später durch seine Arbeiten, wie auch die von Church et al. (1966) belegt. Waldeyers (1865) „Muskelkörperchen" waren wahrscheinlich aktivierte Satellitenzellen, die aber ohne die Transmissionselektronenmikroskopie nicht eindeutig zugeordnet werden konnten.

Besonders die Untersuchungen der außerordentlich gut nachweisbaren, langgestreckten, einzelnen Muskelzellen der Flügel erwachsener Fruchtfledermäuse zeigen, daß sich die Satellitenzellen als Reservezellen nach einer Verletzung zu Myoblasten

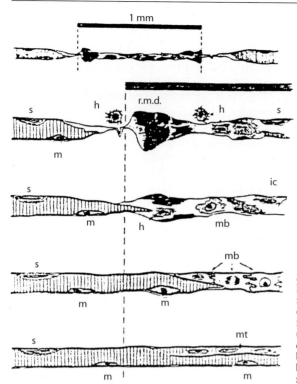

**Abb. 3.** Abfolge der Muskelverletzung nach Konfusionsverletzung („crush lesion") an einer einzelnen Muskelfaser (Fruchtfledermaus) [aus: Church et al. (1966)]. h Histocyst; ic intermediäre Zelle, Satellitenzelle Myoblast; m Myonucleus; mb Myoblast; mt Myotube; s Satellitenzelle; r. m. d. Läsionsbereich

transformieren können (Abb. 3). Diese bilden nach ihrer mitotischen Teilung und Differenzierung dann neue Muskelfasern (Church et al. 1966). Satellitenzellen sind dabei durch ihr zellspezifisches Aussehen mit einem großen Kern, der sich meist basophil anfärbt, einer geringen Menge von Zytoplasma und Mitochondrien und v. a. durch ihren typischen Lokalisationsbereich definiert, der sich zwischen Plasmalemm und der äußeren Basalmembran der Muskelfaser befindet (Mauro 1961). Armand et al. (1983) konnten zeigen, daß sich Satellitenzellen aus der gleichen Urzellreihe wie embryonale Muskelzellen bilden. Allbrock et al. (1971) untersuchten die Größe der Population und die Aktivität der Satellitenzellen bei neugeborenen und ausgewachsenen Mäusen. Während bei neugeborenen Tieren 30–35% aller Muskelfaserkerne Satellitenzellkerne waren, fand sich bei erwachsenen Tieren nur ein Anteil von 5%. Nach der Geburt zeigten sich daher Mitosen nur in jeder 3. Satellitenzellpopulation. Bei Versuchen mit radioaktiver Markierung während des Muskelfaserwachstums waren diese an die Aktivität der Satellitenzellen gebunden. Ein Teil der markierten Tochterzellen wurde in die neugebildeten Fasern eingeschlossen, in denen ihre Kerne als Muskelkerne wieder aufzufinden waren. Dabei gibt es bis jetzt nur wenige Hinweise, daß es sich bei den Satellitenzellen nicht um eine homogene Gruppe von embryonalen Muskelvorläuferzellen handelte (Grounds u. McGeachie 1989): Chevalier et al. (1987) konnten in Transplantationsstudien an Hühnerembryonen nachweisen, daß postnatale Satellitenzellen nicht fähig sind, an der Muskelembryogenese teilzunehmen.

Aus diesem und anderen Experimenten mit Satellitenzellen kann angenommen werden, daß es verschiedene Populationen von Muskelvorläuferzellen in erwachsenen Tieren gibt (Grounds 1991): Matsuda et al. (1983, zit. nach Grounds 1991) entdeckten verschiedene Satellitenzellen bezüglich der Produktion von schnellem und langsamem Myosin entsprechend ihrem Ursprung aus schnellen oder langsamen Hühnermuskeln. Hoh u. Hughes (1991) fanden nach orthotopen Transplantationen von Muskeln auch spezielle Isoformen des Myosins („superschnelles Myosin"), welches nach Reinnervation als nicht arttypisches Myosin unterdrückt wurde.

Unklar ist, inwieweit die kontrollierte Vermehrung und Differenzierung sowie Fusion der Zellen durch einen genetischen Steuerungsmechanismus oder durch Umweltbedingungen kontrolliert werden (Bischoff u. Holtzer 1969; Konigsberg et al. 1978, zit. nach Grounds 1991; Quinn et al. 1985, zit. nach Grounds 1991). Die verschiedenen, heute bekannten Effekte der Wachstumsfaktoren, welche die Proliferation, Differenzierung und Fusion von Muskelvorläuferzellen zu Myotuben fördern oder hemmen, sind von Grounds (1991) zusammengestellt und in Tabelle 4 aufgelistet.

Es konnte nachgewiesen werden, daß auch der Muskelwiederaufbau nach einer Atrophie zum großen Teil durch Satellitenzellen erfolgt (Appell 1985, 1986, 1989, 1991; Appell et al. 1988). Da es bisher weder in vitro und noch weniger in vivo gelungen ist, spezifische Antikörper gegen in Ruhe oder Proliferation befindliche Muskelvorläuferzellen zu bilden, können z. Z. nur die aktivierten Satellitenzellen mit markierten Antikörpern oder einzelne spezifische Aktivierungsmerkmale und Veränderungen an der Oberflächenstruktur der Zellen (z. B. Desmin) erfaßt werden (Kaufmann u. Foster 1988, zit. nach Grounds 1991; Helliwell 1988; Walsh et al. 1989; Rankin et al. 1989). Lediglich für die skelettmuskelspezifischen Gene MyoD1 (Tapscott et al. 1989, zit. nach Grounds 1991) und Myogenin (Wright et al. 1989, zit. nach Grounds 1991) gibt es eine differenzierte Nachweismöglichkeit in vivo.

Viele Berichte belegen, daß sich verschiedene mesodermale und neuroektodermale Zellen zu Muskelvorläuferzellen entwickeln können. Durch Aktivierung von ein oder zwei spezifischen Genen kann es zur Transformation mesodermaler Zellen (wie

**Tab. 4.** Effekte verschiedener Wachstumsfaktoren (WF) und Hormone auf das Verhalten von Muskelvorläuferzellen (mod. nach Grounds 1991). ▲ Förderung, ▼ Verminderung, abhängig von Dosierung und Interaktion mit anderen Faktoren)

| Faktor / Hormon | Autor | Proliferation | Diffusion und Fusion | Differenzierung |
|---|---|---|---|---|
| Fibroblasten WF (FGF) | Okuda u. Cooper 1989 | ▲ | ▼ | ▼ |
| Thrombozytenabhängiger WF (PDGF) | Ross et al. 1986 | ▲ | ▼ | ▼ |
| Bischoffs-Muskel WF | Bischoff 1986, 1990 | ▲ | – | |
| Insulin WF (EGF) | Allen et al. 1985 | ▲ | ▲ | ▲ |
| Epidermaler WF (EGF) | | ▲ | | |
| ACTH | Cossu et al. 1989 | ▲ | – | |
| Dexamethason | Allen et al. 1985 | ▲ | – | |
| Testosteron | Mulvaney et al. 1988 | ▲ | | |
| Prostaglandin E1 (PGE1) | Santini et al. 1988 | – | ▲ | ▲ |
| Transformierender WF-Beta | Allen et al. 1987, 1989 | ▼ | ▼ | ▼ |
| Interferon | Florini 1987 | – | ▼ | |

Fibroblasten) zu Muskelvorläuferzellen und zu einer Myogenese kommen (Braun et al. 1989; Edmondson u. Olson 1989, zit. nach Grounds 1991; Tapscott et al. 1989, zit. nach Grounds 1991; Wright et al. 1989, zit. nach Ground 1991; u. a.). Damit ist zumindest im In-vitro-Bereich nicht ausgeschlossen, daß sich Zellen von nicht originalem Muskelgewebe zu Muskelvorläuferzellen entwickeln. Dies geschieht in Situationen, in denen der normale Muskelverband oder die Zellkommunikation stark zerrissen sind und Muskelvorläuferzellen als spindlige Myoblasten inmitten von zellreichem Entzündungsgewebe in der exsudativen oder reparativen Phase entstehen.

Letztlich scheint die Aktivierung von muskeldifferenzierenden Genen auch in nicht muskeloriginären Zellen durch eine Induktion aus den regenerierenden Muskeln zu erfolgen, wobei diese jedoch nicht unmittelbar Kontakt zueinander haben müssen. Im wesentlichen sind dazu Wachstumsfaktoren, Hormone, spezielle Rezeptoreigenschaften und ein Zusammenspiel mit verschiedenen Komponenten der Extrazellularmatrix erforderlich (s. Abb. 7). Diese stimulieren (oder hemmen) letztlich die Replikation von Muskelvorläuferzellen und regeln die weitere Differenzierung und Fusion der Muskelvorläuferzellen zu Myotuben (Grounds 1991) (weitere Einzelheiten s. Tabelle 4). Der Einfluß der Extrazellularmatrix auf Satellitenzellen und Muskelvorläuferzellen (Sanes 1986) konnte in Experimenten mit künstlich rekonstruierter Basalmembran im Vergleich zu Gelatine (nur Kollagen Typ I) nachgewiesen werden. Dabei zeigte sich eine Anheftung und Proliferation von embryonalen Muskelvorläuferzellen in der Kultur (Yablonka-Reuveni et al. 1990). Die extrazelluläre Matrixmorphologie kann einerseits biosynthetische Reaktionen und Genexpressionen beeinflussen. Andererseits können Muskelvorläuferzellen sowie Fibroblasten selbst viele Komponenten der extrazellulären Matrix während der Myogenese neu bilden (Kuhl et al. 1982, zit. nach Grounds 1991; Gerstenfeld et al. 1984, zit. nach Grounds 1991; Mayne u. Sanderson 1985; Yoshimura 1985, zit. nach Grounds 1991; Nusgens et al. 1986).

Da es auch in Muskeltransplantaten zu einer Muskelfaserneubildung kommt, besteht eine Hypothese, daß die Muskelvorläuferzellen nur gering oder gar nicht ischämieanfällig sind. Da sich die zentralen Bereiche aber in frühen Regenerationsphasen frei von Muskelvorläuferzellen und Satellitenzellen darstellen, muß man annehmen, daß diese Zellen völlig absterben und später durch von peripher einwandernden Muskelvorläuferzellen und Satellitenzellen ersetzt werden. Diskutiert wird auch, daß die Zellen aus dem Ischämiebereich an die Peripherie wandern, um später im Rahmen der Revaskularisierung wieder zurückzukehren (Phillips et al. 1987; Schultz et al. 1988). Walker u. Bindliff (1960) fanden in ihrer Studie mit radioaktiv markierten Muskelzellkernen, daß diese verletzte Faseranteile verlassen, um in den Wundbereich auszuwandern. Dort können sie zu Myoblasten proliferieren, um sich zu neuen Fasern zu verbinden. Hughes u. Blau (1990) bestätigten diesen Tatbestand anhand von Versuchen mit durch Retroviren künstlich infizierten Myoblasten: demnach sind Myoblasten während der embryonalen Entwicklung, aber auch im Rahmen der Regeneration in der Lage, die Basalmembran zu passieren, um anderenorts an der Regeneration teilzunehmen. Dabei können sie zusammen mit Riesenzellen, Histiozyten, Fibroblasten und Fibrozyten auch im faserreicheren Bindegewebe der Narbe auftreten.

Bei der Verschmelzung der Zellen zu Myotuben ist es für die Adhäsion notwendig, daß spezifische Zelloberflächenrezeptorproteine gebildet werden. Die Ausrichtung der Muskelvorläuferzellen und ihre Fusion, entweder miteinander oder mit den Enden der traumatisierten Muskelfasern, erfordern Zellwiedererkennung, Neutralisation von elektrostatischen Kräften und die Produktion von spezifischen Membranen, Glykoproteinen und Glykolipiden.

Nachdem die Muskelvorläuferzellen miteinander verschmolzen sind, bilden sie mehrkernige Myotuben. Bis zu diesem Punkt kann die Regeneration unabhängig von neurogenen Einflüssen ablaufen. Wird dann eine erfolgreiche Verbindung von Synapsen und motorischer Endplatte mit einem Motorneuron geschaffen, induziert das Motorneuron den spezifischen Typ der neuen Muskelzelle, die ggf. in Gruppen funktionell gleicher Art zusammen zu liegen kommen (Typ grouping; Engel 1970). Kommt keine erneute Verbindung mit neuronalem Gewebe mit der Ausbildung von Synapsen und motorischen Endplatten zustande, entsteht eine charakteristische sekundäre (neurogene) Atrophie und ggf. Fibrosierung des Gewebes.

Muskelverletzungen führen immer auch zu Schädigungen von Nerven und Synapsen. Nach neueren Untersuchungen werden dabei Substanzen freigesetzt, die das Wachstum von Nervenenden stimulieren (Tsujimoto u. Kuno 1988; Wines u. Letinsky 1988; Sanes 1989; Hanlay 1989). Darüber hinaus können Myotuben selbst neurotrope Faktoren bilden (Ribchester 1988; Vaca et al. 1989, zit. nach Grounds 1991; Ishii 1989). Bei der Ausbildung von Myotuben wird die neuronale Verbindung wie beim sich entwickelnden Muskel bei der Myogenese gebildet (Bennett et al. 1974). Bei intakten oder leicht verletzten Muskelfasern kommt es zum Wiederanschluß der Axone an die alten synaptischen Anknüpfungsstellen, in denen eine Muskelfaserdenervierung bestanden hatte (Hansen-Smith 1983; Sanes 1986, 1989; Carlson 1988; Grounds 1991).

## 1.8
## Klinische Einteilung der Muskelverletzungen

Entsprechend dem Verletzungsmechanismus erfolgt eine Einteilung in Zug- (Überdehnungs-), Kontusions- (Renström 1989) und Muskellazerationsverletzungen (Caplan et al. 1988). Während der Kontusion als typischem Unfall die Einwirkung einer stumpf von außen auftretenden Kraft zugrunde liegt (Lazeration mit spitzem Objekt), entsteht die Überdehnung im Sinne der Zerrung aus einem Moment explosiver Kontraktion in einem auf Dehnung beanspruchten Muskel. Entsprechend findet sich diese Art der Verletzung häufig in Sportarten, die hohen Muskelkrafteinsatz in kurzen Zeiteinheiten verlangen, wie Sprint, Sprung und die meisten Ballsportarten.

Die Symptomatik der Muskelzerrungen ist abhängig vom Ausmaß der Verletzung (nach Baker 1983; Renström 1989):

- Muskelzerrung 1. Grades (entspricht der Überdehnung): Überdehnungsschmerz, leichte Schwellung und Bewegungsschmerz.
- Muskelzerrung 2. Grades (entspricht der Muskelteilruptur): schneidender Schmerz, der sich bei aktiver Anspannung verstärkt. Bei Kraftverlust und ggf. Schwellung ist eine kleine Gewebslücke oder Verfärbung zu sehen oder zu tasten (nicht bei intramuskulären Teilrupturen).
- Muskelzerrung 3. Grades (entspricht einer kompletten Muskelruptur): nicht ausführbare aktive Bewegung. Bei Inspektion besteht ggf. eine tumorartige Vorwölbung (oft als Muskeldelle sicht- und tastbar), häufig in Kombination mit Hämatomverfärbung. In Einzelfällen kann der Blutverlust in das Gewebe eine Kreislaufreaktion auslösen.

Groher (1985) und Puhl (1988) schlagen aus praktisch-therapeutischen Gründen eine
siebengradige Einteilung der Muskelverletzungsformen vor:

- Muskelkater
- Muskelzerrung
- Muskelfaserriß
- Muskelriß
- Muskelhernie
- Muskelkontusion (ggf. mit Einblutung und posttraumatischer Myositis ossificans)
- Muskelabriß (Pars tendinosa)

Der Muskelkater ist die geringste Form der Schädigung der Muskelfasern, bei der im
ultrastrukturellen Bereich Faserdegenerationen bis zum Z-Band-Verlust vorliegen
(Übersichten bei Hoppeler 1986; Böning 1987; Hoppeler u. Lüthi 1989).

Die Muskelzerrung beschreibt eine Elongation der fibrillären Strukturen, die mit
einer Ödematisierung und feingeweblichen Veränderungen einhergeht. Beim Muskelfaserriß bzw. Muskelriß kommt es zu einer quantitativ meßbaren Gewebedurch-
trennung des Muskels unter Einbeziehung der Bindegewebeanteile, Gefäße und Ner-
venstrukturen. Entsprechend ist die Heilungsdauer der Muskelzerrung bis zur funktionellen Erholung und Belastung nur 4–6 Tage, beim Muskelriß 4–6 Wochen
(Assheuer et al. 1985) und länger.

Die Muskelhernie bezeichnet den bei Anspannung durch eine Faszienlücke aus-
tretenden Muskelbereich. Entsprechend dem dabei auftretenden Schmerz der Funktionsminderung und der degenerativ bedingten Vergrößerung der Lücke ist in der
Regel eine operative Intervention indiziert (Übersicht bei Mellerowicz 1991).

Muskelkontusionen durch stumpfe Einwirkung einer äußeren Gewalt bewirken
ein unterschiedliches Ausmaß der Gewebezerstörung mit Einblutung bei intakter
Oberfläche.

Die meist erhebliche Retraktion der Muskelenden beim ansatznahen Abriß erfor-
dert die operative Behandlung.

Aufgrund klinischer Parameter wie typischer Anamnese, Schmerz, Schwellung,
Bewegungs- und Belastungsschmerz können Muskelzerrung, Muskelruptur oder der
Muskelfaserriß nicht immer eindeutig unterschieden werden. Lediglich sichtbare
Einsenkungen in der Kontur, die auf die Dehiszenz hindeuten und entsprechende
Blutergüsse, lassen eine Kontinuitätsunterbrechung klinisch vermuten. Diese Veränderungen sind aber selbstverständlich lokalisationsabhängig nur an den oberflächlichen Muskelanteilen nachweisbar. Von ärztlicher Seite besteht die Notwendigkeit,
zwischen Art und verschiedenen Schweregraden der Muskelverletzung zu unterscheiden, da Therapie und Prognose – insbesondere hinsichtlich der Wiederbean-
spruchung in Training und Wettkampf – unmittelbar vom Ausmaß der Läsion beeinflußt werden.

Folgende diagnostische Maßnahmen kommen dabei zur Anwendung:

- Anamnese
- klinisch-funktionelle Untersuchungen
- Laboratoriumsdiagnostik (CK/GOT)
- Sonographie
- Computertomographie (CT)

- Magnetresonanztomographie (MRT)
- Thermographie
- Histologie (nach P.E.)

## 1.9
## Bildgebende Diagnostik von Muskelverletzungen

Die Muskelverletzungen wurden bisher meist nur aufgrund klinischer Kriterien diagnostiziert, während bildgebende Verfahren wie Röntgen, Xeroradiographie, Szintigraphie, CT und Kernspintomographie und -spektroskopie sowie Arteriographie nur selten eingesetzt wurden. Wegen der Strahlenbelastung vieler Verfahren, teilweiser Invasität oder großen technischen Aufwands und Kosten können diese nur in Einzelfällen zur Anwendung kommen. Hier ermöglicht die Sonographie die Lücke zwischen den Verfahren zu schließen, indem mit relativ geringem apparativen und zeitlichen Aufwand Muskelstrukturen nichtinvasiv und – sportmedizinisch besonders relevant – im dynamischen Untersuchungsgang bildlich dargestellt werden können (Mellerowicz 1988, 1989, 1991; Mellerowicz u. Halbhübner 1987; Mellerowicz u. Wolff 1989; Mellerowicz et al. 1989, 1990; Küllmer et al. 1995, 1996; u. v. a.).

Die **Sonographie** hatte im Amplitudenverfahren (A-Bild-Verfahren) schon länger einen festen Platz in der neurologischen und neurochirurgischen Diagnostik sowie im Brightness-Verfahren (B-Bild-Verfahren) bei statischen Scannern (Compoundscan) in der Inneren Medizin und Gynäkologie. Die Möglichkeiten der sonographischen Weichteildarstellung in der Orthopädie, Traumatologie und Sportmedizin sind dagegen erst seit Anfang der 80er Jahre, insbesondere durch die Weiterentwicklung der Realtimescanner, eingeleitet worden. Nach initialen Arbeiten von Kramps u. Lentschow (1979) ist es v. a. Graf (1980, 1986) mit der Demonstration der Einsatzfähigkeit der Sonographie an der Säuglingshüfte zu verdanken, die Entwicklung der Sonographie der Weichteile maßgeblich vorangetrieben zu haben.

Bedeutende biologische Nebenwirkungen der Sonographie, die eine wesentliche Einschränkung der Indikation bedeuten würden, sind nach heutigem Kenntnisstand nicht vorhanden [Rott 1984, 1988; Amerikanisches Institut für Ultraschall in der Medizin (AIUM) 1982 und Europäische Gesellschaft für Ultraschall in der Medizin].

Die Möglichkeiten und Grenzen der Muskelsonographie mit den Geräten der neuesten Generation finden sich in Tabelle 5.

**Tabelle 5.** Muskelsonographie (Schallkopf 7,5 MHz, neueste Gerätegeneration, 1991). > 64 Graustufen; Auflösung: axial > 0,5 mm [0,2 – 0,6 mm], lateral > 1,0 mm [0,5 – 1,0 mm]

| Möglichkeiten | Grenzen |
|---|---|
| Einriß<br>> 0,5 mm | Kleinster Einriß<br>< 0,5 mm |
| Umschriebene Blutung<br>> 1 ml | Diffuse Blutung bzw. Schwellung |
| Dynamische Untersuchung | Einriß in einer Tiefe > 4 cm<br>(nur mit 5 MHz Schallkopf darstellbar) |
| Kontralaterale Kontrolle | Auflösung:  axial     1 mm (0,6 – 1,5 mm)<br>                 lateral   2 mm (2,0 – 2,5 mm) |
| Verlaufskontrolle | Keine Darstellung hinter schalldichten Strukturen,<br>Artefakte,<br>Geringe Spezifität |

Im sonographischen Bild stellt sich der Muskel als relativ echoarme Struktur dar, durchzogen von strichförmigen, regelmäßig gelagerten, echodichteren Strukturen, den „fibroadipösen Septen" (Holst u. Thomas 1988; Fornage 1982 – 1989). Umgeben wird der Muskel von glatten, schalldichteren Zonen, die den Muskelfaszien entsprechen (Abb. 4).

Kontraktion und Relaxation können dynamisch beobachtet werden. Während der Muskelaktion kann neben einer Verbreiterung des Umfangs auch eine Verminderung der Echogenität, bedingt durch die Verbreiterung der kontraktilen Anteile, im Sonographiebild dargestellt werden. An definierten Punkten kann der Muskelquerschnitt gemessen werden, wobei nur ein gleichmäßiger Druck der Sonde reproduzierbare Werte erreichen läßt (Woltering et al. 1987; Holst u. Thomas 1988; Mellerowicz 1989). Dadurch ist diese Meßmethode mit einer erheblichen Fehlermöglichkeit belastet.

Für die reproduzierbare Darstellung sonographischer Befunde ist eine standardisierte Methodik der Muskelsonographie unentbehrlich. Diese umfaßt:

- eine standardisierte Lagerungstechnik,
- zwei senkrecht aufeinanderstehende Bildebenen,
- die Kontrolle der Gegenseite,
- die Darstellung in Kontraktion und Relaxation,
- Verlaufskontrollen.

Für die wichtige Frage der Indikation zur operativen Intervention bei Muskelverletzungen gilt, daß durch die sonographische Darstellung ein entscheidender Hinweis auf Quantität und Qualität des Traumas erreicht werden kann. Fornage (1982, 1985, 1989) wies diesen Tatbestand anhand einer Studie mit 120 Patienten nach und stellte entsprechende Kriterien auf:

- Eine unauffällige Sonographie ist eine Kontraindikation zur Operation.
- Unterbrechungen der Muskelseptenstruktur und eindeutig abgegrenzte flüssigkeitsgefüllte Bereiche bedingen eine operative Intervention.
- Echogene Bereiche oder echogen und echoarm gemischte, die als Narbenäquivalente gelten können, stellen im Einzelfall eine relative Operationsindikation dar.
- Kleinere echoarme Bezirke sollten weiterhin sonographisch kontrolliert werden.

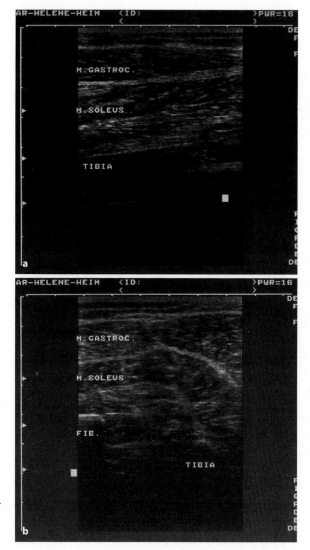

**Abb. 4.** Sonographischer Normalbefund in Längs- (**a**) und Querschnitt (**b**) am mittleren Drittel des Unterschenkels: die Muskulatur erscheint echoarm mit regelmäßiger Septierung (Fiederung) – durch die echodichteren Faszienbereiche ist eine genaue anatomische Zuordnung zu erreichen. Hinter dem schalldichten Knochen ist keine Abbildung möglich (retrograde Schallauslöschung)

## Kernspintomographie (MRT)

Die bildgebende Diagnostik an den Weichteilen wurde seit Anfang der 80er Jahre durch die Einführung der Kernspintomographie erheblich erweitert. Übersichtsarbeiten zur Darstellung des Bewegungsapparats finden sich bei Basset et al. (1989), Knowles (1991), Markisz (1991), Berquist (1984, 1992), Osteaux et al. (1991). Gerade für die Weichteile wurde, bei einer im Vergleich zur CT erweiterten Kontrastdarstellung, eine anatomisch reproduzierbare Schnittbilddarstellung in den 3 räumlichen Ebenen axial, koronar und frontal ermöglicht. Für den Gewebekontrast sind im wesentlichen folgende physikalische und chemische Eigenschaften bestimmend: Protonendichte, die T1-Relaxationszeit, die T2-Relaxationszeit, der Protonenfluß (Funktion des strömenden Blutes) sowie die frei wählbare Repetitionszeit (TR), die Echozeit (TE, Spinechosequenz), die Inversions-Recovery-Sequenz (Ti-Inversionszeit) und die Gradientenechosequenz (FLASH, FFE) zur Physik und Technik der Kernspintomographie finden sich Übersichten bei Ehmann u. Berquist 1986; Seeger 1989; Nägele u. Hahn 1990; Knowles 1991; Felix u. Ramm 1988; Berquist 1992). Bis zu einer Magnetfeldstärke von 2,0 Tesla konnten bisher keine negativen biologischen Effekte nachgewiesen werden (Nägele u. Hahn 1990).

Die Muskulatur stellt sich im Kernspintomogramm sowohl in T1-, T2- und protonengewichteten Bildern signalarm dar. Dadurch läßt sie sich sehr gut gegenüber den signalintensiven Bändern sowie der sehr hohen Signalintensität von Knochenmark und Fett abgrenzen (Moon et al. 1983; Pettersson et al. 1985; Ehman u. Berquist 1986; Murphyet et al. 1986, 1987; Hall u. Kangarloo 1989; Berquist 1984–1992 u. v. a.). Die Gefäßstrukturen lassen sich durch eine gegenüber der Muskulatur noch weitere Signalabschwächung abgrenzen und können durch die Injektion von Gadolinium-DTPA signalintens dargestellt werden (Brasch 1983; Brasch et al. 1984; Schörner et al. 1984).

Während die Kernspintomographie aufgrund ihrer hohen Sensitivität bisher schon wiederholt bei Muskelverletzungen zur Anwendung kam (Assheuner et al. 1985; Döhring et al. 1987; Nägele u. Hahn 1990; Menz u. Lucas 1991; Shahabpour et al. 1991; Speer et al. 1992; Halbsguth 1994; Küllmer et al. 1995) sind keine experimentellen Arbeiten bekannt, um den Verlauf der Verletzung im Hinblick auf verschiedene Therapieformen bewerten zu können.

Die Anwendung der Kernspinresonanzspektroskopie (MRS) ist älter als die heute in der Klinik häufiger eingesetzte Kernspintomographie (Imaging-MRT), deren Anfänge auf die Arbeiten von Lauterbur (1973) zurückgehen. Die Grundprinzipien beider Methoden sind gleich. Sie basieren beide auf dem Phänomen der Kernspinmagnetresonanz, wie sie 1946 von Bloch et al. sowie Purcell et al. (1946, zit. nach Grünert 1989) beschrieben wurde. Durch die Entdeckung der chemischen Verschiebung (chemical shift) durch Proctor u. Yu (1950, zit. nach Grünert 1989) wurde es möglich, durch Kernspinresonanzsignale Rückschlüsse auf die molekulare Umgebung zu bekommen. Daraus entwickelte sich das MRS-Verfahren zu einer Routineuntersuchung in der analytischen und physikalischen Chemie sowie in der Physik. Entsprechend wurden die beiden Erstbeschreiber durch die Verleihung des Nobelpreises geehrt. In der Folgezeit wurde nach neueren Anwendungsmöglichkeiten auch für das lebende Gewebe gesucht.

Während bisher Untersuchungen zur Morphologie und Biochemie des Muskels nur invasiv durch Biopsien durchgeführt werden konnten, was häufige Wiederholungen erschwerte, ermöglicht die kernspintomographische Spektroskopie (MRS) eine nichtinvasive Darstellung des Muskelenergiestoffwechsels (Abb. 5), die beliebig oft wiederholt werden kann (magnetisches Auge; Griffiths u. Iles 1980). Erste Arbeiten gehen dabei auf Hoult u. Radda (1974) zurück. Burt et al. (1977) fanden sowohl interindividuell als auch bei verschiedenen Spezies Unterschiede in der Menge der Phosphate.

Auch für die Sportmedizin hat die Kernspinspektrographie zunehmend an Bedeutung gewonnen (McCully et al. 1988). Zum einen wird die nichtinvasive Möglichkeit eröffnet, durch die Bestimmung des Gehaltes an Kreatininphosphat eine Differenzierung der Muskelfasertypen zu erreichen (Boicelli et al. 1989). Zum anderen kann durch Messung der energiereichen Phosphate, des pH und der anorganischen Phos-

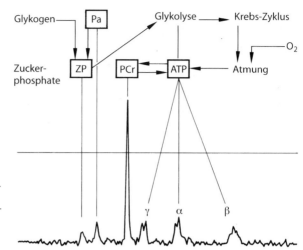

**Abb. 5.** Schematische Darstellung der energiereichen Stoffwechselwege in einem Organismus und ihre Beziehung zum 31P-MR-Spektrum (Pa: anorganisches Phosphat; PCr: Phosphokreatinin) (aus: Grünert 1989)

phate (Abb. 5) auf den energetischen Zustand vor und nach einer Ergometrie geschlossen werden (Achten et al. 1991).

Nach Muskelverletzungen kommt es zu einem 3–10 Tage anhaltenden Anstieg des Verhältnisses von anorganischem Phosphat zu Phosphokreatinin (Pi/PCR). Der Quotient aus ATP und anorganischem Phosphat sowie Phosphokreatinin (ATP/Pi + PCR) ist nach einer Verletzung verkleinert. Patienten mit Muskelzerstörung infolge neuromuskulärer Erkrankungen weisen diese Veränderung jeweils schon in Ruhe, aber auch im weiteren Verlauf auf (McCully et al. 1988).

Eine Muskelschädigung infolge Blutleere und Ischämie resultiert im Abfall von Phosphokreatinin (PCR), Anstieg von anorganischen Phosphaten (Pi) und pH-Abfall. Ähnliche Veränderungen treten im Rahmen supramaximaler Belastungen auf, wobei diese Aberrationen bei untrainierten Versuchspersonen länger und stärker waren. Begleitend durchgeführte bildgebende Verfahren wie CT und MRT zeigten jeweils keine Auffälligkeiten (Vock et al. 1985).

Weichteil- und Muskelquetschungen im Rahmen einer Crush-Verletzung sind von einem Anstieg des zuckergebundenen, des anorganischen Phosphats (McCully et al. 1988) sowie des ATP begleitet, der jedoch sehr schnell wieder auf Normalwerte zurückgeht. Die intakt gebliebene Blutzirkulation sorgt für eine rasche Normalisierung der Metabolite durch Abtransport. Der Anstieg des ATP soll dabei auf einer Zerstörung des „ATP-Signal vermindernden Komplexes" beruhen (Grünert 1989).

Um herauszufinden, ob im Rahmen unserer unterschiedlichen Behandlungsmethoden der Muskelverletzungen diese Metabolite seitenindifferent erfaßbar sind, führten wir eine Phosphor-31-Magnetresonanzspektroskopie durch. Dabei sollten folgende Fragestellungen abgeklärt werden:

– Kann mit der Phosphormagnetresonanzspektroskopie ein Heilungsverlauf von Muskelverletzungen frühzeitig erkannt werden?
– Ergibt die unterschiedliche Behandlung nach einer Muskelverletzung seitendifferente Veränderungen im 31-Phosphat-Spektrum?

## 1.10
## Operative Versorgung von Muskelverletzungen

In Standardlehrbüchern der Chirurgie, Orthopädie und Sportmedizin wird auf die
Problematik der Muskelverletzung und ihrer operativen Versorgung nur in beschei-
denem Umfang eingegangen (Heberer et al. 1980; Lange u. Hipp 1986; Zilch u. Weber
1989 u. v. a.). Erstaunlich ist auch, daß die Erkenntnis der seit über 100 Jahren andauernden Erforschung der Myoregeneration häufig negiert und lediglich eine bindegewebige Narbenbildung postuliert wird (Groh u. Groh 1975; Glick 1980; Kirk 1982;
Carlson u. Faulkner 1983).

Abgesehen von den Sofortmaßnahmen differieren die therapeutischen Maßnahmen bei Muskelverletzungen sehr erheblich. Fast allen gemeinsam ist, daß ihre Wir-
kungsweise empirisch belegt, experimentell aber nicht gesichert ist. Auch für die operativen Verfahren gilt, daß Indikation und Art der Versorgung in der Literatur bisher
nicht ausreichend abgeklärt sind.

Gesteigerte Ansprüche an den behandelnden Arzt – Defektheilungen und Funktionseinbußen werden heute nicht mehr hingenommen – implizieren eine veränderte
Vorgehensweise.

Kontrovers wird beispielsweise die Frage diskutiert, ob Muskelrisse überhaupt
operativ versorgt werden sollten (Groh u. Groh 1975; Glick 1980; Pabst 1981; Franke
1986; Hertel u. Cierpinski 1994). Viele Autoren (Reed 1964; Jäger 1972; Winter 1982;
Biehl 1983, 1989; Baker 1984; Paar et al. 1984; Paulsen et al. 1985; Hess 1985, 1989; Sukkert 1985; Spier 1986; Franke 1986; Krejci u. Koch 1987; Peterson u. Renström 1987;
Cotta u. Sommer 1989; Renström 1989; Montag 1989; Schneider 1989; Thiel 1989)
sprechen sich für eine operative Versorgung des Muskelrisses aus. Für Thiel (1989)
und Biehl (1989) stellen darüber hinaus große Hämatome eine Operationsindikation dar. Biehl (1989) gibt an, daß die Muskelenden adaptierend durch schonende,
nicht strangulierende Nähte unter Mitfassen von Perimysium und Fasziengewebe
genäht werden. Durch die Naht kann ein dellenartiger Narbendefekt vermieden
werden (Schneider 1989). Komplikationen bei konservativen Behandlungen sind
u. a.:

- Ausbildung und Persistenz eines großen Hämatoms
- Dehiszenz großer Rupturanteile
- Adhäsionen mit der Umgebung
- Kontrakturen
- abgekapselte Hämatome und Serome
- Myositis ossificans
- ischämiebedingte Nekrosen (Burry 1969)

Darüber hinaus sind chronische Muskelschäden bei Rezidiven infolge verzögerter
narbiger Konsolidierung möglich (Schneider 1989).

Während die Muskelverletzungen durch stumpfe äußere Gewalteinwirkung
(„Crushverletzung") umfangreich experimentell (Järvinen et al. 1975, 1976; Letho et
al. 1983–1987; Jokl u. Crisco 1995) untersucht wurden, existieren nur wenige Arbeiten,
die sich mit klinisch-experimentellen Fragestellungen zur Therapie von Muskelverletzungen beschäftigen (Garrett 1990; Küllner et al. 1995). Experimentelle Untersuchungen berücksichtigen entweder nur den histologischen Aspekt (Church et al.

1966, 1969; Carlson 1973; Schröder 1982; Krejci u. Koch 1987) oder verknüpfen histologische mit physiologischen Daten (Garrett 1990).

Praxisrelevante Untersuchungen mit Verknüpfung der Daten bildgebender Verfahren und biomechanischer Zugfestigkeitsuntersuchungen, die als Maß der Belastungsfähigkeit gelten können, und gleichzeitiger histologischer Beurteilung standen bisher aus (Cotta u. Sommer 1989).

## 1.11
## Fibrinklebung bei Muskelverletzungen

Seit jeher ist es das Bestreben der operativen Medizin, Gewebe flächig zu vereinigen. Bereits seit dem Jahre 1787 sind Literaturhinweise bekannt, die über entsprechende Klebeverfahren (zuerst mit Tischlerleim) berichten (Eckert et al. 1986). Erste Klebungen durch Herstellung von Fibrin aus Fibrinogen und Thrombin bei der Gewebeklebung von Hauttransplantaten wurden von Conkrite et al. (1944) sowie Tidrick u. Warner (1944) vollzogen. Erst durch die Entdeckung des Faktors XIII (Laki u. Lorand 1948) und die ausreichende Herstellung von Fibrinogen konnten größere Anwendungen in der Praxis erreicht werden (Matras et al. 1972).

Nach negativen Erfahrungen bei Anwendungen des gewebetoxischen Acrylklebers, der in den Jahren um 1960 eingeführt wurde, stehen heute durch die speziellen Verfahren zur Sterilisierung von Fibrinogen und Faktor XIII physiologischere Kleber zur Verfügung. Bei Untersuchungen der Zellverträglichkeit der Fibrinclots in Hinsicht auf die Fibroplastenproliferation fanden Redl u. Schlag (1986) deutliche Unterschiede im biologischen Verhalten verschiedener Kleber, hervorgerufen durch unphysiologische Ionenkonzentrationen, aber auch durch Unterschiede in der Strukturierung der Fibrinclots. Als möglicher Nachteil der Fibrinkleber wurde in der Literatur die potentielle Übertragung von Hepatitis B und C diskutiert (Liehr et al. 1983; Eckert et al. 1986). Durch spezielle Virusinaktivierungsmaßnahmen (Dampfinaktivierung: Tissucol, Fa. Immuno), „Cohn-Verfahren" (Pasteurisierung mit Lyophilisierung) in Kombination mit 7-S-Sulfonisierung (Beriplast, Fa. Behring) und Spenderauswahl konnten bisher in klinischen und experimentellen Kontrollen Übertragungen von HIV- und Hepatitis-C-Virus ausgeschlossen werden (Hilferhaus u. Nowak 1994). Die Infektionssicherheit ist so groß, daß bei millionenfacher Anwendung und in kontrollierten Studien in keinem Fall eine Übertragung einer Virushepatitis oder die Serumkonversion durch HIV gefunden wurde (Hilferhaus u. Nowak 1994; Schlag et al. 1995).

Bei Tissucol (Immuno) wurde als neue zusätzliche Sicherheitsmaßnahme das Plasma, aus dem Fibrinkleber hergestellt wird, sowie das Endprodukt einer hochempfindlichen PCR-Testung auf Nukleinsäuren von HBV, HCV und HIV (IQ-PCR = Immuno Quality Assured-PCR) unterzogen.

Laut Angaben des Vorstandes und des Wissenschaftlichen Beirates der Bundesärztekammer (1995) sind alle Präparate virusinaktiviert. Auch hier liegen keine Berichte über Virusübertragungen vor.

Im Bereich von Orthopädie und Traumatologie bestanden Erfahrungen und Indikationen insbesondere bei osteochondralen Frakturen, bei der Blutstillung am spongiösen Knochen, aber auch bei Nervenanastomosen und Achillessehnenrupturen (Millesi et al. 1967; Bösch et al. 1977; Braun 1980; Kuderna et al. 1980; Rupp 1982;

Wruhs et al. 1980; Zilch 1980, 1981; Bernett et al. 1982; Zwank 1986). Als Hauptaufgaben des Klebers wurden die Flächenabdichtung zur Blutstillung sowie eine kontinuierliche Adaptation des Gewebes, insbesondere der Achillessehne, angesehen. Da beide Faktoren auch für die Verbindung rupturierter Muskelanteile von besonderer Bedeutung sind, liegt es nahe, die Möglichkeiten des Fibrinklebers auch hier zu nutzen.

Aichmair et al. (1988) berichteten über die Klebung des M. rectus oculi. Bei den sehr kleinen Muskeln, die am Bulbus fixiert werden sollten, konnte mit dem verwendeten Kleber (Tissucol, Fa. Immuno) eine funktionswirksame Verbindung erreicht werden. Es kam zu einer festen Adaptation ohne nennenswerte Narbenbildung, fibröse Zerschichtung oder Atrophie der Muskulatur. Nach diesen anhand kleiner Muskeln gewonnenen positiven Erfahrungen bleibt zu untersuchen, inwieweit auch bei größeren Muskeln eine flächige Fixation, unter Vermeidung größerer Hämatome, zu erreichen ist. Unter den genannten Bedingungen sollte es zu einer schnelleren und – bei verminderter Narbenbildung – zu einer qualitativ besseren Muskelheilung kommen, da Hämatom und Dehiszenz im Wundbereich ausbleiben. Daher scheint es gerechtfertigt, den Fibrinkleber auch bezüglich der Heilung von Muskelverletzungen zu untersuchen.

## 1.12
## Fragestellungen

Trotz der immer noch weit verbreiteten Meinung, daß eine Regeneration von Muskeln nicht stattfindet, belegen viele Arbeiten die spezifischen Regenerationsmöglichkeiten des Muskelgewebes (Zenker 1864, zit. nach Schröder 1982; Waldeyer 1865; Weber 1867; Volkmann 1893; Forbus 1926; Le Groh Clark 1946; Adams et al. 1962; Carlson 1973; Allbrook 1980; Grounds 1991 u. v. a.). Während der Ablauf der Heilung von Muskelverletzungen, insbesondere nach Kontusionen ("Crush"), Transplantationen und nach verschiedenen toxischen, physikalischen und infektiösen Schädigungen hinsichtlich der Faktoren und des Ausmaßes der Heilungsfähigkeit bekannt sind, gibt es kaum experimentelle Arbeiten, die das Ausmaß der Heilung nach Muskelriß dokumentieren. Demzufolge erscheint es gerechtfertigt, die Bedingungen der Regeneration des Muskelgewebes experimentell zu erforschen, um nach eingetretener Verletzung eine verläßliche Indikationsstellung für die weiteren Behandlungsmaßnahmen treffen zu können. Angesichts moderner bildgebender Diagnostikverfahren erscheint es auch bei Muskelverletzungen darüber hinaus erforderlich, den Stellenwert dieser Verfahren bei der Verlaufskontrolle, auch nach operativer Therapie, darzustellen.

Wegen der häufig eintretenden Verletzungsrezidive erscheint es angemessen, in einer experimentellen Untersuchungsreihe die biomechanische Zugfestigkeit des regenerierenden Muskels im Verlauf darzustellen. Daraus ergeben sich Hinweise für die Belastungsfähigkeit und bessere prophylaktische Möglichkeiten.

Wenn auch einzelne Bedingungen der Myogenese und Regeneration noch nicht abschließend geklärt wurden und multiple Interaktionen insbesondere in der extrazellulären Matrix bestehen, so ist doch beim heutigen Wissensstand die morphologische Beurteilung der Muskelregeneration, insbesondere im Seitenvergleich, als "golden standard" für unsere Untersuchungen heranzuziehen. Prinzipiell wird bei einer statistisch relevanten Anzahl von Versuchen und einem anatomisch reproduzierbaren Schädigungsmodell aus den Mm. triceps surae beider Beine ein intraindividueller und nur in Einzelfragen interindividueller Vergleich anzustreben sein, da die in Kap. 1.7 genannten multiplen Faktoren der Myoregeneration v. a. individuell zum Tragen kommen. Die seitendifferente Art der operativen Behandlung (unterschiedliche Nahtversorgung, Fibrinklebung, Leerversuch) erlaubt demnach einen von diesen Faktoren unabhängigen Vergleich, womit Aussagen über die Effizienz der durchgeführten Behandlungen ermöglicht werden.

Durch diese Arbeit soll die Beantwortung folgender Fragestellungen ermöglicht werden:

- Vergleich der Muskelregeneration nach stabiler Nahtversorgung einer standardisierten Muskeldurchtrennung mit der Muskeldurchtrennung ohne operative Therapie.
- Wirkung der Fibrinklebung als adjuvante Therapie bei Naht einer Muskelverletzung.
- Auswirkung der Nahttechnik auf die Qualität der Regeneration nach Muskeldurchtrennung.
- Einfluß des Operationszeitpunktes auf die Geweberegeneration bei Muskeldurchtrennungen.
- Biomechanische Zugfestigkeit von Muskeln während einzelner Regenerationsphasen.
- Stellenwert der modernen bildgebenden Verfahren und ihre Korrelation zu histologischen Untersuchungen und biomechanischer Zugfestigkeitsprüfung.

Zur Klärung dieser Fragen kommen folgende Methoden zur Anwendung:

- Klinische Untersuchung mit Umfangmessung, Beurteilung der Hämatombildung und der Funktion.
- Sonographische Untersuchung, planimetrische Messung der Größe der echoarmen Areale sowie morphometrische Grauwertanalyse aus dem sonographischen Bildmaterial.
- Kernspintomographie, Beschreibung des Signalverhaltens sowie Messung von Signalintensität und der $T_1$- und $T_2$-Zeiten.
- Biomechanische Zugfestigkeitsprüfung durch Messung der maximalen Zugkraft bis zur Muskelzerreißung und der planimetrisch ermittelten Fläche der Kraftdehnungskurve (zur Berücksichtigung der Art und des Ausmaßes der Deformation des Muskels bis zum Riß).
- Konventionelle Paraffin- und Gefrierschnitthistologie, insbesondere Immunfluoreszenz- und Enzymhistologie; Raster- und Transmissions-Elektronenmikroskopie sowie mikroangiographische Verfahren zur Beurteilung des Heilungsverlaufs, der spezifischen Regeneration und der Vaskularisation im Durchtrennungsbereich.

# 2 Material und Methoden

## 2.1
## Versuchstiere

Die Versuche wurden an ausgewachsenen männlichen Wistar-Ratten von einem Mindestgewicht von 380 g (Maximum 490, Durchschnitt 430 g) durchgeführt.
Ratten erwiesen sich für unsere Fragestellung als geeignete Versuchstiere:

- da das standardisierte Modell einer Durchtrennung an der Wadenmuskulatur eine Analogie zur menschlichen Verletzung darstellt (Abb. 6);
- da sie sich von ihrer Körpergröße gleichermaßen gut für die bildgebenden Verfahren wie auch für die biomechanischen und histologischen Untersuchungen eignen;
- da eine Reihe ähnlicher Untersuchungen an der Ratte von anderen Autoren vorliegen und dadurch ein Vergleich der Resultate erleichtert wird (standardisierte Crushverletzung von Järvinen [1975, 1976] und Letho et al. [1985–1987] und MRT-Untersuchungen bei Herfkens et al. [1981], Grodd et al. [1983], Paajanen et al. [1987], Polak et al. [1988]);
- da die Heilungsdauer bei der Ratte doppelt so schnell ist wie beim Menschen und damit als Vergleichsmodell herangezogen werden kann (Letho u. Alanen 1987).

## 2.2
## Spezielle Anatomie der Ratte

Entsprechend den Verhältnissen beim Menschen besteht bei der Ratte der M. triceps surae aus 2 Muskelanteilen (Mm. gastrocnemius und M. soleus), die zusammen in der Achillessehne inserieren. Die Nervenversorgung erfolgt durch den N. tibialis, der mehrere Äste zu den Muskeln abgibt. Die Blutversorgung erfolgt durch die mittlere und laterale A. suralis, durch die A. suralis externa und den fibularen Anteil der A. peronealis zum M. soleus und die A. suralis interna zum inneren Kopf des M. gastrocnemius (Greene 1959) (Abb. 6).

## 2.3
## Versuchsanordnung – Operationsverfahren

Bei ausreichender Anästhesie mit Äther, Ketamin (27 mg/kg KG) und Diazepam (2,5 mg/kg KG) (BGA 1982), erkennbar an einer verminderten Lidschlagreaktion, erfolgte die Rasur der Beine und anschließende Lagerung der Tiere in Bauchlage auf dem Operationstisch mit in Streckung fixierten Extremitäten (Abb. 6).

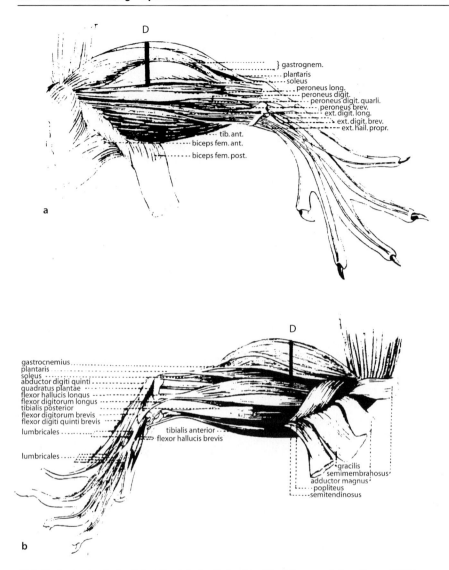

**Abb. 6a, b.** Anatomie des Unterschenkels der Ratte. (D = Durchtrennung). (aus Greene 1959)

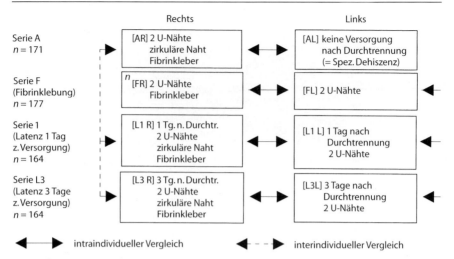

**Abb. 7.** Übersicht Versuchsanordnung: Auswirkungen verschiedener operativer Verfahren auf die Muskelheilung nach Durchtrennung des M. triceps surae

Nach Hautdesinfektion erfolgte die Abdeckung mit sterilen Schlitztüchern. Der operative Zugang erfolgte durch einen in Körperlängsrichtung geführten Schnitt von ca. 5 cm Länge über der größten Zirkumferenz der Wade. Durch stumpfes Präparieren erfolgte eine Darstellung der Faszie über dem M. gastrocnemius bis an die medialen und lateralen Ränder. Nach Darstellung des Gefäßnervenbündels medial und zur Schonung desselben erfolgte von dort ein stumpfes Unterfahren des M. triceps surae mit einer Rinnensonde bis zum lateralen Rand, so daß die große Zirkumferenz des Muskels über der Rinnensonde zu liegen kam. Die Durchtrennung beider Muskelanteile des M. triceps surae erfolgte mit einem Messer, wobei gelegentlich stehengebliebene mediale und laterale Anteile unter sorgfältiger Schonung des Gefäßnervenbündels nachresiziert wurden. Die initiale Dehiszenz und Durchtrennung betrug durchschnittlich ca. 1,2 cm (minimal 0,8 und maximal 1,7 cm) (Messung mit der sterilen Schublehre). Die weitere Operationsmethode erfolgte different entsprechend den verschiedenen Versuchsserien (Abb. 7).

## A-Serie

Am linken Bein wurde unter Belassen der Dehiszenz der Unterschenkelmuskulatur lediglich ein Hautverschluß durch eine fortlaufende Matratzennaht vorgenommen. Nach Hautnaht mit 3-O-Cutalon (Fa. Decknatel) erfolgten Desinfektion und Wundversorgung durch einen Sprüh-Klebe-Verband.

Die Muskeldurchtrennung der rechten Wade wurde durch 2 jeweils adaptierende U-Nähte (3-0 Vicryl, Fa. Ethicon), medial und lateral versorgt. Vor der Nahtadaptation wurden zur flächigen Klebung initial 0,1 ml Fibrinlösung gleichmäßig auf die Wundränder appliziert und dann eine genau entsprechende Menge von Thrombinlösung zugegeben (Beriplast, Fa. Behring).

Durch Verknüpfen der bereits liegenden U-Nähte erfolgte die mechanische Adaptation, die im weiteren dann durch die Fibrinwirkung flächenhaft vervollständigt wurde. Eine weitere zirkuläre Naht der obersten Muskelschicht und Faszie des M. gastrocnemius, ebenfalls mit resorbierbarem Nahtmaterial (3-0 Vicryl, Fa. Ethicon), schloß sich an. Wie kontralateral folgte der Hautverschluß durch eine fortlaufende Matratzennaht, Hautdesinfektion mit Frekaderm und einem abschließenden Verband mit Leukospray.

**F-Serie**
Nach der Muskeldurchtrennung beidseits erfolgte die Versorgung der Dehiszenz im M. triceps surae rechts durch 2 U-Nähte aus resorbierbarem Nahtmaterial (wie oben) sowie Fibrinklebung. Isolierte U-Nähte derselben Nahtstärke wurden kontralateral, ohne die Verwendung von Fibrinkleber, eingebracht.

**L-Serien (L1/L3)**
Zur Untersuchung des Einflusses der Spätversorgung und unterschiedlicher Nahttechnik auf das Heilungsergebnis erfolgte hier in der ersten Sitzung beidseits lediglich die oben beschriebene Durchtrennung der Wadenmuskulatur mit anschließender Hautnaht wie auf der linken Seite in Serie A. Nach 1 (Serie L1) bzw. 3 Tagen (Serie L3) wurde in erneuter Allgemeinanästhesie und mit oben beschriebener Lagerung, Desinfektion und steriler Abdeckung die Hautwunde erneut eröffnet. Größere Hämatome, soweit vorhanden, wurden entfernt. Die freien, meist dehiszenten und nach mehreren Tagen oft schon abgerundeten Muskelenden wurden vorsichtig mobilisiert (Dehiszenz der Muskelenden durchschnittlich zu diesem Zeitpunkt: 1,8 cm; minimal 1,2 und maximal 2,2 cm). Auf der rechten Seite erfolgte dann die Readaptation durch 2 U-Nähte, Fibrinklebung und zirkuläre Naht (entsprechend der Versorgung des rechten Beines der Serie A). Am kontralateralen linken Bein wurden zur Adaptation lediglich 2 U-Nähte gelegt. Nach der Muskelversorgung erfolgte abschließend in üblicher Weise die Hautnaht, die Desinfektion und der Kleberverband.

## 2.4
## Auswertungskriterien

Um vergleichbare und reproduzierbare Ergebnisse zu erhalten, wurden nur die Tiere bei der Auswertung berücksichtigt, welche folgende Kriterien erfüllten:

- optimale Adaptation der Muskelstümpfe, ohne übermäßiges Wulsten der Muskelanteile oder Dehiszenz,
- kein Tod vor Versuchsende,
- keine Fersennekrose,
- keine Wundinfektion,
- keine Allgemeininfektion.

Aufgrund der Ausschlußkriterien konnten 18 Tiere nicht zur Auswertung herangezogen werden. Übersicht der verwendeten Untersuchungsverfahren:

1. Klinische Untersuchung:  a) Schwellung
                            b) Hämatomverfärbung
                            c) Oberflächenkontur
                            d) Atrophie (Messung mit Schublehre)
                            e) Funktion: aktive Plantarflexion (Fluchtbewegung)

2. Sonographie:             a) Bildgebung (deskriptiv, qualitativ)
                            b) echoarmer Bereich (eindimensional)
                            c) Grauwerthistogramme (Gesamtfläche des Mus-
                               kels und „region of interest")
                               (Sonographie des Präparats „in vitro")

3. Kernspintomographie      a) Bildgebung (deskriptiv, qualitativ)
   (MRT):                   b) Messung:
                               – Signalintensitäten T1- bzw. T2-gewichtetes Bild
                               – $T_1$- und $T_2$-Zeiten

4. MR-Spektroskopie:        Phosphatspektren

5. Enzymbestimmung:         Bestimmung im Serum (CK ges. und GOT)

6. Biomechanischer Bela-    Kraft-Spannungs-Test
   stungstest (Zugversuch):

7. Histologische Verfahren: a) makroskopische Beurteilung bei Autopsie
                            b) Paraffineinbettung
                               Färbungen:
                               – HE
                               – Masson Goldner / Pasini
                               – Hämatoxylin-Säurefuchsin-Tuchechtgelb
                               – Berliner Blau
                            c) Gefrierschnitte
                               Färbungen:
                               – HE
                               – Gomori
                               Enzymhistologie:
                               – ATPasen (pH: 4,2; 4,4; 9,7)
                               – Morphometrie
                               Immunhistologie:
                               – PCNA
                               – KI 67
                               – Antikollagen I, III
                               – Fibronektin

8. Transmissionselektronenmikroskopie (TEM)

9. Rasterelektronenmikroskopie (REM)
   (Oberflächen der Präparate aus 5)

10. Mikroangiographie

## 2.5
## Klinische Untersuchungen

Von ärztlicher Seite besteht die Notwendigkeit, zwischen den verschiedenen Schweregraden und Stadien einer Muskelverletzung zu unterscheiden, da das Ausmaß der Verletzung den therapeutischen Verlauf und die Prognose in Hinsicht auf die Wiederaufnahme des Trainings und des Wettkampfes, aber auch die Arbeitsfähigkeit entscheidend beeinflussen.

Als klinische Parameter können beim Menschen typische Anamnese, Schmerz (Ruhe-, Bewegungs- und Belastungsschmerz), Schwellung, Hämatomverfärbung, Funktionsverlust, Veränderungen der Oberflächenkontur (z.B. „Delle" bei Ruptur, „Pseudotumor" bei Muskelretraktion) und schließlich auch die Muskelatrophie beobachtet werden.

Zur Abschätzung der Wertigkeit dieser Parameter wurden die oben genannten klinischen Beurteilungen und Untersuchungen bei unseren Versuchstieren vorgenommen und dokumentiert.

## 2.6
## Sonographische Untersuchungsverfahren

Die sonographischen Untersuchungen wurden in Anlehnung an die grundlegenden Arbeiten von Kramps u. Lenthow (1979), Fornage et al. (1983), Graf (1987), Röhr (1987) sowie den experimentellen Ansätzen von Letho u. Alanen (1987) im Real-time-B-Bildverfahren mit elektronischen Parallelscannern von 5 und 7,5 MHz in mindestens 2 jeweils longitudinal- und quer verlaufenden Schallebenen über die Rupturstelle durchgeführt.

Die Untersuchungen wurden am Operationstag sowie am 2., 4., 6., 8., 10., 12., 14., 16., 18., 21. und 25. Tag sowie nach 4, 5, 6 und bei einigen wenigen Tieren auch nach 12 Wochen post operationem durchgeführt. Untersucht wurden jeweils alle verfügbaren Tiere der unterschiedlichen Gruppen an den jeweiligen Untersuchungstagen. Die Untersuchungen erfolgten einerseits mit einem Ultramark IV (Fa. ATL mit einem Linearschallkopf 7,5 MHz mit frei wählbarer Ausschnittsvergrößerung im Real-time- oder eingefrorenen Bild). Der zu beurteilende Anteil des Bildes (region of interest) kann in einer reproduzierbaren Größe (Vergrößerung elektronisch am Bildrand vermerkt) dargestellt und dokumentiert werden. Ferner kam ein Hochleistungs-real-time-Scannersystem CS 9500 (Fa. Picker) mit einem 7,5-MHz-Linearscan zur Anwendung. Beide Geräte arbeiten mit 64 Graustufen und erreichen eine frequenzabhängige axiale Auflösung bis ca. 0,5 mm. Das erste Gerät erreicht eine laterale Auflösung von ca. 1 mm, während der Picker CS 9500 über eine 192-Kanaltechnologie eine auf unter 0,6 mm erweiterte, laterale Auflösung erreicht.

Die Untersuchung erfolgte in Anlehnung an Letho u. Alanen (1987) in einem leichten Ätherrausch in Bauchlage. Bei manueller Fixation wurde Ultraschallgel auf das Bein aufgebracht und dieses der Untersuchung in Longitudinal- und Transversalebene unterzogen. Während für den nahfokussierten, sehr kleinen Schallkopf (Fa. ATL) in der Regel keine Vorlaufstrecke zur Anwendung kam, wurden bei der Untersuchung mit den beiden anderen Geräten jeweils 2 cm dicke Plastikvorlaufstrecken (Fa. Sonogel) zur besseren Ankopplung des Transducers und Darstellung im optimalen Fokusbereich appliziert.

## 2.6.1
### Computerassistierte Grauwertmorphometrie

Zur Erweiterung der qualitativen Beschreibung der Sonogramme wurde eine quantitative Bestimmung der Grauwerte durchgeführt. Hierzu wurde der Grauwert mit Hilfe eines Bildverarbeitungssystems IBAS II (Fa. Kontron) bestimmt. Unter Verwendung der TV-Densiometrie kann ein arealspezifischer Meßwert in einem Wert erfaßt werden.

Die Messung erfolgt in allen 4 Versuchsgruppen: A, F, L1 und L3. Gemessen wurden die sonographischen Längs- und Querschnittsbilder der fortlaufend untersuchten Tiere. Für die Gesamtfläche wie auch für die Fläche um den Durchtrennungsbereich [region of interest (ROI)] wurde ein Mittelwert der Grauwerte errechnet (arithmetisches Mittel aus Längs- und Querschnittsbild). Bei teilweise mehrfach vorliegenden Bildern wurde jeweils das Bild gewählt, welches den klar definiertesten echoarmen Bereich zeigte und dabei möglichst scharf abgebildete Knochenkonturen aufwies.

Zum Vergleich wurden die Sonographiebilder von 4 nicht behandelten Tieren herangezogen. Von diesen Tieren wurden 32 Bilder ausgewertet, um eine möglichst gute Aussage über den Streubereich der Grauwerte bei unveränderten Muskeln zu erhalten.

## 2.6.2
### Planimetrie der echoarm abgegrenzten Bereiche

Zur Bestimmung des initial vorhandenen Hämatoms sowie der Kinetik des Rückgangs und des verbleibenden echofreien Areals wurden planimetrische Messungen der echoarmen Bereiche durchgeführt.

Da in den Querschnitten eine eindeutige Abgrenzung häufig nicht erfolgen konnte, wurde jeweils die nur größte und am besten abgrenzbare Fläche im Längsschnittbild berechnet. Die Messung erfolgte mit einem Planimeter (MOP-AMO2, Fa. Kontron). Wie bei den Grauwertdiagrammen wurde hier der Flächenanteil der echoarmen Bezirke beider Beine in den Versuchsgruppen A, F, L1 und L3 von den Versuchstagen 0–84 verglichen und graphisch dargestellt.

## 2.7
### Kernspintomographie (MRT)

Die kernspintomographischen Untersuchungen wurden mit einem 1,5-Tesla-Gerät (Magnetom, Fa. Siemens) durchgeführt. Dazu wurden die Tiere in Ketanest- und Diazepamanästhesie in Bauchlage auf ein für die reproduzierbare Lagerung eigens angefertigtes Brett fixiert, das exakt in die Mitte einer Kniespule angebracht werden konnte. Dadurch war es möglich, das Tier exakt in Spulenmitte zu positionieren und eine reproduzierbare, seitenvergleichende Darstellung zu erreichen. Die verwendete Kniespule hatte einen Innendurchmesser von 19 cm, das „field of view" betrug 15 cm bei einer Matrix von 256 × 256. Daraus ergibt sich eine Auflösung von 0,59 mm. Nach Einbringen des Tieres, Zentrierung und Angleichung der Spulen wurden die Unterschenkel in koronarer und axialer Schnittführung in Schichten von 3 mm dargestellt und aufgezeichnet. Für die Aufnahmen verwendeten wir protonengewichtete Sequenzen mit einer Echozeit (TE) von 15 ms und einer Repetitionszeit (TR) von 2000 ms, T2-gewichtete Sequenzen mit TE = 65 ms und TR = 2000 ms und T1-gewichtete Sequenzen mit TE = 15 ms und TR = 500 ms.

Des weiteren bestimmten wir die $T_2$- und $T_1$-Relaxationszeiten. Der Signalintensitätsunterschied wurde in einer willkürlich festgelegten ROI im zentralen Läsionsbereich und im Randbereich sowie im Vergleich zum gesunden Muskel und einem Meßstandard (einmolare Kupfersulfatlösung und Olivenöl) gemessen.

## 2.7.1
### Kernspintomographische Kontrastmitteluntersuchungen

Zur differenzierten Beurteilung der Durchblutungssituation nach Muskeldurchtrennung und operativer Behandlung führten wir in zwei Serien (A und F) kernspintomographische Kontrastmitteluntersuchungen mit Gadolinium-DTPA (Magnevist, Fa. Schering) durch.

In intraperitonealer Allgemeinanästhesie mit Rompun wurde die erweiterte Schwanzvene mit einer 22-gg.-Venüle (Fa. Braun) punktiert und als Verweilkanüle fixiert belassen. In der Kniespule wurden die betäubten Tiere in die Hauptspule eingebracht. In koronarer Schnittführung und einer Schichtdicke von 3 mm wurden Bilder einer T1-gewichteten Sequenz erstellt (TR 150 ms, TE 15 ms). Nach einer Serie von Bildern ohne Kontrastmittelgabe spritzten wir 1,5 mg Magnevist (entspricht 0,75 mmol) und starteten die Sequenz während der Injektion. In einem danach folgenden 30minütigen Untersuchungsintervall wurde jede 3. bis 4. Minute eine neue Sequenz gestartet.

## 2.7.2
### Kernspinspektroskopie (MRS)

Zur Bewertung der obengenannten Fragestellung wurden 5 zu unterschiedlichen Zeiten operierte Ratten der Gruppe A einmalig am 1., 8., 15., 23. und 30. Tag post operationem sowie 2 Ratten der gleichen Versuchsanordnung im Längsschnitt am Operationstag, 1., 8., 15., 23. und 30. Tag post operationem untersucht. Die Datenaufnahme erfolgte in einem Biospec 2,4 Tesla (Fa. Bruker) in Seitenlage mit fixiertem Oberschenkel. Eine 14-mm-Oberflächenspule wurde über der Schnittstelle positioniert, die Anregung erfolgte mit einem halbdiabatischen Impuls. Es wurden 256 Messungen mit einer TR von 4 s akkumuliert. Zur Datenauswertung erfolgte die Prozessierung mit einem exponentiellen Filter (Linienbreite = 20 Hz). Nach Phasenkorrektur wurde ein verbleibender DC-Offset korrigiert.

Die Auswertung erfolgte über die Signalintensität und die Signalflächen, wobei die Intensitätsbestimmung mittels des „peak-picking" erfolgte. Ausgewertet wurden die chemischen Verschiebungen von anorganischem Phosphat (Pi) sowie die Intensitäten von Pi, Phosphokreatinin (PCR) und β-ATP. Die Verhältnisse von PCR zu Pi und β-ATP zu Pi wurden gebildet und außerdem nochmals auf das Rauschen des Spektrums normiert. Diese Normierung läßt Aussagen über die absolute Konzentration zu, wenn vorausgesetzt wird, daß das Rauschen in allen Spektren annähernd identisch ist.

Die pH-Wertbestimmung erfolgte nach Gadian mit pH = 6,75 + log [(d − 3,67) (5,69 − d)], wobei d der chemischen Verschiebung von Pi bezogen auf PCR = 0 entspricht.

## 2.8
## Enzymdiagnostik im Serum [Gesamtkreatininphosphokinase (CK) und Glutamatoxalazetattransaminase (GOT)]

Das Blut für die oben genannten Enzymbestimmungen im Serum wurde während der Autopsie aus der V. femoralis oder V. cava mit der Spritze entnommen und in heparinisierte Standardröhrchen überführt. Im Labor wurden nach Zentrifugieren des Blutes die Bestimmungen von CK und GOT aus dem Serum photometrisch durchgeführt.

Entsprechend den Untersuchungen von Krejci u. Koch (1987) wurden zur Beurteilung der Muskelläsion die Gesamt-CK und die GOT herangezogen. Genauere Aussagen wären mit der Analyse des Isoenzyms, der CKMM, möglich, welche in unserem Labor aber nicht routinemäßig erfolgt.

Der Normalwert für die Gesamt-CK liegt zwischen 10 und 70 U/l und für die GOT bis maximal 19 U/l beim Menschen.

## 2.9
## Biomechanische Belastungsprüfungen (Zugfestigkeitsprüfung)

Es wurden für jede Versuchsgruppe (A, F, L1 und L3) und innerhalb der Versuchsgruppen für jeden Tag, an dem Zugversuche durchgeführt wurden, 15 operierte Tiere zur Verfügung gestellt. Entsprechend konnten in den Gruppen A, L1 und L3 jeweils 120 Tiere pro Gruppe beurteilt werden, die aus 8 Untergruppen bestanden. Die Untergruppen bezeichnen die verschiedenen Untersuchungstage der biomechanischen Zugversuche (2., 5., 8., 11., 14., 21., 28. und 35. Tag). Entsprechendes galt für die Gruppe F, wobei hier 135 Tiere zur Auswertung kamen, da noch am Operationstag postoperativ ein biomechanischer Zugversuch zur Prüfung der initialen Erhöhung der Belastungsfähigkeit durch Fibrin erfolgte.

Am für den biomechanischen Zugtest festgelegten Versuchstag erfolgte nach klinischer und sonographischer Untersuchung das Töten der Tiere durch eine Überdosis von Narkosemittel. Auch ohne Gabe von Diazepam konnte eine exzitationsfreie, schonende Tötung ohne muskelrelaxierenden Effekt erreicht werden. Nach Tötung der Tiere erfolgte die Präparation.

Am Ende bestand ein Präparat aus dem freiliegenden proximalen Femuranteil mit dem in Weichteile eingelegten Kniegelenk, das nach distal nur durch den M. triceps surae mit dem Fuß verbunden verblieb. Die Gesamtdauer der Präparation betrug im Durchschnitt weniger als 15 min.

Danach wurde die maximale Zugkraft des Muskels mit einer Werkstoffprüfmaschine (TZM, Fa. Wolpert) beurteilt. Der proximale Teil des Femur wurde in das obere Dreibackenbohrfutter so fest eingespannt, bis ein dezenter Widerstand spürbar wurde. Dabei ist ein Frakturieren des Knochens durch zu starke Anspannung des Bohrfutters zu vermeiden, wie es im Vorversuch erprobt wurde. Die distale Fixierung des Präparats erfolgte über den Fuß im unteren Dreibackenbohrfutter, wobei die

Aussparung des oberen und unteren Sprunggelenks möglich war. Distal mußte ein sehr festes Fixieren des Bohrfutters erreicht werden, da ansonsten ein Herausrutschen während hoher Zugkräfte erfolgte.

Nach dem Einspannen erfolgte das simultane Starten der Prüfmaschine und des Schreibers. Die Vorschubgeschwindigkeit der Prüfmaschine betrug 200 mm/min. Die Aufzeichnung der Kraft-Dehnungs-Kurve erfolgte kontinuierlich bis zur kompletten Zerreißung der Muskulatur [mit einem XY-Schreiber (Signalprozessor 500 SP, Fa. Kontron)].

Der Papiervorschub des Schreibers betrugs jeweils 20 cm/min. Die Kraft-Dehnungs-Kurve wurde synchron mit 2 verschiedenen Empfindlichkeiten aufgezeichnet, um eine optimale Auswertung zu gewährleisten. Bei der einen Kurve entspricht 1 Skalenteil 0,5 N, bei der anderen Kurve 0,25 N.

Die Bewertung der Kurven erfolgte anhand der deskriptiven Beschreibung des Kurvenverlaufs mit Charakterisierung des Anstiegs, den Oszillationen in der Kurve bis zum Maximalpunkt und abschließendem Rückgang auf den Nullpunkt.

Ausgewertet wurden die maximalen Zugkräfte sowie die Fläche unter der Kurve. Letztere wurde planimetrisch bestimmt (Planimeter MOP-AM-O2, Fa. Kontron). Die erhaltenen Werte wurden anschließend im SPSS-Programm statistisch ausgewertet.

## 2.10 Histologie

### 2.10.1 Gewebeentnahme

Aus den Kenntnissen der morphologischen Untersuchungen des Muskelgewebes bei Muskelerkrankungen sind in der Literatur allgemeine Forderungen an die technische Durchführung der Biopsie, an die Gewebeasservierung und an die Benutzung histologischer Methoden formuliert worden (Übersicht bei Berman et al. 1985; Schubert u. Jerusalem 1986; Pongratz et al. 1990; Jerusalem u. Zierz 1991). Entsprechend wird die offene Biopsie empfohlen, die eine hinreichend schonende Gewebeentnahme nach Fixierung in Streckung, unter Vermeidung von Superkontraktionen, ermöglicht. Zur Vermeidung von Artefakten dürfen vor der Gewebeentnahme keine elektromyographischen Untersuchungen durchgeführt werden. Zur Asservierung soll nach heutigen Kriterien, neben der Fixierung in Formalin, die Untersuchung im Gefrierschnitt und einem anderen Fixativ als Formalin erfolgen, wobei sich hierfür das Glutalaldehyd und die Karnowski-Lösung bewährt haben.

Neben der obligaten Beurteilung durch die konventionelle Histologie, mit entsprechend geeigneten Färbungen, ist es möglich, enzym-histologische und histochemische Untersuchungen an den Kryostatschnitten der initial in gefrorenem Isopentan tiefgekühlten und dann bei $-80\,^\circ C$ aufbewahrten Gewebestücke durchzuführen. Weitere fakultative Untersuchungstechniken sind die:

- ultrastrukturelle Untersuchung,
- erweitertes histochemisches Methodenspektrum,
- immunhistologische Untersuchung mit spezifischen Antikörpern.

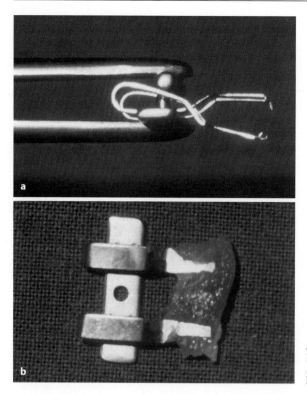

**Abb. 8a, b.** Biopsieklemme mit Haltepinzette für Entnahme „superkontraktionsfreier" Muskelbiopsien

Vor Gewebeentnahme in unseren Versuchen wurden die Ratten einer Letaldosis der Anästhesiemittel ausgesetzt. Der Zugang erfolgte durch einen 10 cm langen parallel zum Muskelverlauf gerichteten Hautschnitt über dem M. triceps surae. Nach Inzision der Faszie wurde der M. triceps surae stumpf an den Längsseiten in einer Länge von ca. 4 cm gelöst. Eine Biopsieklemme[1] (Abb. 8) wurde so auf den Muskel aufgesetzt, daß die ehemalige Querinzision in der Mitte zwischen den beiden Klemmen zu liegen kam. Bei gutem Sitz der Klemmenbacken erfolgte die scharfe Ablösung proximal und distal der Branchen, in der das Biopsat fest geklemmt verblieb, so daß Artefaktbildungen infolge Superkontraktionen nach Muskelentnahme vermieden werden konnten. Im weiteren wurde das Muskelstück nach der Entnahme längshalbiert. Eine Hälfte wurde für die Histologie und Immunhistologie verwendet. Der zweite Teil wurde nochmals proximal und distal der ehemaligen Durchtrennungsbereiche geteilt, um diese für die morphometrischen Untersuchungen und den zentralen Anteil für ultrastrukturelle Untersuchungen zu nutzen (Abb. 9).

---

1 Von Prof. Dr. Gosztonyi, Abteilung für Neuropathologie, Klinikum Benjamin Franklin, entwickelt und zur Verfügung gestellt.

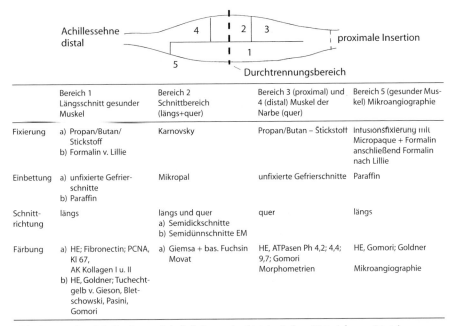

| | Bereich 1<br>Längsschnitt gesunder<br>Muskel | Bereich 2<br>Schnittbereich<br>(längs+quer) | Bereich 3 (proximal) und<br>4 (distal) Muskel der<br>Narbe (quer) | Bereich 5 (gesunder Mus-<br>kel) Mikroangiographie |
|---|---|---|---|---|
| Fixierung | a) Propan/Butan/<br>Stickstoff<br>b) Formalin v. Lillie | Karnovsky | Propan/Butan – Stickstoff | Infusionsfixierung mit<br>Micropaque + Formalin<br>anschließend Formalin<br>nach Lillie |
| Einbettung | a) unfixierte Gefrier-<br>schnitte<br>b) Paraffin | Mikropal | unfixierte Gefrierschnitte | Paraffin |
| Schnitt-<br>richtung | längs | längs und quer<br>a) Semidickschnitte<br>b) Semidünnschnitte EM | quer | längs |
| Färbung | a) HE; Fibronectin; PCNA,<br>KI 67,<br>AK Kollagen I u. II<br>b) HE, Goldner; Tuchecht-<br>gelb v. Gieson, Blet-<br>schowski, Pasini,<br>Gomori | a) Giemsa + bas. Fuchsin<br>Movat | HE, ATPasen Ph 4,2; 4,4;<br>9,7; Gomori<br>Morphometrien | HE, Gomori; Goldner<br><br>Mikroangiographie |

**Abb. 9.** Entnahmelokalisation und Aufarbeitung des histologischen Materials von M. triceps surea beidseits

## 2.10.2
## Paraffinhistologie

Die weithin gebräuchlichste morphologische Methode der Beurteilung der Muskel-gewebe ist die mikroskopische nach Gewebeschnitt aus der Paraffineinbettung und entsprechender Färbung.

Färbungen erfolgten mit der Routinemethode mit Haemalaun-Eosin nach Mayer (Romeis 1989). Von besonderem Interesse ist die Darstellung der Bindegewebeneu-bildung im Sinne der Narbenreaktion als Konkurrenz zur spezifischen Muskelrege-neration. Geeignet sind dafür: die Färbung in der Methode nach Masson u. Goldner [Ergebnis: Kerne: blau; Bindegewebe und Muskel: rot (Romeis 1989)] und die Gegen-färbungen nach Pasini [Ergebnis: kollagenes Bindegewebe: blau, Zytoplasma: hell-braun; Kerne, Epithelfasern und Kreatinin: gelbrot (Romeis 1989)] sowie mit Häma-toxylin-Säurefuchsin-Tuchechtgelb nach Wallert u. Honette [Ergebnis: Bindegewebe gelb, Muskel rot (Romeis 1989)]. Zur histologischen Überprüfung der bei der Häma-tomdegradation – im MRT sichtbaren Eisenniederschläge wurde die entsprechende Färbung mit der Berliner Blaureaktion (Romeis 1989) durchgeführt. Die Kombina-tion dieser Färbungen erlaubte eine weitgehende Darstellung der bei der De- und Regeneration ablaufenden Vorgänge.

## 2.10.3
### Gefrierschnitthistologie

Für die Beurteilung histologischer Färbungen und histochemischer Reaktionen der Gefrierschnitte muß die Orientierung über den Muskelfaserverlauf unbedingt erhalten bleiben. Die proximal und distal der Schnittstelle gelegenen Abschnitte wurden mit einer Spur Thymol bei 4 ° C auf einem Korkplättchen aufgebracht, so daß exakte Muskelfaserquerschnitte erzielt werden können (s. Abb. 9) (Jerusalem u. Zierz 1991). Das Gefrieren wurde mit Isopentan vorgenommen, das zur Kühlung in ein mit flüssigem Stickstoff gefülltes Dewargefäß gestellt wird. Das Korkplättchen mit dem von Tragacanth umgebenen Muskelgewebe wurde mit einer langstieligen Pinzette unter leichtem Hin- und Herrühren für einige Sekunden in das Isopentan getaucht (Dubowitz u. Brooke 1973, zit. nach Schröder 1982). Eine zu kurze Einfrierperiode hinterläßt Artefakte im Muskel, eine zu lange Periode führt zum Platzen des Blockes. In einem Behälter mit flüssigem Stickstoff kann das Präparat für mehrere Jahre ohne wesentlichen erkennbaren Verlust der histochemischen Aktivität aufbewahrt werden.

Die verschiedenen Muskelfasertypen lassen sich durch die myofibrilläre ATPase-Reaktion darstellen (Padykula u. Herman 1955). Die Muskelgewebeschnitte wurden mit ATP und Kalzium bei einem pH von 9,4 und 4,3 inkubiert. Durch eine feine Abstufung der pH-Werte (9,7; 4,4; 4,2) lassen sich weitere Subtypen von Muskelfasern differenzieren (Heene 1972) (s. auch Tabelle 3).

Zur allgemeinen histologischen Beurteilung der Querschnitte wurden Übersichtsfärbungen der Gefrierschnitte mit H.E. und die Gomori-Trichrom-Färbung nach Engel u. Cunningham (1963) eingesetzt, um Bindegewebe (hellgrün), Muskeln (dunkelgrün) und Nerven (rotbraun) auch in diesen Gewebeabschnitten differenzieren zu können.

## 2.10.4
### Computerassistierte Morphometrie

Die Muskelfasermorphometrie ermöglicht eine Erweiterung der Aussage in bezug auf die quantitative Darstellung der einzelnen Fasertypen (I, IIc, IIa, IIb) und den Faserdurchmesser. Nicht zuletzt können auch geringgradige Verkleinerungen der Faserdurchmesser im Rahmen der Atrophie im Vergleich proximal zu distal, rechts gegen links und in der Zeitabfolge beobachtet werden. Nach Angaben von Brucher et al. (1986) kam zur morphometrischen Analyse das semiautomatische computergesteuerte Meßsystem (Fa. Kontron) zur Anwendung.

Ausgezählt wird jeweils ein Rechteck, das auf dem unvergrößerten Objekt eine Fläche von 152000 $\mu m^2$ einnimmt. Um für die Statistik vergleichbare Daten zu gewinnen, müssen mindestens 200 Fasern pro Querschnitt markiert ausgezählt werden. Die Meßergebnisse werden in Form eines Balkendiagramms dargestellt und durch den Drucker der Typ P 7 (Fa. NEC) ausgedruckt.

Bei der Messung der Faserkaliber kann es zu Fehlbeurteilungen kommen, weil die Fasern nicht kreisförmig sind, sondern unregelmäßige rundliche oder polygonal begrenzte Flächen aufweisen. Befriedigende Werte ergeben sich aus der Messung der senkrecht zu den jeweils größten Durchmessern stehenden längsten Strecken. Die Durchmesser wurden an etwa 200 Muskelfasern pro Biopsie gesondert für die Typ-I-

Fasern und Typ-II-Fasern nach Anwendung der myofibrillären ATPase-Reaktion bei pH 9,4 gemessen. Für beide Faserpopulationen wurden der Mittelwert und die Standardabweichungen sowie der Variationskoeffizient errechnet. Ferner wurde die Anzahl der Typ-I- und Typ-II-Fasern in Prozenten der Gesamtfaserzahl (N I + N II) angegeben. Der Variationskoeffizient wird wie folgt berechnet: Standardabweichung × 1000, dividiert durch den mittleren Faserdurchmesser. Referenzwerte vom unbehandelten Muskel wurden nicht untersucht, da aus der Literatur (Kugelberg 1973; Kelly et al. 1986) Referenzwerte vorlagen, die im wesentlichen den entsprechenden Verhältnissen beim Menschen ähneln. Die weitere Auswertung erfolgte durch einen Vergleich der Faserdurchmesser von proximal zu distal für die beiden differenten Faserhauptgruppen I und II sowie ein Vergleich der Anteile dieser Gruppen in Prozenten proximal und distal. Da nur in einem verschwindend geringen Teil Untergruppierungen im Sinne von IIb- und IIc-Fasern zu finden waren, wurde auf die weitergehende Differenzierung verzichtet, auch um die statistische Auswertung zu erleichtern. In einer weiteren Analyse erfolgte dann der intraindividuelle Seitenvergleich durch einen Vergleich der Differenz von proximal und distal beider Seiten sowie der Differenz zwischen beiden Werten. Als Ergebnis sollte das Maß der Faserverminderung im Sinne der Atrophie bzw. der vermehrten Neubildung entsprechend den Anteilen der einzelnen Fasertypen zur Darstellung kommen.

## 2.10.5
## Immunhistologie

Die Immunfluoreszenztechnik verbindet die spezifische Immunreaktion mit einer empfindlichen Nachweismethode, der Fluoreszenzmikroskopie. Gegenüber den anderen Markierungsverfahren ist dabei die einfache und schnelle Durchführung des Tests und die Lokalisation der Immunreaktion im Zell- und Gewebebereich vorteilhaft. Ein Partner der Immunreaktion, wobei es sich in der Regel um den Antikörper handelt, wird kovalent mit einem Fluoreszenzfarbstoff verbunden (markiert/konjugiert). Der Ort der Immunreaktion und damit des Antigens wird durch Anregung des Fluorochroms zur Fluoreszenzstrahlung sichtbar gemacht (Coons et al. 1941). Dieser Methode liegen vier wesentliche Schritte zugrunde:
- Herstellung, Charakterisierung und Markierung der Antiseren,
- Gewinnung des antigenen Substrats,
- Durchführung des Tests, d. h. Fluoreszenzfärbung,
- fluoreszenzmikroskopische Auswertung.

Zur Darstellung der Proliferation von Muskelvorläuferzellen sowie der konkurrierenden Bindegewebeneubildung im Rahmen der Narbenbildung kamen folgende Antikörper zur Anwendung:
- Monoklonaler Antikörper (Ki-67-Maus Fa. dianova) gegen proliferierende Zellen. Ki 67 reagiert mit einem Kernantigen, das sich bei proliferierenden Zellen in allen Phasen des aktiven Zellzyklus zeigt (G1-, S-, G2- und M-Phase) (Gerdes et al. 1984). Immunglobulinklasse: Maus IgG 1, Arbeitsverdünnung: 1:40.
- Monoclonal Mouse IGC, 0,1% Säure, 0,2% Gelatine, „proliferation cell nuclear antibody" (PCNA) (Ab-1, Fa. dianova), Arbeitsverdünnung 1:5.
- Fluorescein-konjugierte Kaninchen-Immunglobuline gegen Maus-Immunglobuline (Fa. Dakopatts), Arbeitsverdünnung 1:20.

- Kollagen-I-Antikörper (Embryonalpharmakologisches Institut der FU Berlin, Prof. Dr. Merker).
- Fibronectin-Antikörper (Embryonalpharmakologisches Institut der FU Berlin, Prof. Dr. Merker).
- Kollagen-III-Antikörper (Fa. Heyl).

Bei den Tests sind durch mitgeführte Kontrollen eventuelle Fehler festzustellen und die Reaktionsfähigkeit des Testsystems ist nachzuweisen. Bei jedem Versuch müssen folgende Kontrollen mitgeführt werden:

- Inkubation des Schnittes mit Puffer oder Normalserum des Tieres, in dem der Antikörper erzeugt wurde (bei gleicher Verdünnung).
- Ersatz des markierten Antiserums durch Puffer nach vorheriger Inkubation mit dem unmarkierten substratspezifischen Immunglobulin. In beiden Fällen darf keine Immunfluoreszenz erscheinen. Nur könnte die Eigenfluoreszenz des Gewebes hier stärker zur Geltung kommen.

Das untersuchte Objekt wurde jeweils mit einer Negativkontrolle verglichen. Wenn diese an den entsprechenden Objektstrukturen keine subjektiv erkennbare (unerwünschte) Fluoreszenzintensität zeigte, galt die Markierung als gelungen.

## 2.10.6
### Transmissionselektronenmikroskopie (TEM)

Zur Beurteilung ultrastruktureller Merkmale der Regeneration und Narbenbildung bei der Muskelheilung wurden transmissionselektronenmikroskopische Untersuchungen vorgenommen (Übersichten: Allbrook 1981; Hoppeler 1986; Pongratz et al. 1990; Jerusalem u. Ziertz 1991).

## 2.10.7
### Rasterelektronenmikroskopie (REM)

Mit der REM können in einer hohen Vergrößerung Gewebeoberflächen dreidimensional zur Darstellung gebracht werden. Da bei unseren Zugversuchen an den unterschiedlichen Versuchstagen makroskopisch unterschiedliche Oberflächenstrukturen auffällig waren, sollte durch die weitergehende Untersuchung in der REM eine spezifische Darstellung der an den Oberflächenstrukturen beteiligten Gewebe erfolgen (Methode nach Grasenick et al. 1972). Dadurch sollte eine Beziehung der biomechanischen zu den histologischen Verfahren hergestellt werden.

## 2.10.8
### Mikroangiographische Gefäßdarstellung

Die aus den Versuchen verbliebenen Tiere wurden nach einer durchschnittlichen Versuchsdauer von 84 Tagen mikroangiographisch ausgewertet. Dazu wurden sie in oben beschriebener peritonealer Narkose bei vollständiger Anästhesie in Rückenlage auf dem Operationstisch infundiert in Modifikation der Methode von Järvinen (1976). Zum Abschluß der Perfusion zeigte sich dann jeweils eine deutliche blaue Anfärbung der unteren Extremitäten. Nach Ende der Infusion erfolgte die radiographische Kontrolle des gefüllten Gefäßbaumes mit einem Standardröntgengerät. Anschließend führten wir die vollständige Exstirpation des M. triceps surae beidseits und die Fixierung, Einbettung und die Erstellung von 30 µm dicken Schnitten durch. Alternativ entnommene Schnitte von 6–8 µm Dicke wurden nach He u. Masson-Goldner gefärbt. Die

histologisch gefärbten Schnitte sowie mikroangiographische Filme können im Durch-
lichtmikroskop zusammen begutachtet und nach semiquantitativen Gesichtspunkten
ausgewertet werden (Anzahl der Kapillaren 0 bis +++). Des weiteren konnten im histologischen Bild der Anteil der bindegewebigen Narben sowie der Anteil und die ortho-
grade Ausrichtung der neuen Muskelfasern semiquantitativ bewertet werden.

## 2.11
## Statistische Methoden und Datenverarbeitung

Zur Beurteilung der Wertigkeit von Muskelnähten und Klebung variierte interindivi-
duell und intraindividuell die Art der durchgeführten operativen Versorgung nach
Querdurchtrennung des M. triceps surae (s. Übersicht Abb. 7). Zur quantitativen
Bewertung erfolgte eine Messung:

- der Ellipsenflächen der Beine,
- der Grauwerte und echoarmen Flächen aus den Sonographiebildern,
- der Signalintensitäten der T1- und T2-Zeiten der Kernspintomographie,
- der Muskelenzyme,
- der maximalen mechanischen Zugfestigkeit,
- der Flächen der Kraft-Dehnungs-Kurven und
- der Typ-I-/II-Fasern der prozentualen Anteile in der Muskelfasermorphometrie

in Gruppen an den im Versuch festgelegten Tagen. Zur Auswertung wurden diese
Daten sowie die der Seitenvergleiche zur statistischen Berechnung nach Erstellung
einer entsprechenden Maske in ein PC-geführtes SPSS-Programm (SPSS/PC + Ver-
sion 3.0) eingegeben (Ühlinger 1988), um folgende statistische Daten zu erhalten:
Median, Mittelwerte, Standardabweichungen, Stichprobenvarianz, Minimum/Maxi-
mum, Standardfehler, Bereich (Range), Summe, 5/25/75/95 Perzentile.

Durch den direkten intraindividuellen Seitenvergleich in unserem Versuchsprogramm besteht eine weitgehend abhängige Beziehung mit einer hohen statistischen
Relevanz. Diese ist höher anzusetzen als der Gruppenvergleich einzelner Parameter,
da im ersten Falle individuelle Parameter nicht oder kaum variieren. Geprüft wurden
die Seitendifferenzen sowie die Differenzen im zeitlichen Verlauf.

Die Berechnungen der statistischen Signifikanzen erfolgten durch den Wilcoxon-
Test (Wilcoxon 1947; wiss. Tab. Geigy 1960) für Paarvergleiche und -differenzen, da in
unseren Versuchen keine linearen Beziehungen oder eine Normalverteilung unserer
Werte anzunehmen waren (Eberhard 1977; Sachs 1978). Im One-way-Test aus der Stu-
dent-Newman-Keuls procedure konnten die statistisch signifikanten Bereiche direkt
zugeordnet werden. Ein hochsignifikantes Ergebnis im Paarvergleich wurde bei
einem $p < 0{,}01$ angenommen, eine Signifikanz lag bei $0{,}01 < p < 0{,}05$ vor, während
eine Tendenz bei einem $p{:}0{,}05 < p < 0{,}10$ abzulesen war.

Um die in einer Verlaufsbetrachtung häufigeren Zufallswerte auszuschließen,
wurde eine P-Adjustierung nach Holm-Bonferroni (Hopfenmüller pers. Mitteilung)
vorgenommen ($p < p/n$ bei $p < 0{,}05$ signifikantes Ergebnis). Für die klinischen und
histologischen Daten wurde eine Korrelation der Werte mit dem $\chi^2$-Test, Vierfelder-
test und dem gepaarten Wilcoxon-Test durchgeführt. Für die Gruppenvergleiche
(intraindividuelle Paarvergleiche) zur Bestimmung der Auswirkungen der Sekundärversorgungen kam der Mann-Whitney-Test zur Anwendung.

# 3 Ergebnisse

## 3.1
## Ergebnisse der klinischen Untersuchungen

Hinsichtlich der klinischen Kriterien Schwellung, Hämatombildung, Atrophie, Veränderung der Oberflächenkontur und der aktiven Plantarflexion konnte eine deutliche Seitendifferenz nur in der Gruppe A gefunden werden (Abb. 10). In allen anderen Gruppen waren hinsichtlich dieser Parameter nur in einzelnen Bereichen signifikante Differenzen zu erheben. Auffällig war die längere Persistenz des Hämatoms beidseits in den Gruppen L1 und L3 in der ersten Woche. Die anhand der Flächen berechnete Atrophie war signifikant different in der Gruppe A zu finden, während keine wesentlichen Unterschiede in der Gruppe F bestanden. In der Gruppe L1 und zunehmend in Gruppe L3 bestanden einzelne signifikante Differenzen hinsichtlich der Mittelwerte untereinander in der zeitlichen Abfolge, so daß hier, an klinischen Kriterien reproduzierbar, nur einzelne auffällige Befunde zu dokumentieren waren.

Während sich die nichtadaptierte Muskeldurchtrennung in situ klinisch deutlich von einer operativen Nahtversorgung unterschied, waren hinsichtlich der verschiedenen anderen Verfahren (Naht und Fibrinklebung / ausschließlich Naht) keine deutlichen Differenzen zu finden. Lediglich die äußerlich sichtbare Hämatombildung am Unterschenkel war bei den sekundär versorgten Tieren im Verlauf länger und ausgeprägter.

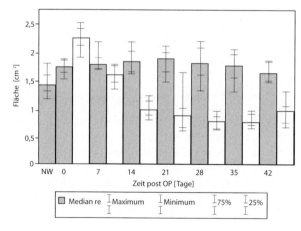

**Abb. 10.** Klinischer Flächenvergleich rechtes / linkes Bein A-Serie

Bis zum 35. Tag bestand noch eine hochsignifikante ($p < 0{,}01$) und bis zum 42. Tag eine signifikante Seitendifferenz einer verminderten Querschnittsfläche der Unterschenkelmuskulatur bei den nach 3 Tagen sekundär operierten Tieren.

## 3.2
## Ergebnisse der sonographischen Untersuchungen

### 3.2.1
### Sonographische und grauwertmorphometrische Befunde

Der sonographische Normalbefund vor der Operation unserer Tiere zeigte eine weitgehend gleichmäßige Strukturierung der Muskeln. Diese wurden durch gering echodichtere Faszienanteile zum kaum vorhandenen Unterhautfettgewebe abgegrenzt. Von ventral nach dorsal war das Schallfeld im Längsschnitt durch die scharfe reflexogene Darstellung am Rand der Tibia mit retrograder Schallauslöschung aufgehoben. Im Inneren des Muskels waren je nach Kippung des Transducers teilweise sehr starke reflexogene, längsgerichtete Strukturen im Sinne des endo- und perimysealen Binde-

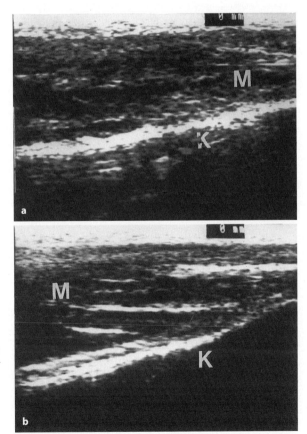

**Abb. 11a–d** Real-time-B-Bild. Sonographie (7,5-MHz-Schallsonde) des M. triceps surae der Ratte. Spannbreite der sonographischen Darstellung des Normalbefunds im Längsschnitt – mit Vorlaufstrecke (**c**) und Querschnittsbild (**d**). (*K* Knochen, *M* Muskel, *R* Randartefakt mit Schallverstärkung)

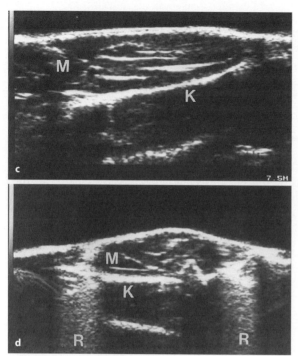

**Abb. 11c, d**

gewebes nachzuweisen („fibroadipöse Septen", Fornage 1989). Diese sind in der Regel von ähnlicher Struktur wie die ebenfalls echodichte Faszienabgrenzung zwischen dem M. soleus und M. gastrocnemius (Abb. 11).

**Querschnitt.** Über den flächigen, echogenen Randbereichen der Tibia, der Membrana interossea und der Fibula stellte sich, je nach Kippwinkel des Schallkopfes, die echogene oder echoarme Muskelstruktur dar, die im Querschnitt von punktförmigen echodichten Bereichen im Sinne der oben genannten Septierungen unterbrochen wurden (Abb. 11d). Im Heilungsverlauf sind die Befunde der sonographischen Untersuchungen hinsichtlich der stadienhaften Abfolge mit den sonographischen Verläufen am Menschen vergleichbar (Mellerowicz 1986–1991; Pfister 1987, 1989; Holst u. Thomas 1988):

- Akutes Stadium (bis 1. Tag): Schwellung des Muskels mit Verbreiterung. Diffuse echoärmere Darstellung als im Normalbefund, ggf. Unterbrechung der fibroadipösen Echostruktur mit echoarmen Bereichen und dorsale Schallverstärkung (Abb. 12).
- Perakutes Stadium (1. bis 5. Tag): Zunehmend geringe Verbreiterung des Muskels. Echoärmere Darstellung. Jetzt in der Regel deutliche abgegrenzte echoarme Zone (quantitative Berechnung möglich) mit retrograder Schallverstärkung und Unterbrechung der echoärmeren, fibroadipösen Septenstruktur. Bei der dynamischen Untersuchung können durch Druck mit dem Schallkopf zunehmend frei flottierende Fibrinanteile sowie Muskelfasern zur Darstellung gebracht werden (Abb. 13).

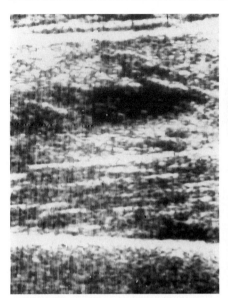

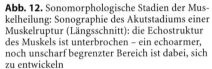

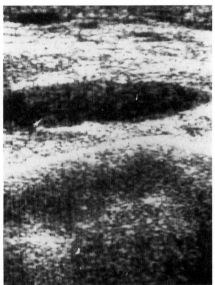

**Abb. 12.** Sonomorphologische Stadien der Muskelheilung: Sonographie des Akutstadiums einer Muskelruptur (Längsschnitt): die Echostruktur des Muskels ist unterbrochen – ein echoarmer, noch unscharf begrenzter Bereich ist dabei, sich zu entwickeln

**Abb. 13.** Sonographie (Längsschnitt) der perakuten Phase nach Muskelruptur (2 Tage nach Trauma): echoarmer, scharf abgegrenzter Bereich mit retrograder Schallverstärkung

– Resorptionsstadium (ca. 1–3 Wochen): Die Verbreitung des Muskels geht zurück, die retrograde Schallverstärkung nimmt im gleichen Maße ab, wie Binnenechos im echoarm abgegrenzten Bereich zunehmen. Die Randbereiche sind nicht mehr scharf abgegrenzt zu differenzieren. Gleichzeitig tritt eine Verkleinerung des echoarmen Bereichs ein (Abb. 14 u. 15).

– Narbenstadium (ab 3. Woche): Bei nur noch geringer oder nicht mehr nachweisbarer echoarmer Zone kommt es zur zunehmenden Echoverdichtung über den Vergleichswert der im gesunden Bereich liegenden reflexogenen Bindegewebesepten hinaus. Gegebenenfalls Querschnittsverminderung, ggf. umschriebene Echoverdichtung bei umschriebener Narbe. Schräg verlaufende und entsprechend schräg vom Schallstrahl getroffene Muskelfasern erscheinen durch Ablenkung des Schallstrahls echoarm. Bei retrograder Schallauslöschung liegt entweder eine sehr dichte Ansammlung kollagener Fasern oder eine Myositis ossificans vor (Abb. 16).

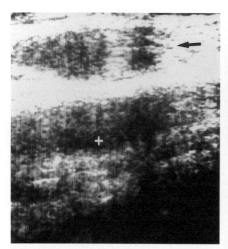

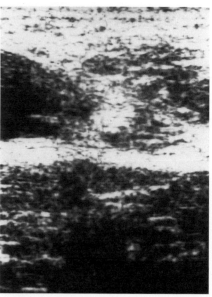

**Abb. 14.** Sonographie (Längsschnitt) der Heilungsphase nach Muskelruptur: die echoarme Zone ist zunehmend unscharf begrenzt; vermehrt Binnenechos

**Abb. 15.** Sonographie (Längsschnitt) des Endstadiums (mit Narbenbildung) einer Muskelruptur: neben Anteilen normaler Echostruktur finden sich umschriebene Bereiche einer Echoverdichtung (Narbe) und echoarme Zonen (schräg verlaufende Muskelfasern)

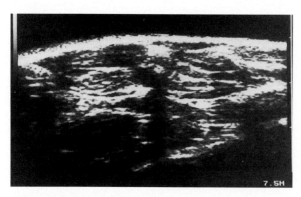

**Abb. 16.** Echodichter Bereich mit retrograder Schallauslöschung bei umschriebener Narbenbildung und Verkalkung wie bei Myositis ossificans (Serie L3 links 42. Tag postoperativ)

Sonographisch ergaben sich deutliche Differenzen der Befunde der unterschiedlichen Gruppen in den ersten Tagen bis zu 1 Woche. Dem Versuchsaufbau entsprechend waren die Unterschiede am ausgeprägtesten in der A-Serie zu finden (Abb. 17–19) und weniger differenziert in den anderen Gruppen. Die Annäherung an den Mittelwert der unbehandelten Muskeln verlief in der L3-Serie mit 12 Tagen am langsamsten (Abb. 20 u. 21), was als Auswirkung der späten Versorgung und der erhöhten Spannung im Adaptationsbereich betrachtet werden kann. Bei allen genähten Defek-

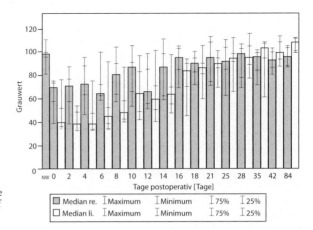

**Abb. 17.** Vergleich der sonographischen Grauwerte A-Serie rechtes/linkes Bein („region of interest")

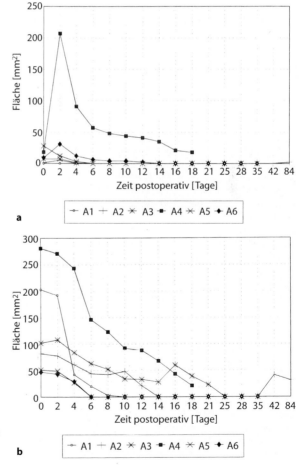

**Abb. 18a, b.** Regression der Flächen der sonographisch echoarmen Bereiche von 6 repräsentativen Unterschenkelsonographien. **a** A-Serie, rechts (Längsschnitt), **b** A-Serie, links (Längsschnitt)

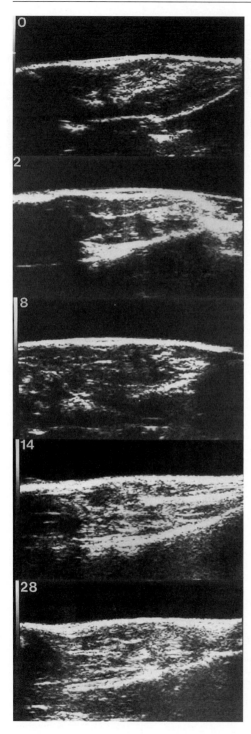

**Abb. 19a, b.** Real-time-B-Bild Sonographie.
7,5-MHz-Transducer mit Proxon-Vorlauf-
strecke im Längsschnitt am M. triceps
surae der Ratte: **a** 0, 2, 8, 14, 28 Tage nach
2 U-Nähten, zirkulärer Naht und Fibrinklebung (Serie A rechts)

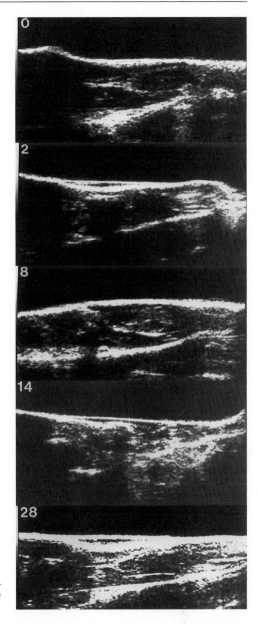

**Abb. 19 b.** 0, 2, 8, 14, 28 Tage nach Muskelquerdurchtrennung (Serie A links) (genaue
Beschreibung s. Text)

ten konnte eine weitgehende Wiederherstellung der normalen Echostruktur erreicht
werden, wobei jeweils einzelne hyperechogene Reflexe (Narbenäquivalent) verblieben. Diese waren in der L3-Serie am ausgeprägtesten zu finden (Abb. 21). Gleichmäßig verlief bei allen Gruppen die Verbreiterung des Querschnitts bis zum 6. Tag, die
nur auf der nicht genähten Seite der Gruppe A leicht verlängert war, um dann in die-

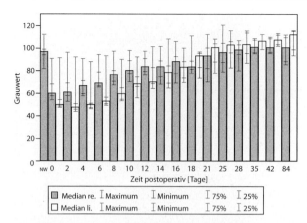

**Abb. 20.** Vergleich der sonographischen Grauwerte L3-Serie rechtes/linkes Bein („region of interest")

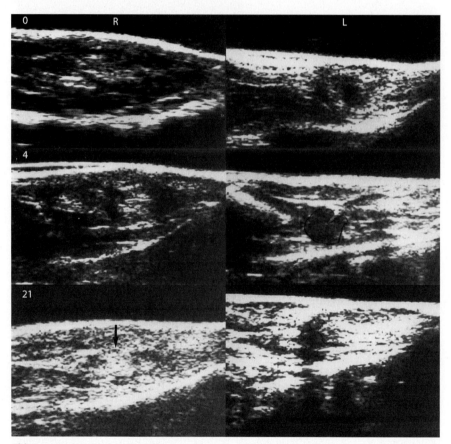

**Abb. 21.** Sonographischer Verlauf (Längsschnitt) 0, 4, 21 Tage postoperativ. Serie L3 im Vergleich: größere und persistierende echoarme Zone links bei Zunahme der Echogenität v. a. im Läsionsbereich rechts (→)

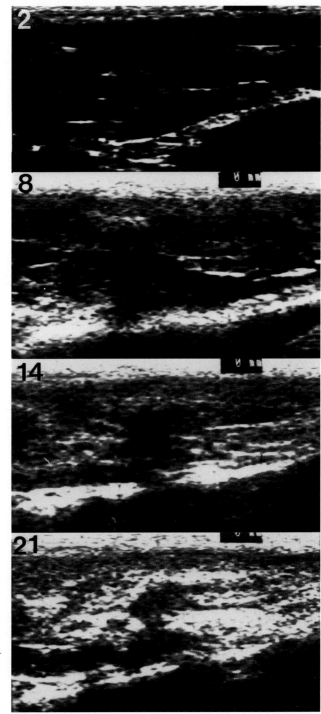

**Abb. 22a, b.** Sonographischer Verlauf (Längsschnitt) nach 2, 8, 14, 21 Tagen postoperativ. **a** Gruppe F links: nach massiver Einblutung mit weitgehend echoarmer Darstellung zunehmende Hämatomresorption mit Verkleinerung der echoarmen Zone und Zunahme der Echogenität im Sinne einer Fibrosierung (Durchtrennungs- und Nahtbereich) (Gerät: ATL MK IV)

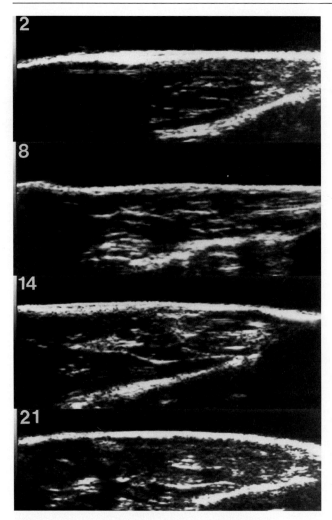

**Abb. 22b.** Sonographischer Verlauf (Längsschnitt mit Vorlaufstrecke) 2, 8, 14, 21 Tage postoperativ. Gruppe F rechts: Im Verlauf geringgradige Ausbildung eines echoarmen Bereichs und Verdichtung bei Narbenbildung (Durchtrennungs- und Nahtbereich) (Gerät: Pikker 8000)

ser Gruppe in eine Verringerung des Querschnitts im Sinne einer Atrophie überzugehen (Abb. 19). Diese war von einer Einsenkung der Oberfläche im Durchtrennungsbereich begleitet. Sonographisch bestand eine echogene Änderung der Oberflächenkonfiguration der Faszie mit Einsenkung, wie es auch später klinisch und autoptisch bestätigt werden konnte (Abb. 19). Auffällige Vermehrungen der Echogenität und eine Verbreiterung der Faszie waren v. a. in späteren Verläufen bei der Gruppe L3 anzutreffen (Abb. 21).

Aus den Werten der Grauwertmorphometrie sowie der Berechnung der echofreien Zonen ergab sich hinsichtlich unserer Fragestellung bezüglich des Wertes der operativen Versorgung eine hochsignifikante Differenz zwischen einer Wiederherstellung der normalen Echostrukturen nach Muskelnaht und Fibrinklebung gegenüber der

unversorgten Durchtrennung (Abb. 17 u. 18). Mit den Untersuchungen nach Muskelnaht mit und ohne Fibrinklebung konnten Differenzen hinsichtlich der sonographischen Kriterien und der planimetrisch gemessenen Größe eines Hämatoms bis zum
6. Tag post operationem nachgewiesen werden (Abb. 22). Anhand der Grauwertmorphometrie konnten diese Ergebnisse in einigen größeren Ausprägungen bestätigt
werden (Abb. 23). Vor allem beim Gesamtgrauwert des Muskels bestanden über den
gesamten Versuchsverlauf signifikante Seitendifferenzen im Sinne einer Verminderung der Hämatomausbreitung, die als Fibrinwirkung anzusehen ist.

Bei der sekundär versorgten Gruppe L1 (Abb. 24) fanden sich in der Regel 1 Tag
nach der Durchtrennung kleinere Differenzen, während die 3 Tage nach der operativen Durchtrennung versorgten Seiten durchweg deutlich signifikant seitendifferente
Ergebnisse aufwiesen (Gesamtgrauwert bis zum 8. Tag signifikant, ROI bis zum 12.
Tag post operationem hochsignifikant different). Der Effekt einer unterschiedlichen
Nahtversorgung scheint damit auch vom Zeitpunkt der operativen Versorgung abzu-
hängen.

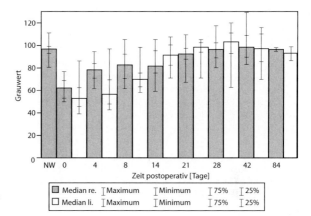

**Abb. 23.** Vergleich der sonographischen Grauwerte F-Serie
rechtes/linkes Bein („gesamt")

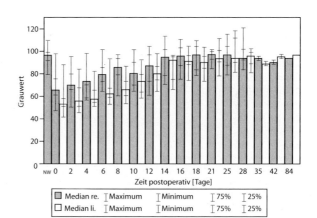

**Abb. 24.** Vergleich der sonographischen Grauwerte L1-
Serie rechtes/linkes Bein
(„region of interest")

Beim statistischen Vergleich der rechten Seite der A-Serie mit den entsprechenden Seiten der L1- und L3-Serien (Abb. 25) im Mann-Whitney-Test fanden sich signifikante Differenzen zuungunsten der sekundär versorgten Tiere der Gruppe L1 und L3 (Versorgung 1 bzw. 3 Tag(e) nach Durchtrennung). Hochsignifikante Differenzen der L1-Serie bestanden nach 14 Tagen und für die ROI nach 6, 12 und 18 Tagen. Bei der L3-Serie waren hochsignifikant differente Ergebnisse bei der Grauwertbestimmung der Gesamtfläche am 21. und 28. und für die ROI am 6., 12. und 16. Tag post operationem vorhanden. Im Mann-Whitney-Test konnte in der 2. Woche post operationem eine deutliche Differenz zuungunsten der sekundär versorgten Tiere hinsichtlich einer höheren Echogenität gefunden werden. Dies deutet seitendifferent auf die Auswirkung der Hämatomausräumung hin, da sich in den späteren Befunden die sonographischen Bilder eher wieder anglichen. Bei aber insgesamt erhöhter Echogenität von seiten der sonographischen Befunde scheint eine verspätete Sekundärversorgung 3 Tage nach der Verletzung die Ausbildung einer Fibrose im Sinne einer verstärkten Narbenbildung zu fördern.[2]

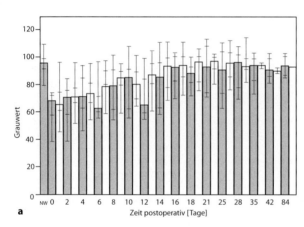

**Abb. 25a, b.** Quervergleich der sonographischen Grauwerte. **a** Rechtes Bein, A-Serie/L1-Serie. **b** Rechtes Bein A-Serie/L3-Serie (ROI)

## 3.2.2
## Ergebnisse der Sonographie in vitro

Durch die Echosonographie in vitro im Wasserbad ließ sich eine verbesserte, deutlicher zu differenzierende Abbildung erreichen, da störende Begleitechos anderer Strukturen wegfallen. Insgesamt zeigte sich eine Bestätigung der Befunde in vivo.

---

2 A-Serie = chirurgische Versorgung nach Querdurchtrennung des M. triceps surae: rechts: 2 U-Nähte, Fibrinkleber, fortlaufende, zirkuläre Naht (oberflächlich); links: unversorgt belassene Querdurchtrennung.
F-Serie = chirurgische Versorgung nach Querdurchtrennung des M. triceps surae: rechts: 2 U-Nähte, Fibrinkleber; links: 2 U-Nähte.
L1-Serie = chirurgische Versorgung 1 Tag nach Querdurchtrennung des M. triceps surae: rechts: 2 U-Nähte, Fibrinkleber, fortlaufende, zirkuläre Naht (oberflächlich); links: 2 U-Nähte.
L3-Serie = chirurgische Versorgung 3 Tage nach Querdurchtrennung des M. triceps surae: rechts 2 U-Nähte und Fibrinkleber, fortlaufende, zirkuläre Naht (oberflächlich); links: 2 U-Nähte.

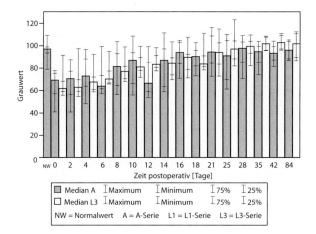

**Abb. 25 b**

Der sonographisch zu beobachtende Verlauf einer Nahtversorgung nach Muskeldurchtrennung ergab frühzeitig sonographisch eine durch einzelne echoarme Bereiche unterbrochene Adaptation der Muskelanteile mit unauffälliger Oberflächenkontur (Abb. 26a). Im Verlauf veränderten sich die initial echoarmen Bereiche im Sinne von Hämatomen dann zu normalen bis leicht echodichteren Strukturmerkmalen, gegebenenfalls kombiniert mit einzelnen kleineren echoarmen Strukturen. Entsprechend ist hier nach einem Zeitraum von 3 Wochen nach sonomorphologischen Kriterien eine Heilung anzunehmen. Die nicht operativ versorgte Muskeldurchtrennung

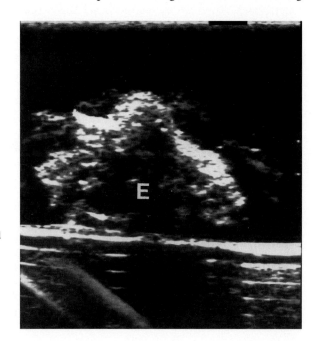

**Abb. 26a, b.** Real-time-B-Bild (Querschnitt) – Sonographie „in vitro" (7,5-MHz-Transducer) am M. triceps surae der Ratte, 5 Tage postoperativ.
**a** Links: nach Durchtrennung großer echoarmer Bereich (*E*), nicht abgegrenzt, wenige Binnenechos

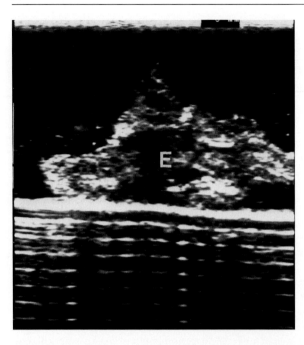

**Abb. 26b.** Rechts: Zustand nach 2 U-Nähten, zirkulärer Naht und Fibrinklebung; kleinere, unregelmäßig begrenzte echoarme Zone (*E*), mehr Binnenechos

zeigte in der Sonographie eine deutliche Veränderung der Morphologie im Sinne von Konturunterbrechungen und Echoverdichtungen (Abb. 26b). Bei letztlich nur 18 untersuchten Tieren mit unterschiedlicher Versuchsanordnung kann keine statistische Aussage erfolgen. Auf weitere Untersuchungen wurde wegen der Veränderungen der Muskeln in Flüssigkeiten und im Hinblick auf die mit der Zeit zunehmende Autolyse für die biomechanischen oder histologischen Auswertungen verzichtet.

## 3.3
## Ergebnisse der kernspintomographischen Untersuchungen (MRT)

### 3.3.1
### Ergebnisse der Kernspintomographie (Signalintensitäten in $T_1$- und $T_2$-Zeiten)

#### 3.3.1.1
#### A-Serie

**Beurteilung der SI in T1- und T2-gewichteten MRT-Bildern (Tabelle 6)**
Einen Tag nach der Muskeldurchtrennung war in den T2-gewichteten MRT-Bildern in koronarer Schnittführung im Bereich der linken Unterschenkelmuskulatur eine deutlich erhöhte SI im gesamten Wundbereich zu erkennen, die proximal bis in die Weichteile der Leistenregion überging. Der Wundbereich war scharf abgegrenzt gegenüber der unveränderten Umgebung. In der rechten Unterschenkelmuskulatur war ebenfalls die Signalintensität erhöht. Diese erschien im Narbenbereich jedoch nur strichförmig (Abb. 27a). Auch die Umgebung war leicht hyperintens markiert. Die auf der linken Seite wesentlich stärkere SI-Erhöhung entspricht einem Weichteilödem. Im T1-

**Tabelle 6.** Veränderung der SI im T1- und T2-gewichteten Bild (*re.* rechts, *li.* links)

| Versuchsanordnung | A | | | | F | | | | L1 | | | | L3 | | | |
|---|---|---|---|---|---|---|---|---|---|---|---|---|---|---|---|---|
| | T1 | | T2 | | T1 | | T2 | | T1 | | T2 | | T1 | | T2 | |
| | re. | li. | re. | li. | re. | li. | re. | li. | re. | li. | re. | li. | re. | li. | re. | li. |
| Hyperakut (1 Tag) | =/(+) | −/= | + | ++ | =/+ | + | + | + | =/(+) | + | + | ++ | ++ | ++ | + | ++ |
| Akut (1 Woche) | + | + | ++ | ++ | + | + | + | + | + | + | + | + | + | + | + | + |
| Subakut (2 Wochen) | + | + | (+) | + | + | + | + | (+) | + | + | + | (+) | + | + | + | + |
| Chronisch (3 Wochen) | + | + | = | = | (+) | (+) | + | + | = | (+) | = | (+) | + | (+) | (+) | + |
| Chronisch (4 Wochen) | = | +/= | = | (+) | (+) | (+) | + | + | = | (+) | = | (+) | + | (+) | (+) | (+) |

++: massiv hyperintens; +: hyperintens; (+): gering hyperintens; =: isointens; −: hypointens

Versuchsanordnung A
re.: Muskeldurchtrennung, 2 U-Nähte, Fibrinkleber, zirkuläre Nähte; li.: Muskeldurchtrennung, keine Nahtversorgung

Versuchsanordnung F
re.: Muskeldurchtrennung, 2 U-Nähte, Fibrinkleber; li.: Muskeldurchtrennung, 2 U-Nähte, Fibrinkleber;

Versuchsanordnung L1
re.: Muskeldurchtrennung, nach 1 Tag Nahtversorgung mit 2 U-Nähten, Fibrinkleber, zirkuläre Naht; li.: Muskeldurchtrennung, nach 1 Tag Nahtversorgung mit 2 U-Nähten

Versuchsanordnung L3
re.: Muskeldurchtrennung, nach 3 Tagen Nahtversorgung mit 2 U-Nähten, Fibrinkleber, zirkuläre Naht; li.: Muskeldurchtrennung, nach 3 Tagen Nahtversorgung mit 2 U-Nähten

gewichteten Bild bestanden links eine Signalabschwächung bei leicht angehobener SI sowie rechts im Wundbereich und der angrenzenden Muskulatur (Abb. 27b).

Eine Woche post operationem konnte man in den T2-gewichteten Bildern links im Wundbereich eine ausgeprägte SI-Erhöhung erkennen, die sich jedoch im Vergleich zum 1. Tag post operationem im Narbenbereich deutlicher demarkierte. Das umgebende Gewebe war diffus hyperintens. Auf der rechten Seite konnte man ebenfalls im

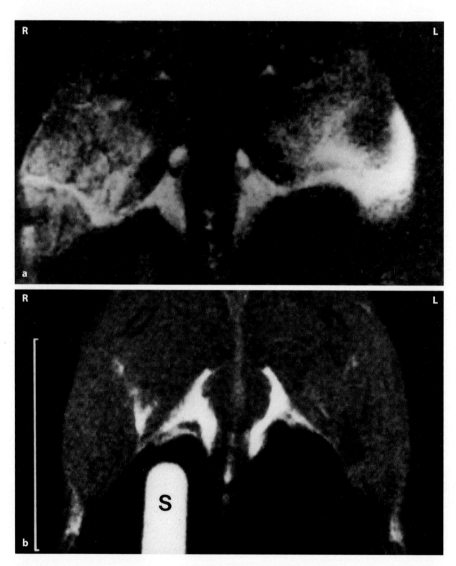

**Abb. 27a, b.** Serie A, MRT. **a** T2-gewichtet; 1 Tag nach Muskeldurchtrennung links (*L*) und Nahtversorgung rechts (*R*, erhebliche SI-Erhöhung im periläsionären und Läsionsbereich links > rechts. **b** T1-gewichtet; 1 Tag nach Muskeldurchtrennung links und Nahtversorgung rechts, SI-Abschwächung links und leichte SI-Erhöhung proximal und distal der operativ versorgten Muskelruptur rechts (*S* Standard)

Narbenbereich eine erhöhte SI erkennen, die sich zur Umgebung hin abschwächte (Abb. 28a). In den T1-gewichteten MRT-Bildern war, links geringgradig mehr als rechts, eine diffuse SI-Anhebung periläsionär zu beobachten. Zusätzlich bestanden hier punktförmige Subseptilitätsartefakte (Abb. 28b). In den T1-gewichteten transaxialen MRT-Bildern war beidseits eine Erhöhung der SI an der mediodorsalen Unterschenkelmuskulatur zu erkennen.

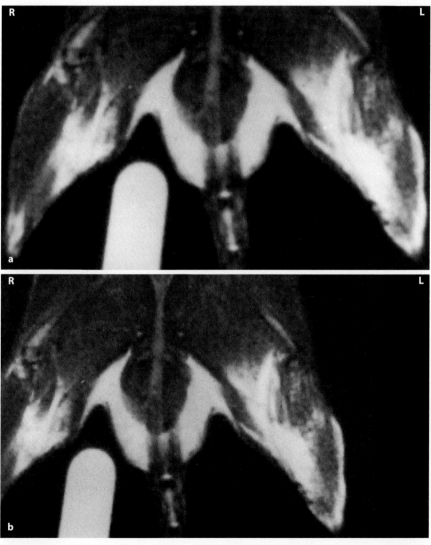

**Abb. 28a,b.** Serie A, MRT. **a** T2-gewichtet; 1 Woche nach Muskeldurchtrennung links (*L*) und Nahtversorgung rechts (*R*), SI-Erhöhung bis weit periläsionär links > rechts. **b** T1-gewichtet, 1 Woche nach Muskeldurchtrennung links (*L*) und Nahtversorgung rechts (*R*), Erhöhung der SI nach proximal und distal der Läsion, links > rechts

Zwei Wochen postoperativ war der Narbenbereich in den T2-gewichteten MRT-Bildern rechts geringfügig und, links mäßig SI-gesteigert (Tabelle 6). Das umgebende Weichteilgewebe war auf beiden Seiten gering hyperintens. In den T1-gewichteten Bildern war die Umgebung des Narbenbereichs auf beiden Seiten hyperintens.

In den transaxialen MRT-Schnittbildern wurde deutlich ein gut abgegrenzter hyperintenser Bereich im mediodorsalen Unterschenkelbereich beidseits beobachtet. Die geringe Abnahme des Muskelumfangs auf der linken Seite zeigte eine beginnende Atrophie an.

In der 3. Woche wurde auf den T2-gewichteten MRT-Bildern rechts und links noch eine geringgradige SI-Erhöhung beobachtet. In einem Fall war keine SI-Erhöhung erkennbar. In allen Fällen konnte man auf der linken Seite eine Delle in der Muskulatur nachweisen. Die periläsionären Weichteile der rechten Seite waren auf den T1-gewichteten MRT-Bildern im Vergleich zur Vorwoche weniger signalintensiv als auf der linken Seite. In den Bildern transaxillärer Schnittführung war rechts mehr als links von der mediodorsalen Unterschenkelmuskulatur eine erhöhte SI zu erkennen bei einer deutlichen Verringerung der Muskelmasse links.

Vier Wochen nach der Muskeldurchtrennung konnte man in T2-gewichteten MRT-Bildern (koronare Schnittführung) eine geringgradige SI-Erhöhung in den Weichteilen beobachten. Auf der linken Seite war auf allen Bildern eine deutliche Verringerung der Muskelmasse zu sehen (Abb. 29a). Auf den T1-gewichteten MRT-Bildern transaxialer Schnittführung war die mediodorsale Unterschenkelmuskulatur hyperintens markiert (Abb. 29b, c u. 30).

Bei der quantitativen Beurteilung der SI im T2-gewichteten MRT-Bild konnten mit Hilfe des Wilcoxon-Tests für alle Untersuchungstage hochsignifikante Unterschiede ($p < 0,01$) der beiden Seiten erhoben werden.

Bei der statistischen Berechnung der gemessenen SI in T1-gewichtetem MRT-Bild waren für die Tage 1 und 14 hochsignifikante ($p < 0,01$) und für den 28. Tag signifikante Differenzen ($p < 0,05$) vorhanden.

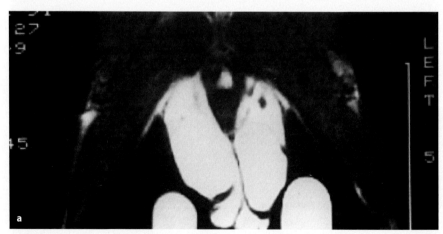

**Abb. 29a–c.** Serie A, MRT. **a** T2-gewichtet, 4 Wochen nach Muskeldurchtrennung links (*L*) und Nahtversorgung rechts (*R*), geringgradige SI-Erhöhung links, Atrophie links

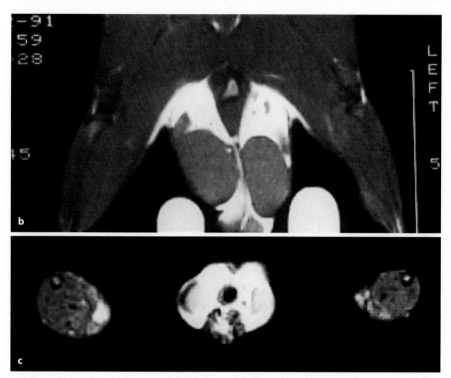

**Abb. 29b** T1-gewichtet, 4 Wochen nach Muskeldurchtrennung links (*L*) und Nahtversorgung rechts (*R*), keine wesentliche Veränderung der SI bei Atrophie links. **c** Querschnitt, T1-gewichtet, 4 Wochen nach Muskeldurchtrennung und Nahtversorgung, deutliche Zeichen der Atrophie

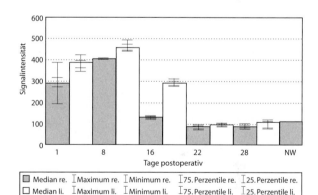

**Abb. 30.** Vergleich der SI im T2-gewichteten Bild, rechtes/ linkes Bein, A-Serie

| ☐ Median re. | I Maximum re. | I Minimum re. | I 75. Perzentile re. | I 25. Perzentile re. |
| ☐ Median li. | I Maximum li. | I Minimum li. | I 75. Perzentile li. | I 25. Perzentile li. |

## Bestimmung der T2-Relaxationszeiten im MRT-Bild

Die T2-Zeit der gesunden glutealen Muskulatur betrug etwa 28,5 ± 2,5 ms. Einen Tag nach der Operation lag die T2-Zeit des linken Läsionsbereichs bei 90 ± 8 ms. Auch auf der rechten Seite konnte man einen geringen Anstieg der T2-Zeit beobachten (51 ± 2 ms).

Nach 1 Woche war die T2-Zeit im linken Läsionsbereich leicht abgefallen (87,5 ± 7,5 ms), die des rechten deutlich angestiegen auf 69,5 ± 18,5 ms; 2 Wochen nach der Operation fielen die Werte der Läsionsbereiche deutlich ab (48 ± 3 ms links, 33 ± 3 ms rechts), sie lagen aber immer noch über denen des gesunden Muskels. In der 3. Woche hatte die T2-Zeit der Läsion rechts den Wert der gesunden Muskulatur wieder erreicht. In 4 Fällen konnte das Gerät auf der linken Seite keine Werte berechnen, die anderen gemessenen Werte lagen mit 31–37 ms etwas höher als die der gesunden Muskulatur. Auch nach 4 Wochen waren alle meßbaren T2-Zeiten der Läsionsbereiche beidseits im Bereich der gesunden Glutealmuskulatur. Drei Werte konnten allerdings wieder vom Gerät nicht berechnet werden. Hochsignifikant differente (Werte ($p < 0{,}01$) zugunsten von links lagen an den Tagen 1, 8 und 14 vor, während die Werte des 22. Tages noch in signifikantem Niveau lagen ($p < 0{,}05$).

### Bestimmung der T1-Relaxationszeiten im MRT-Bild

Die T1-Zeiten des gesunden Glutealmuskels lagen bei 1124 ± 247 ms. Die T1-Zeit des Läsionsbereichs links war mit 2730 ± 367 ms massiv erhöht im Vergleich zur gesunden Glutealmuskulatur, auf der rechten Seite weniger angehoben (1568 ± 279 ms). Innerhalb 1 Woche sank die T1-Zeit des rechten Läsionsbereichs leicht ab auf 1377 ± 444 ms; die der linken Seite deutlich auf 1626 ± 165 ms. Nach 14 Tagen lagen die T1-Zeiten beider Läsionsbereiche unter der des gesunden Muskels (883 ± 14 ms links, 845 ± 34 ms rechts, 1075 ± 23 ms gesunder Muskel); 1 Woche später zeigte sich ein fast unverändertes Bild. Nach 4 Wochen lagen die Zeiten in den Läsionsbereichen zwar immer noch unter der der gesunden Muskulatur, jedoch waren die Unterschiede nicht mehr so ausgeprägt (925 ± 62 ms gesunder Muskel, 739 ± 18 ms links und 769 ± 44 ms rechts). Hochsignifikante Differenzen ($p < 0{,}01$) zugunsten des linken Beins lagen an den Tagen 1, 14 und 28 vor, während signifikante Unterschiede ($p < 0{,}05$) am 8. Tag bestanden (Abb. 31).

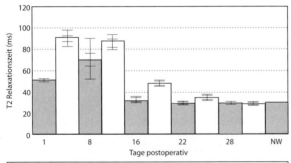

**Abb. 31.** Vergleich der T2-Zeiten im MRT, A-Serie, rechtes/linkes Bein

### 3.3.1.2
### F-Serie

**Beurteilung der SI in T1- und T2-gewichteten MRT-Bildern (Tabelle 6)**
Einen Tag postoperativ konnte man im T2-gewichteten MRT-Bild in der koronaren
Schnittführung auf der linken Seite im Durchtrennungsbereich eine massive Erhöhung der SI sowie diffus perimuskulär beobachten. Die rechte Seite zeigte ebenfalls
eine erhöhte SI im Operationsbereich und in der Umgebung, jedoch weniger intensiv
als links (Abb. 32a). Auf den T1-gewichteten MRT-Bildern konnte man beidseits perimuskulär eine erhöhte SI erkennen (Abb. 32b).
     Nach 1 Woche war rechts und links eine starke Signalintensitätserhöhung im Nar-
benbereich und in einem angrenzenden Bereich zu erkennen. Die Weichteilreaktion
war auf der rechten Seite in einem Fall stärker als links ausgeprägt (Abb. 33). In den
T1-gewichteten Bildern markierte sich die Umgebung rechts und links hyperintens,
wobei in einigen Fällen wieder Subseptibilitätsartefakte aufzufinden waren (Abb. 33b,
c). Die Bilder der transaxialen Schnittführung zeigten beidseits am medio-dorsalen
Unterschenkel eine erhöhte SI (Abb. 33c).
     Zwei Wochen postoperativ war in den T2-gewichteten MRT-Bildern im Opera-
tionsbereich und den umliegenden Weichteilen rechts eine größere SI-Erhöhung als
links zu beobachten. In den T1-gewichteten MRT-Bildern waren beidseits SI-Erhöhungen periläsionär vorhanden. In den transaxial geschnittenen MRT-Bildern
bestand ein unveränderter Befund.
     Nach 3 Wochen war der Operationsbereich in den T2-gewichteten MRT-Bildern
beidseits unauffällig. Perimuskulär war jedoch auf beiden Seiten bis in die Knie-
gelenkregion eine geringe SI-Erhöhung vorhanden. In den T1-gewichteten MRT-Auf-

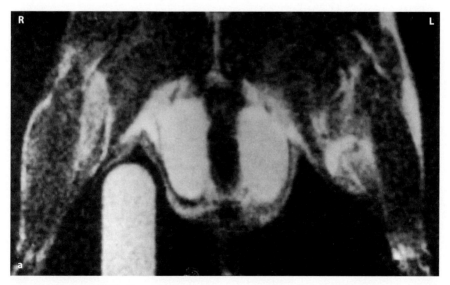

**Abb. 32a, b.** F-Serie MRT. **a** T2-gewichtet; 1 Tag nach Muskeldurchtrennung und Nahtversorgung beidseitig und Fibrinklebung rechts, SI-Erhöhung rechts (R) proximal periläsionär, links (L) im Läsionsbereich und periläsionär

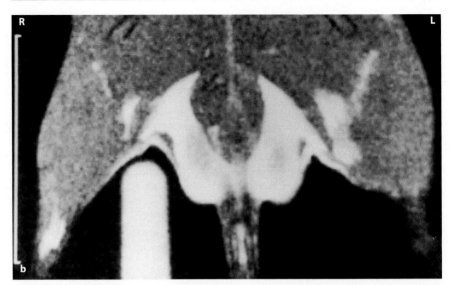

**Abb. 32b.** T1-gewichtet; 1 Tag nach Muskeldurchtrennung und Nahtversorgung beidseitig und Fibrinklebung rechts, v. a. SI-Erhöhung und Verbreiterung des Unterschenkelmuskels links (*L*)

nahmen zeigten sich entsprechend größere SI-Erhöhungen beidseits im selben Lokalisationsbereich. Auf den transaxialen Querschnitten war mediodorsal links mehr als rechts eine SI zu sehen. Links bestand eine leichte Verringerung der Muskelmasse im Sinne einer leichten Atrophie.

In den T2-gewichteten MRT-Bildern 4 Wochen postoperativ waren die Läsionsbereiche beidseits unauffällig. Nur proximal periläsionär konnte man scharf abgegrenzte, bis an die Kniekehlen reichende SI-Erhöhungen erkennen. In den T1-gewichteten MRT-Bildern bestanden an gleicher Lokalisation ausgeprägtere SI-Erhö-

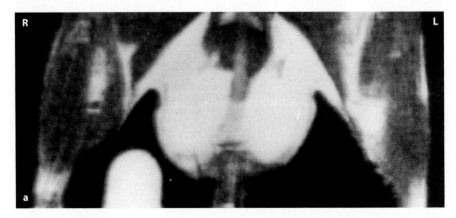

**Abb. 33a–c.** Serie F, MRT. **a.** T2-gewichtet, 1 Woche nach Muskeldurchtrennung und Nahtversorgung beidseitig, Fibrinklebung rechts (*R*), SI-Erhöhung links > rechts.

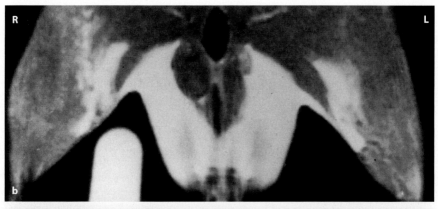

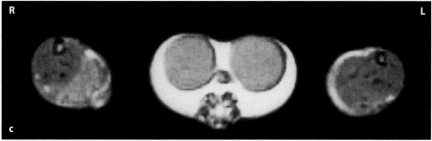

**Abb. 33b.** T1-gewichtet, 1 Woche nach Muskeldurchtrennung und Nahtversorgung beiderseits, Fibrin-klebung rechts (*R*), SI-Erhöhung beiderseits. **c.** Querschnitt, T1-gewichtet, 1 Woche nach Muskeldurch-trennung und Nahtversorgung und Fibrinklebung rechts, leichte Signalhyperintensität rechts (*R*) im dorsalen Muskelbereich, links (*L*) im Randbereich

hungen. Die Bilder der transaxialen Schnittführung wiesen auf der mediodorsalen Unterschenkelseite, rechts etwas stärker als links, eine SI-Erhöhung auf. Links bestand zusätzlich eine leichte Atrophie.

Bei der Beurteilung der SI im T2-gewichteten MRT-Bild (Abb. 34) waren alle erho-

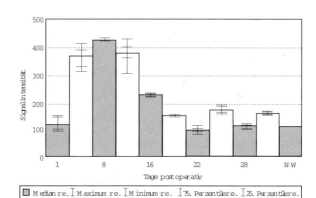

**Abb. 34.** Vergleich der SI im T2-gewichteten Bild, rechtes / linkes Bein, F-Serie

benen statistischen Werte hochsignifikant seitendifferent ($p < 0{,}01$) und initial zugunsten von links (1. Tag); in den weiteren Untersuchungen für rechts.

Die statistischen Berechnungen der SI im T1-gewichteten MRT-Bild waren an allen Untersuchungstagen im Wilcoxon-Test hochsignifikant seitendifferent.

### Qualitative Beurteilung der T2-Relaxationszeit im MRT-Bild

Einen Tag nach der Operation betrug die T2-Zeit im rechten Läsionsbereich 47 ± 5 ms; im linken lag sie deutlich höher bei 69 ± 5 ms.

Eine Woche später war die T2-Zeit der linken Seite im Vergleich zur Vorwoche stark abgefallen auf 41 ± 4 ms. Auch auf der rechten Seite konnte man eine Verkürzung der T2-Zeit auf 37 ± 10 ms beobachten; 2 Wochen nach der Nahtversorgung war kaum noch ein Unterschied zwischen der T2-Zeit im gesunden Glutealmuskel und im Läsionsbereich rechts und links vorhanden (28 ± 1 ms gesunder Muskel, 28 ± 1 ms links und 30 ± 2 ms rechts). In der darauffolgenden Woche bot sich ein fast identisches Bild (27 ± 1 ms gesunder Muskel, 29 ± 2 ms links und 27 ± 1 ms rechts). Nach 4 Wochen lagen die Werte der T2-Zeit der 3 gemessenen Bereiche weiterhin dicht zusammen (28,5 ± 1,5 ms gesunder Muskel, 31 ± 2 ms links und 33 ± 5 ms rechts).

Bei der Betrachtung der Seitendifferenzen bestanden hochsignifikante Differenzen ($p < 0{,}01$) zugunsten von links am 1. Tag und zugunsten von rechts vom 16. bis 28. Untersuchungstag, während die Werte am 8. Tag signifikant different zugunsten von rechts waren. Die T2-Zeit des nicht verletzten Glutealmuskels betrug während der 4 Wochen, in denen gemessen wurde, 28 ± 3 ms (Abb. 35).

### Qualitative Beurteilung der T1-Relaxationszeit im MRT-Bild

Bei der ersten Messung, einen Tag nach der Operation, lag die T1-Zeit im linken Läsionsbereich mit 2 060 ± 353 ms deutlich über dem Wert der gesunden Muskulatur. Im rechten Läsionsbereich konnte man einen Anstieg auf 1 469 ± 90 ms verzeichnen.

Eine Woche später lagen die Werte der 3 gemessenen Bereiche wieder sehr eng zusammen (1 009 ± 10 ms gesunder Muskel, 1 066 ± 127 ms links und 1 112 ± 62 ms

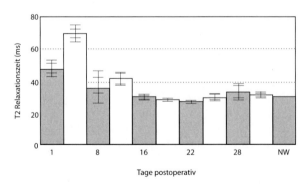

**Abb. 35.** Vergleich der T2-Zeiten im MRT, F-Serie, rechtes/linkes Bein

rechts); 2 Wochen nach der Operation die $T_1$-Zeiten im Läsionsbereich mit $877 \pm 25$ ms links und $982 \pm 7$ ms rechts wenig kürzer als die $T_1$-Zeit der gesunden Muskulatur ($1\,067 \pm 32$ ms). Eine weitere Woche später war die $T_1$-Zeit des linken Läsionsbereichs sogar deutlich abgefallen auf $638 \pm 77$ ms; auch die $T_1$-Zeit der rechten Seite lag mit $919 \pm 106$ ms unter der des gesunden Muskels ($1\,099 \pm 118$ ms). Nach 4 Wochen zeigten sich die $T_1$-Zeiten der gemessenen Bereiche wieder enger beieinander ($992 \pm 63$ ms gesunder Muskel, $816 \pm 83$ ms links und $949 \pm 42$ ms rechts), wobei im linken Läsionsbereich weiterhin der niedrigste Wert gemessen wurde. Bis auf den 8. Untersuchungstag (signifikant / different $p < 0,05$) waren alle Werte hochsignifikant seitendifferent ($p < 0,01$).

### 3.3.1.3
### L1-Serie

**Beurteilung der SI in $T_1$- und $T_2$-gewichteten MRT-Bildern (Tabelle 6)**
In dieser Serie sah man einen Tag nach der Nahtversorgung im $T_2$-gewichteten MRT-Bild koronarer Schnittführung eine massive Erhöhung der SI im Operationsbereich. Links war sie stärker ausgeprägt. Rechts konnte man die Bereiche erhöhter SI in 1 Fall in 2 Schnittebenen gut abgrenzen, ansonsten waren sie in den umgebenden Weichteilen nachweisbar. In den $T_1$-gewichteten MRT-Bildern war beidseits perimuskulär proximal eine SI-Steigerung von geringer Ausdehnung zu beobachten.

Eine Woche nach der operativen Versorgung konnte man auf den $T_2$-gewichteten MRT-Bildern im Operationsbereich und perimuskulär beidseits noch eine stark ausgeprägte SI-Erhöhung erkennen. Auf den $T_1$-gewichteten MRT-Bildern war die SI-Steigerung perimuskulär rechts größer als links. In den transaxial geschnittenen Bildern waren mediodorsal Bereiche einer SI-Steigerung, rechts wieder stärker ausgeprägt als links, zu sehen. Links war eine minimale Abnahme der Muskelmasse im Vergleich zur Gegenseite zu beobachten. Nach 14 Tagen war auf den $T_2$-gewichteten MRT-Aufnahmen vor allem perimuskulär beidseits eine SI-Steigerung zu erkennen. Auf den $T_1$-gewichteten MRT-Bildern war rechts eine größere SI-Steigerung als links zu beobachten, die sich v. a. proximal, perimuskulär zeigte. Auch auf den transaxialen Querschnitten waren rechts die Bereiche erhöhter SI mediodorsal stärker ausgeprägt. Auf der linken Seite konnte man eine leichte Verringerung der Muskelmasse beobachten. Nach 3 Wochen war die SI in $T_2$-gewichteten MRT-Bildern weiterhin perimuskulär auf beiden Seiten erhöht. Links war im Operationsbereich eine Einbeziehung des Oberflächenreliefs zu beobachten. Die $T_1$-gewichteten MRT-Bilder zeigten perimuskulär Bezirke erhöhter SI. Weiterhin war auch hier links eine Delle im Oberflächenrelief zu erkennen. Auf den transaxialen Querschnitten bestand am mediodorsalen Unterschenkel eine SI-Steigerung sowie eine gering ausgeprägte Atrophie links; 4 Wochen nach der operativen Versorgung konnte man im $T_2$-gewichteten MRT-Bild noch eine geringe SI-Erhöhung beidseits perimuskulär erkennen. Eine geringe SI-Erhöhung war ebenfalls in den $T_1$-gewichteten MRT-Bildern beidseits zu beobachten.

Die gemessenen SI im $T_2$-gewichteten MRT-Bild (Abb. 36) waren während der gesamten Versuchsdauer hochsignifikant ($p < 0,01$) seitendifferent.

Die statistischen Werte der quantitativen Beurteilung der SI im $T_1$-gewichteten MRT-Bild waren bei der gesamten Versuchsdauer seitendifferent hochsignifikant ($p < 0,01$) unterschiedlich.

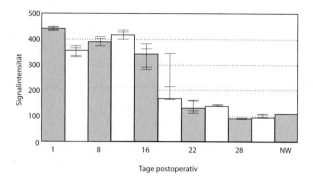

**Abb. 36.** Vergleich der SI im T2-gewichteten Bild, rechtes/linkes Bein, L1-Serie

## Qualitative Beurteilung der T2-Relaxationszeit im MRT-Bild

Einen Tag nach der operativen Nahtversorgung der Muskelenden (2 Tage nach der Muskeldurchtrennung) war die T2-Zeit der rechten Läsion mit 79 ± 6 ms massiv erhöht. Auch die T2-Zeit der linken Läsion (42 ± 6 ms) lag deutlich über der des gesunden Glutealmuskels (29 ± 2 ms).

Nach 1 Woche war die T2-Zeit der rechten Läsion deutlich abgefallen (49 ± 8 ms) und lag jetzt sogar etwas unter der T2-Zeit der linken Läsion (54 ± 15). Verglichen mit der gesunden Muskulatur (28 ± 1 ms) waren die Zeiten der Läsionsbereiche noch eindeutig erhöht. Nach 16 Tagen war die T2-Zeit der linken Läsion (29 ± 4 ms) fast identisch mit der T2-Zeit des gesunden Muskels (30 ± 2 ms). Mit 48 ± 5 ms lag die T2-Zeit der rechten Läsion deutlich darüber, 6 Tage später war die T2-Zeit der rechten Läsion mit 27 ± 3 ms unter die Zeit der gesunden Muskulatur (32 ± 2 ms) und der linken Läsion (34 ± 3 ms) abgefallen. Nach 4 Wochen lagen die Werte für die linke Läsion wieder im Bereich der gesunden Muskulatur; in einem Fall konnten wir keinen Wert berechnen. Bei der Betrachtung der Seitendifferenz waren die statistischen Werte der T2-Zeit zugunsten der rechten Seite am 1. und 16. und zugunsten des linken am 22. Tag signifikant unterschiedlich ($p < 0{,}05$). Die T2-Zeit des gesunden Muskels lag bei 30 ± 3 ms (Abb. 37).

## Qualitative Beurteilung der T1-Relaxationszeit im MRT-Bild

Am 1. Tag lag die T1-Zeit der linken Läsion mit 929 ± 8 ms etwas unter der T1-Zeit des gesunden Muskels (1 025 ± 14 ms). Mit 1 295 ± 16 ms lag die T1-Zeit der rechten Läsion deutlich darüber. Nach 8 Tagen war die T1-Zeit der rechten Läsion (1 025 ± 17 ms) unter die T1-Zeit des gesunden Muskels (1 229 ± 8 ms) abgefallen. Die T1-Zeit der linken Läsion hatte mit 1 507 ± 22 ms nun den höchsten Wert. Nach 16 Tagen lagen die T1-Zeiten der 3 gemessenen Bereiche wieder sehr dicht zusammen (1 005 ± 12 ms gesunder Muskel, 1 035 ± 20 ms links und 1 055 ± 23 ms rechts); 6 Tage später lagen die T1-Zeiten der rechten Läsion mit 1 073 ± 17 ms und der linken mit 1 039 ± 18 ms unter der T1-Zeit des gesunden Muskels (1 223 ± 8 ms). Nach 4 Wochen lag die T1-Zeit der rechten Läsion (757 ± 36 ms) doch deutlich unter der T1-Zeit des gesunden Muskels (951 ± 6 ms) und der linken Läsion (963 ± 14 ms).

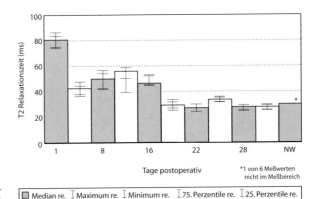

**Abb. 37.** Vergleich der T2-Zeiten im MRT, L1-Serie, rechtes / linkes Bein

| ☑ Median re. | ⊥ Maximum re. | ⊥ Minimum re. | ⊥75.Perzentile re. | ⊥25.Perzentile re. |
| ☐ Median li. | ⊥ Maximum li. | ⊥ Minimum li. | ⊥75.Perzentile li. | ⊥25.Perzentile li. |

(Axislabels: T2 Relaxationszeit (ms); x-axis: 1, 8, 16, 22, 28, NW; Tage postoperativ; *1 von 6 Meßwerten nicht im Meßbereich)

Die Seitendifferenzen waren über den gesamten Versuchsablauf signifikant unterschiedlich ($p < 0{,}05$). Die T1-Zeit des gesunden Muskels betrug 1 087 ± 141,5 ms.

### 3.3.1.4
### L3-Serie

**Beurteilung der SI in T1- und T2-gewichteten MRT-Bildern (Tabelle 6)**
In den T2-gewichteten MRT-Aufnahmen konnte man 1 Tag nach der operativen Nahtversorgung – nachdem die Muskeln 3 Tage zuvor durchtrennt wurden – rechts eine massive SI-Erhöhung im Operationsbereich und diffus perimuskulär erkennen. Auf der linken Seite war ebenfalls eine ausgeprägte SI-Erhöhung im Operationsbereich und in der Umgebung zu beobachten. In 1 Fall war im Operationsgebiet ein abgegrenzter, extrem signalintensiver Bereich vorhanden. Die T1-gewichteten MRT-Bilder zeigten auf beiden Seiten deutlich SI-erhöhte Bereiche perimuskulär, die rechts diffuser als links verteilt erschienen. Die transaxialen Querschnitte zeigten rechts und links mediodorsal eine verstärkte SI.

Nach 1 Woche waren auf den T2-gewichteten Bildern weiterhin eine erhöhte SI im Operationsbereich und der Umgebung zu erkennen, die links ausgeprägter war als rechts. Die T1-gewichteten MRT-Bilder zeigten rechts mehr als links eine angehobene SI perimuskulär. In den transaxialen Querschnitten waren die SI-Erhöhungen mediodorsal rechts ebenfalls stärker ausgeprägt als links; 2 Wochen nach der operativen Versorgung konnte man auf den T2-gewichteten MRT-Bildern rechts und links eine SI-Steigerung perimuskulär erkennen, die jedoch im Vergleich zu den vorherigen Aufnahmen deutlich abgeschwächt war. Auf den T1-gewichteten MRT-Bildern persistierte die Erhöhung der SI periläsionär beidseits. Die transaxial geschnittenen Aufnahmen waren zum Vorbefund unverändert. In der 3. Woche konnte man auf den T2-gewichteten MRT-Bildern nur noch minimale SI-Steigerungen perimuskulär erkennen. Die T1-gewichteten MRT-Aufnahmen waren auf der linken Seite perimuskulär etwas signalintensiver als auf der rechten. Auch in den transaxialen Querschnitten waren die SI-Bereiche links ausgeprägter als rechts. Die linke Seite zeigte zudem einen verringerten Umfang im Sinne einer Atrophie. Nach 4 Wochen waren auf den

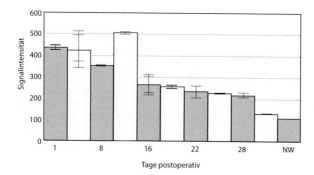

**Abb. 38.** Vergleich der SI im T2-gewichteten Bild, rechtes/ linkes Bein, L3-Serie

T2-gewichteten MRT-Bildern geringe SI-Steigerungen, links mehr als rechts, zu beobachten. Die T1-gewichteten Sequenzen zeigten auf beiden Seiten noch deutlich sichtbar signalintensive Bereiche perimuskulär. Auch auf den transaxialen Querschnitten sind beidseits mediodorsal SI-erhöhte Areale sowie links eine leichte Atrophie zu erkennen.

Bei der quantitativen Bestimmung der SI im T2-gewichteten MRT-Bild zeigten sich signifikante Differenzen ($p < 0{,}05$) für die Werte am 8. und 28. Tag (initial links und nach 4 Wochen rechts, Abb. 38).

Die statistische Berechnung der SI im T1-gewichteten MRT ergab eine bis auf den 16. Tag signifikante Erhöhung ($p < 0{,}05$) der rechten Seite.

### Qualitative Bestimmung der T2-Relaxationszeit im MRT-Bild

Einen Tag nach der Nahtversorgung war die T2-Zeit des rechten Läsionsbereiches ($36 \pm 5$ ms) verglichen mit der T2-Zeit des gesunden Glutealmuskels ($28 \pm 3$ ms) leicht erhöht, eine ausgeprägte Erhöhung der T2-Zeit bestand in der Läsion links ($93 \pm 8$ ms).

Eine Woche später war ein drastischer Abfall der T2-Zeit der linken Läsion ($50 \pm 3$ ms) zu beobachten. Die T2-Zeit der rechten Läsion stieg dagegen leicht an ($44 \pm 4$ ms, gesunder Muskel: $30 \pm 2$ ms).

Nach 16 Tagen veränderte sich die T2-Zeit in der linken Läsion im Vergleich zur Vorwoche kaum ($49 \pm 3$ ms). Die T2-Zeit in der rechten Läsion ($35 \pm 25$ ms) war an diesem Tag fast identisch mit der T2-Zeit des gesunden Muskels ($31 \pm 2$ ms); 6 Tage später lagen die T2-Zeiten der 3 gemessenen Bereiche sehr dicht zusammen ($31 \pm 1$ ms gesunder Muskel, $29 \pm 3$ ms links und $27 \pm 2$ ms rechts). Nach 4 Wochen zeigte sich ein kaum verändertes Bild ($29 \pm 3$ ms gesunder Muskel, $27 \pm 2$ ms links und $29 \pm 2$ ms rechts). Seitendifferent statistisch signifikante Werte ($p < 0{,}05$) lagen für die Zeit bis zum 16. Versuchstag vor (Abb. 39).

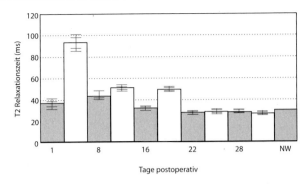

**Abb. 39.** Vergleich der T2-Zeit im MRT, L3-Serie, rechtes/linkes Bein

□ Median re.  ⊥Maximum re.  ⊥Minimum re.  ⊥75. Perzentile re.  ⊥25. Perzentile re.
□ Median li.  ⊥Maximum li.  ⊥Minimum li.  ⊥75. Perzentile li.  ⊥25. Perzentile li.

## Qualitative Bestimmung der T1-Relaxationszeit im MRT-Bild

Einen Tag nach der Nahtversorgung war die T1-Zeit im Läsionsbereich rechts (1 505 ± 16 ms) sowie links (1 479 ± 12 ms) im Vergleich zum gesunden Glutualmuskel (1 207 ± 12 ms) deutlich erhöht.

Eine Woche später war die T1-Zeit in der rechten Läsion mit 913 ± 15 ms stark abgefallen und lag nun unter der T1-Zeit des gesunden Muskels (1 125 ± 39 ms). Die T1-Zeit in der linken Läsion fiel auf 1 271 ± 22 ms ab, sie lag jedoch verglichen mit der T1-Zeit der rechten Läsion und der gesunden Muskulatur am höchsten.

Sechzehn Tage nach der Nahtversorgung war auch die T1-Zeit in der linken Läsion (993 ± 9 ms) unter den Wert der gesunden Muskulatur (1 187 ± 11 ms) abgefallen. Die T1-Zeit in der rechten Läsion hatte mit 747 ± 36 ms den niedrigsten Wert. Eine Woche später konnte man einen leichten Abfall der T1-Zeit in allen 3 Bereichen verzeichnen, mit 1 029 ± 12 ms lag die T1-Zeit des gesunden Muskels über der T1-Zeit der linken Läsion (883 ± 12 ms) und diese wieder über der T1-Zeit in der rechten Läsion (663 ± 32 ms). Nach 4 Wochen war die T1-Zeit der rechten Läsion noch etwas weiter abgesunken auf 605,5 ± 8,5 ms. Die T1-Zeit in der linken Läsion stieg leicht auf 969 ± 28 ms an, womit sie immer noch unter der T1-Zeit des gesunden Muskels (1 109 ± 18 ms) lag. Die Werte waren an allen Versuchstagen links jeweils signifikant ($p > 0{,}05$) größer als rechts bis auf Tag 0.

### 3.3.1.5
### Statistischer Quervergleich der Befunde

#### Vergleich der rechten Seite A-Serie mit der rechten Seite L1-Serie

Im Paarvergleich (Mann-Whitney-Test), bei dem die rechte Seite der A-Serie mit der rechten Seite der L1-Serie verglichen wurde, war die SI im T2-gewichteten MRT-Bild für die Tage 1, 8, 16 und 22 post operationem hochsignifikant unterschiedlich ($p < 0{,}01$). Am 28. Tag post operationem lag $p$ mit 0,6165 deutlich über dem Grenzwert für die Signifikanz. Für die SI im T1-gewichteten Bild waren die Differenzen für alle Tage statistisch hochsignifikant ($p < 0{,}01$). Bei den T2-Relaxationszeiten erhielten wir für die Tage 1 und 16 hochsignifikant ($p < 0{,}01$), für Tag 28 signifikant differente Werte ($p$

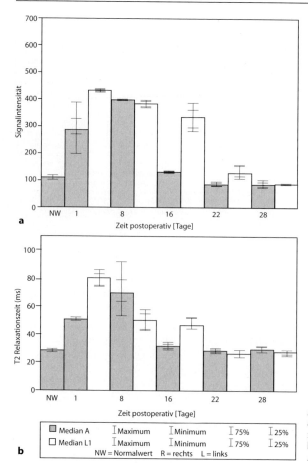

**Abb. 40a, b.** Quervergleich der **a** SI im T2-gewichteten Bild, rechte Seiten A-Serie/L1-Serie. **b** T2-Zeit im MRT, rechte Seite A-Serie/L1-Serie

$< 0{,}05$), lediglich für den 22. Tag war der $p$-Wert nicht signifikant. Beim Vergleich der rechten Seiten bei der T1-Zeit-Berechnung ergab der Mann-Whitney-Test lediglich für den 28. Tag keinen signifikanten Unterschied (alle anderen Werte waren hochsignifikant $p < 0{,}01$ different, Abb. 40).

**Vergleich der rechten Seite A-Serie mit der rechten Seite L3-Serie**
Beim Mann-Whitney-Test erhielten wir beim Vergleich der rechten Seite der A-Serie mit der rechten Seite der L3-Serie für die SI im T2-gewichteten Bild für alle Tage (1, 8, 16, 22, und 28 post operationem) hochsignifikante Unterschiede ($p < 0{,}01$). Entsprechendes galt für die SI im T1-gewichteten Bild am 1., 16., 22. und 28. Tag; für den 8. Tag war der Unterschied nicht signifikant. Für die T2-Zeitberechnungen erhielten wir hochsignifikante Differenzen für den 1. und 8. Tag, signifikant differente Unterschiede für den 22. Tag ($p < 0{,}05$). Der Quervergleich der beiden rechten Seiten ergab bei der T1-Relaxationszeit wieder für alle Tage signifikante bzw. hochsignifikante Unterschiede (Tag 1 signifikant $p < 0{,}05$), alle weiteren Unterschiede waren hochsi-

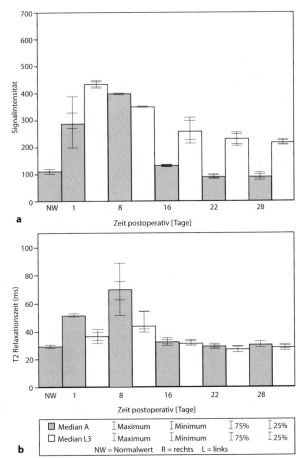

**Abb. 41a, b.** Quervergleich der SI im T2-gewichteten Bild, rechte Seite A-Serie/L3-Serie. **b** T2-Zeit im MRT, rechte Seite A-Serie/L3-Serie

gnifikant different $p < 0{,}01$. In der Regel fand sich eine Erhöhung der SI in den Operationsbereichen der sekundär operierten Muskeln (mit Ausnahme: 8. Tag, Abb. 41).

Zusammenfassend ist die Kernspintomographie eine sehr empfindliche Methode, um die Auswirkungen der Sekundärversorgung darzustellen. Diese machen sich in der Regel als Hyperintensität (Ausnahme 8. Tag L1) im Signalverhalten und im Verlauf mit verminderten T1-/T2-Zeiten bemerkbar.

### 3.3.2
### Ergebnisse der Kernspintomographie nach Kontrastmittelgabe (Ga-DTPA)

Durch die Kontrastmittelgabe läßt sich im MRT der Verlauf nach Versorgung eines Muskeltraumas differenziert und lang anhaltend beurteilen: Nach Durchtrennung ist eine anhaltende SI-Erhöhung der genähten und geklebten Seite auch im Verlauf zu sehen (Abb. 42). Dagegen bestehen kontralateral lokalisiert signalfreie Bereiche. Nach einer Sekundärversorgung von Muskelverletzungen durch Naht verbleibt auf

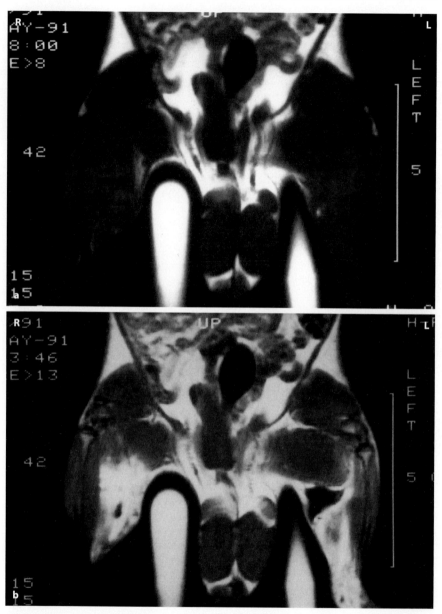

**Abb. 42a, b.** Serie A, MRT. **a** T1-gewichtet; vor Kontrastmittelgabe; 8 Tage nach Muskeldurchtrennung links und Nahtversorgung rechts: geringe, perimuskuläre Signalerhöhung. **b** Während der Kontrastmittelgabe; 8 Tage nach Muskeldurchtrennung links (L) und Nahtversorgung rechts (R): massive Erhöhung der SI mit Aussparung links > rechts

der Seite, die durch Naht und Fibrinkleber versorgt wurde, eine flächenhafte SI-Erhöhung durch das Kontrastmittel im MRT (Abb. 43). Neben der Durchblutung sind aber auch Extravasate in den Läsionsbereichen als Ursache der SI-Erhöhungen zu disku-

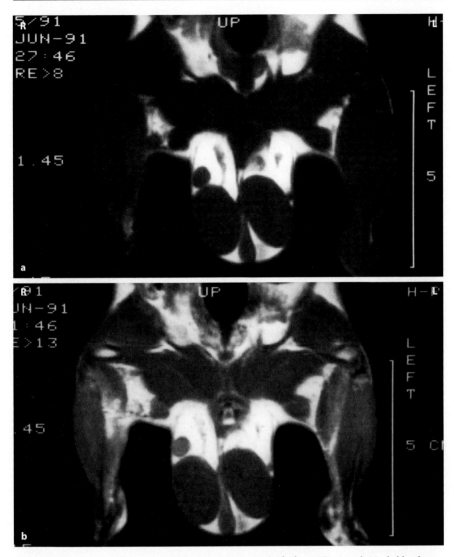

**Abb. 43a, b.** Serie L3, MRT. **a** T1-gewichtet; vor Kontrastmittelgabe; 27 Tage nach Muskeldurchtrennung und 25 Tage nach Nahtversorgung beiderseits (seitendifferent) perimuskulär SI-Erhöhung.
**b** Während der Kontrastmittelgabe; 27 Tage nach Muskeldurchtrennung und 25 Tage nach Nahtversorgung beiderseits (seitendifferent) SI-Steigerung rechts mehr als links

tieren. Letztlich bestätigen die mikroangiographischen Untersuchungen diese
Befunde in Hinsicht auf eine sehr ausgeprägte Durchblutung im adaptierten Bereich
nach der Muskeldurchtrennung (besonders nach Fibrinklebung).

### 3.3.3
### Ergebnisse der kernspinspektroskopischen Untersuchungen (MRS)

Bereits kurz nach der Operation entsprachen die Spektren einem normalen Muskel-spektrum (Abb. 44). Ob eine operative Versorgung der Muskelverletzung durchge-führt wurde oder nicht, konnte im MR-Spektrum hier nicht beurteilt werden. Weder das PCR- zu Pi- noch das PCR- zu ATP-Verhältnis fielen unter Berücksichtigung der Standardabweichungen aus den Normwerten. Dies galt sowohl für die Auswertung der SI als auch für die Signalflächen über die komplette Zeit der Beobachtung. Ledig-lich trendmäßig kann eine leichte Erhöhung von PCR zu Pi sowie PCR zu ATP aus den Kurven entnommen werden.

Bei der Auswertung des pH-Wertes wurde am 1. Tag nach der Operation ein um ca. 0,3 pH-Einheiten höherer pH-Wert gemessen als in den folgenden Tagen (7,1 ± 0,1). Dieser weist auf den Einfluß von Blutungen hin, die während der Operation entstan-den waren und erst Tage später abgebaut wurden. Diese Verschiebung, die bis zum 8. Tag zu beobachten war, zeigte eine Umkehr in die sauren Bereiche (pH = 6,9) nach dem 13. Tag (Abb. 45).

Eine auf der linken Seite ohne Muskelnaht sich bildende Muskelatrophie wurde in den Spektren durch ein geringeres Signal- bzw. Rauschverhältnis sichtbar. Entspre-chend nahmen die Signalflächen und Intensitäten aller Signale mit der Zeit ab. Die Verhältnisse der Signale zueinander blieben jedoch konstant, so daß die verbliebenen Signale von stoffwechselwertig normalen Muskelzellen stammten. In der Abbildung der Muskelspektren ist ein „Signalschwund" auf der linken Seite deutlich erkennbar. Auf der rechten Seite ist hingegen ein konstantes Spektrum abzuleiten (Abb. 44).

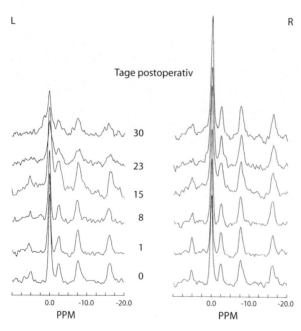

**Abb. 44.** Muskelspektren am M. triceps surae im Verlauf von 0–30 Tagen nach Durchtren-nung links (*L*) und Muskelnaht und Fibrinklebung rechts (*R*) der Serie A

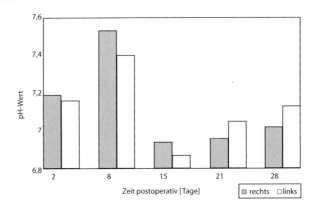

**Abb. 45.** pH-Wert-Verlauf im
MRS, rechtes / linkes Bein

In unseren MRS-Untersuchungen konnten nach Muskeldurchtrennungen am M. triceps surae der Ratte bis auf geringgradige, nicht signifikant seitendifferente Parameteränderungen nur die Auswirkungen der Blutungen (pH) und der Atrophie dokumentiert werden. Möglicherweise ist bei den sehr kleinen Muskeln keine ausreichende Masse für eine detaillierte Beschreibung der Veränderungen im Läsionsbereich gegeben, so daß immer eine zu große Menge gesunder Muskulatur mitgemessen wird.

## 3.4
## Ergebnisse der Enzymbestimmungen im Serum (CK-Gesamt und GOT)

Die Ergebnisse der Enzymbestimmung bei der Gesamt-CK zeigten am 5. Tag einen deutlich erhöhten Median von 167 U / h, der ab dem 8. Tag auf Werte um 40 U / l abfiel und im weiteren Verlauf dort verblieb. Auffällig waren die großen Streuungen und Streubreiten der Werte (Standardabweichungen bis 49,8) (Abb. 46a). Signifikante Differenzen fanden sich zwischen dem 5., 21., 28., 35., 42. und 84. Tag (Student-New-

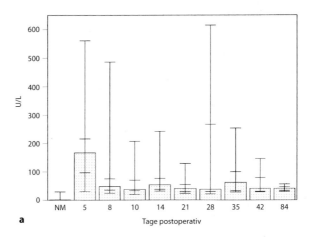

**Abb. 46a, b.** Serumenzyme.
a CK, **b** GOT

a

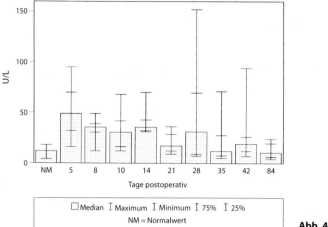

Abb. 46b

man-Keuls-Test). Die signifikante Differenz der Werte des 5. Tages zu Werten im späteren Verlauf bestätigt in gewissem Ausmaß die Befunde von Krejci u. Koch (1987) nach Muskelverletzungen.

Ein ähnlicher Verlauf, nur weniger ausgeprägt, war für die GOT zu finden (Abb. 46b). Auch hier war der 5. Tag zum 21., 35., 42. und 84. Tag signifikant different. Entsprechend ergaben sich aus unseren Untersuchungen initial erhöhte Enzymwerte, die sich bereits am 8. Tag auf ein mittleres Niveau einpendelten, wobei aber sehr große Variationen und ungleichmäßige Erhöhungen vorlagen.

## 3.5
## Ergebnisse der biomechanischen Untersuchungen

### 3.5.1
### Bestimmung der Zugfestigkeit am nativen M. triceps surae

Leerversuche zur Bestimmung der biomechanischen Zugfestigkeit und der Belastbarkeit der nativen Mm. triceps surae brachten kein Ergebnis, da es vor dem Zerreißen des Muskels nach unterschiedlich starker Anspannung jeweils zum Ausriß der distalen Femurepiphysen kam. Dieses Phänomen konnte auch zunehmend in den längeren Versuchszeiten unserer Versuchsgruppen gefunden werden. Entsprechend konnte in diesen Fällen keine weitere Auswertung vorgenommen werden.

### 3.5.2
### Ergebnisse biomechanischer Zugversuche in Verbindung mit der Beurteilung der Reißflächen durch die Rasterelektronenmikroskopie (REM)

Für die Beurteilung der biomechanischen Parameter bei Zugbelastung der Muskeln in den Versuchsgruppen wurden folgende Faktoren herangezogen:

- die Reißkurve (Kraft-Dehnungs-Kurve),
- die maximale Zugkraft (statistische Beurteilung im Verlauf, im Seitenvergleich sowie im Gruppenvergleich),
- die Fläche der Kraft-Dehnungs-Kurve (statistische Bewertung wie oben),
- die REM-Beurteilung der Reißflächen.

**A-Serie**
Bei der Betrachtung der maximalen Zugkraft zeigten sich hochsignifikante Differenzen über den gesamten Versuchsverlauf bis zum 35. Tag hinsichtlich der maximalen Zugkraft sowie für das Integral der Fläche unter der Kraft-Dehnungs-Kurve (Abb. 47, 48).

Während im Verlauf der Werte die maximalen Zugkräfte am 21. Tag im Bereich der maximal nahtversorgten Beine eine Plateauphase bei 45 N (im Mittel) erreichten,

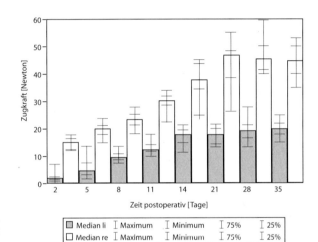

**Abb. 47.** Maximale Zugkraft, A-Serie, Vergleich linkes Bein gegen rechtes Bein

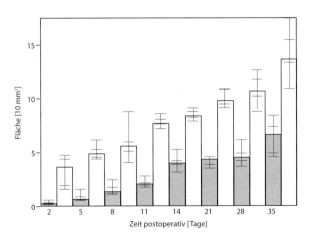

**Abb. 48.** Fläche unter der Kraft-Dehnungs-Kurve, A-Serie, Vergleich linkes Bein gegen rechtes Bein

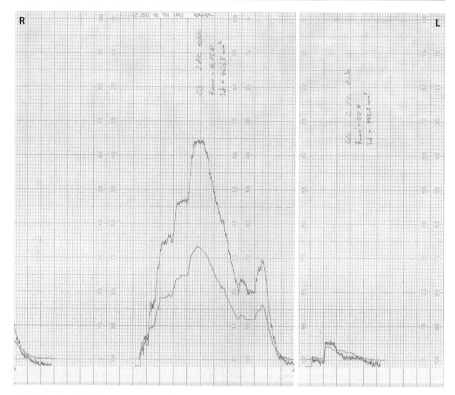

**Abb. 49.** Kraft-Dehnungs-Kurve, Serie A, 2 Tage postoperativ. Ordinate: Kraft, Abszisse: Zeit (Dehnung) (Beschreibung s. Text)

wurde eine Plateauphase der Werte der linken Seite um 19 N am 14. Tag erreicht (Abb. 47). Bei der Betrachtung der Integralflächen der Reißkurven zeigte sich eine stetige Zunahme bis zum 35. Tag (Abb. 48).

Ein damit vergleichbarer Befund ergibt sich auch bei der deskriptiven Betrachtung der charakteristischen Kraft-Dehnungs-Kurven der einzelnen Gruppen (Abb. 49–51):

– hinsichtlich des Anstiegs bis zur maximalen Kraftspitze zur Zerreißung,
– hinsichtlich der Konturen der einzelnen Kraftspitzen (entspricht der Zerreißung einzelner Fasergruppen),
– hinsichtlich der Plateaufläche
– sowie der Oberflächenkonfiguration in Hinsicht auf kleine Ausschläge.

Betrachtet man die Kurven der Zugversuche der Gruppe A in ihren Verläufen, zeigt sich am 2. Tag auf der rechten Seite ein weitgehend gleichmäßiger Kraftanstieg bis etwa 17 N (im Mittel 15,5 N). Nach Teilruptur der meisten Fasern folgte ein Kraftabfall auf etwa 6 N. Anschließend erfolgte eine kleine Plateauphase und ein erneuter Kraftanstieg auf etwa 14 N, welcher die folgende, komplette Ruptur des Restmuskels unter Herausziehen der Fäden auslöste (Abb. 49R). Kontralateral wurde am 2. Tag lediglich

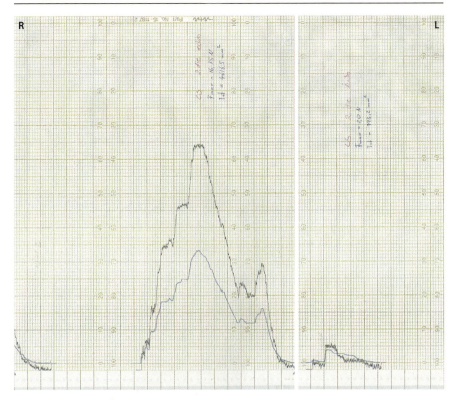

**Abb. 50.** Kraft-Dehnungs-Kurve, Serie A, 5 Tage postoperativ. Ordinate: Kraft, Abszisse: Zeit (Dehnung) (Beschreibung s. Text)

ein Kraftanstieg auf 2 N erreicht. Dieser wurde von einem plötzlichen Kraftabfall gegen 0 N gefolgt. Hier kann von einer nicht ausreichenden Primärstabilität auf der linken Seite bei einer befriedigenden Primärstabilität auf der rechten Seite ausgegangen werden (Abb. 49L). Dabei besteht eine entsprechend hochsignifikante Differenz ($p < 0{,}01$) der Flächen unter den Kraft-Spannungs-Kurven der beiden Beine (im Mittel rechts 3920 mm$^2$ zu 204 mm$^2$ links). Entsprechend zeigte sich im REM-Bild auf der rechten Seite eine teils aufgelockerte, teils aber durch glatte Begrenzungen gebildete oberflächliche Schicht mit glatt berandeten Muskelfaserbereichen, die der Kontraktionskuppe (s. Abb. 42) entsprechen könnten. Basal und lateral kamen die herausgerissenen Fäden zur Darstellung. Die Oberfläche ist als weitgehend mit Fibrin bedeckte Muskelschicht mit degenerativen Faseranteilen im Randbereich anzusehen. Auf der kontralateralen linken Seite waren einzelne autolog verklebte basale Restmuskelfasern vorhanden.

Am 5. Tag postoperativ zeigte sich an der rechten Seite in den Zugversuchen in der Regel ein steilerer, primär eingipfliger Verlauf mit einem Kraftmaximum um etwa 20 N. Danach erfolgte ein Rückgang der Spannung zu einem Plateau, gefolgt von einem erneuten gleichmäßigen Kraftspannungsanstieg auf ein Maximum von etwa 65 N und

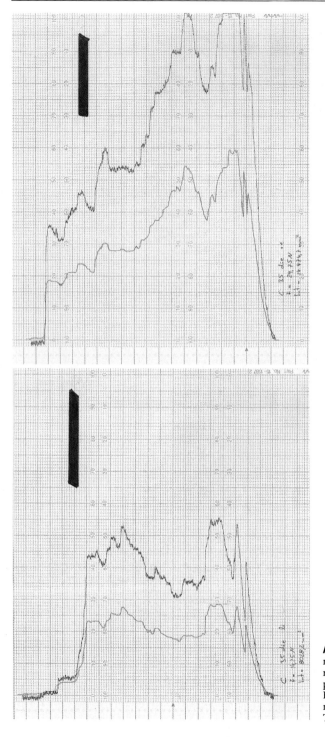

**Abb. 51a, b.** Kraft-Dehnungs-Kurve, Serie A rechts (**a**), links (**b**) 35 Tage postoperativ. Ordinate: Kraft, Abszisse: Zeit (Dehnung) (Beschreibung s. Text)

dann vollständigem Kraftabfall (Abb. 50R). Auf der linken Seite hingegen war ein mehr eingipfliger Anstieg bis lediglich maximal 14 N mit relativ abruptem Spannungsabfall zu finden, was einer Zerreißung der letzten Faserbündel entsprechen dürfte (Abb. 50L).

Auf den rechten Seiten bestand am 35. Tag ein mehrgipfliger, fast sägezahnförmiger Verlauf. Bei initial steilem Anstieg auf unterschiedliche Kraftmaxima bis über 30 N (im Mittel 45 N) folgte nach dem Zugvorgang ein plötzlicher und steilerer Abfall auf die 0-Ebene (Abb. 51R). Die linken Seiten hingegen zeigten bei einem noch steileren Anstieg einen mehr zweigipfligen Verlauf, mit einer Plateauphase, bei etwa 9 N zwischen 2 maximalen Gipfeln von 13 und 14 N (im Mittel 20 N) (Abb. 51L).

Der Verlauf der Kraftkurven auf den rechten Seiten war allgemein durch ein mit einzelnen Spitzen aufgelockertes, langsam ansteigendes Profil gekennzeichnet, welches bis zur maximalen Kraftspitze in Kurvenmitte pyramidenartig aufgebaut war. Der Abfall nach der endgültigen Ruptur der Restfasern erfolgte jeweils über eine Plateauphase. Links bestand in der Regel ein erheblich steilerer Anstieg mit einer schnelleren Rückführungsphase. Das hochsignifikante ($p < 0{,}01$) Verhältnis der Differenzen der Maximalkraft beider Seiten blieb bis zum 11. Tag gleich, um dann langsam anzusteigen, während die ebenfalls hochsignifikanten ($p < 0{,}01$) Differenzen der Flächen der Kraft-Dehnungs-Kurven geringer, aber kontinuierlich anstiegen.

Das REM-Bild zeigt rechts im Verlauf einen zunehmenden Anteil frisch gerissener, teilweise schräg verlaufender Muskelfaserbündel (Abb. 52) neben fibrillären Kollagenstrukturen. Diese Narbenstrukturen waren auf der linken Seite in einer erheblich größeren Zahl vorhanden und in einer teilweise geschlossenen, glatten Oberfläche verbunden. Der Riß fand in der Regel in der alten Verletzung oder distal davon statt, wobei die kollagenen Narbenfasern im Rupturbereich sichtbar zur Darstellung kamen (Abb. 53). Diese Tendenzen setzten sich zum Versuchsende weiter fort. In den Reißkurven fanden sich auf den rechten Seiten ein jeweils sehr langsamer Anstieg bis zum maximalen Reißpunkt, der von einzelnen Kraftspitzen unterbrochen war. Kontralateral dagegen bestand ein steilerer Anstieg mit einer Plateauphase bis zum Anstieg der Kurve in den maximalen Reißpunkt, ehe die Kurve wieder zum 0-Punkt zurückkehrte (Abb. 51b).

Rasterelektronenmikroskopisch war diesen Befunden eine deutlich vermehrte Bindegewebeneubildung auf der linken Seite zuzuordnen, während rechts zunehmend eine Zerreißung der fibrillären Muskel- und Kollagenfaserelemente an den Oberflächen zur Darstellung kam. Hier kann eine Korrelation der biomechanischen Ergebnisse mit den morphologischen Untersuchungen mittels der REM-Befunde konstatiert werden. Es kann angenommen werden, daß die Konfiguration der Kurven mit steilem Anstieg und kleinen Flächen unter den Kraftkurven auf eine verminderte Elastizität hindeuten, hervorgerufen durch Bildung von Bindegewebe im Sinne von Kollagenfasern. Ein langsamer Kurvenanstieg mit kleineren Kraftspitzen weist auf ein durch die vermehrte Regeneration von Muskelfasern bedingtes viskoelastisches Verhalten hin.

Für die unterschiedlichen Gipfel dürfen neben dem Gummibandprinzip (s. Abb. 91), welches als Modell zugrunde gelegt werden könnte, die unterschiedliche plastische sowie elastische Verformbarkeit der entstandenen Narbe, aber auch die mechanischen und Materialeigenschaften des Nahtmaterials in Betracht (s. Abb. 92) gezogen werden.

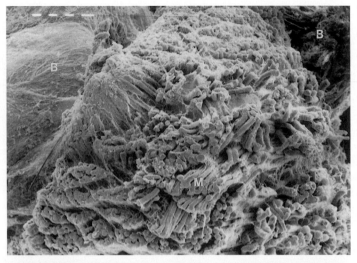

**Abb. 52.** REM eines Oberflächenreißprofils der Serie A, 35 Tage postoperativ, rechts, nach Naht- und Fibrinklebung frisch gerissene, teilweise schräg verlaufende Muskelfaserbündel (*M*), von Bindegewebe (*B*) umgeben (Vergr. 50:1)

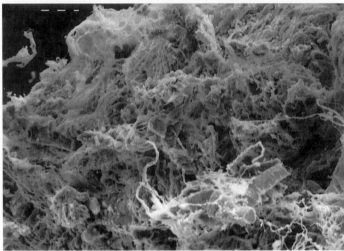

**Abb. 53.** REM eines Reißflächenprofils der Serie A, 35 Tage postoperativ, links, nach Durchtrennung; in der Rißstelle distal des Durchtrennungsbereichs zeigen sich nur kollagene Fasern (Vergr. 300:1)

### F-Serie

Es bestanden hochsignifikante Differenzen beider Seiten zuungunsten der linken Seite im maximalen Reißverhalten vom 5. bis zum 28. Tag, während davor und danach keine signifikanten Differenzen der maximalen Zugkraft nachzuweisen waren (Abb. 54). Die Flächenintegrale der Kraft-Dehnungs-Kurven stiegen bis zum 35. Tag an, wobei auch hier hochsignifikante Differenzen beider Seiten vom 5. bis zum 28. Tag auffällig waren (Abb. 55). Im Student-Newman-Keuls-Test fanden sich bei der Betrachtung der Durchschnittswerte der Kräfte signifikante Differenzen insbesondere im Vergleich der Anfangsuntersuchungstage zu den Ergebnissen bei Versuchsende (Abb. 56).

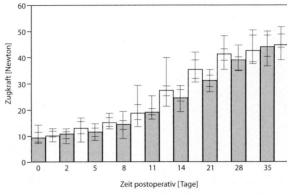

**Abb. 54.** Maximale Zugkraft, F-Serie. Vergleich linkes Bein gegen rechtes Bein

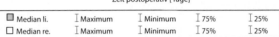

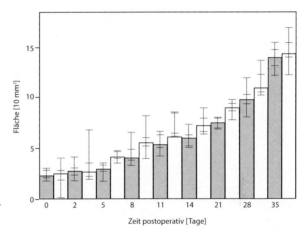

**Abb. 55.** Fläche unter der Kraft-Dehnungs-Kurve, F-Serie. Vergleich linkes Bein gegen rechtes Bein

Kurvenkonfigurationen und dazugehörige REM-Befunde zeigten ebenfalls eine mehr oder weniger ausgeprägte Seitendifferenz: In den initialen Untersuchungszeitpunkten bis zum 8. Tag war die Konfiguration der Kraftkurven beider Seiten ähnlich. Es zeigte sich ein initial geringer Anstieg mit Kraftspitzen bis zu einer maximalen Kraftspitze und danach ein langsamer Abfall mit mehreren kleinen Spitzen bis zum Erreichen der Nullinie. Im REM-Bild der ersten Tage war in dieser Zeit eine geringe seitendifferente, weitgehend durch Auflagerung eines dünnen Überzugs (Fibrin) glatt begrenzte, teilweise aber auch schon mit kleinen Fibrillen (z. T. Kollagen) durchsetzte Oberfläche zu finden (s. Abb. 100).

In den folgenden Untersuchungszeiten war rechts ein mehr oder weniger langsamer, von einzelnen Kraftspitzen unterbrochener Anstieg bis zur Aufzeichnung des Punktes der maximalen Zugkraft gegeben, nach der es zu einem schnelleren Abfall bis zur Nullinie kam. Auf der kontralateralen linken Seite wirkte sich die ver-

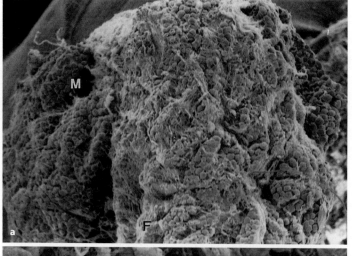

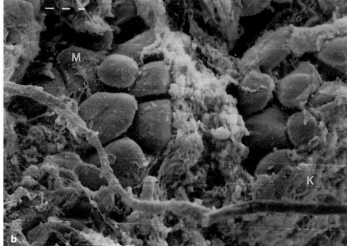

**Abb. 56a, b.**
REM des Reiß-
flächenprofils
der Serie F
rechts, 2 Tage
postoperativ,
nach Muskelnaht
und Fibrinkle-
bung; Muskel-
fasern (*M*) von
einer dünnen
Fibrinschicht (*F*)
bedeckt, teil-
weise auch Kol-
lagenfasern (*K*)
im Randbereich
(Vergr. **a** 50:1,
**b** 400:1)

änderte Heilungskinetik im Hinblick auf einen initial steileren Anstieg der Kurve aus. Dieser war gefolgt von einer mehr oder weniger großen Plateauphase und kleineren Kraftspitzen bis zu einem letzten Anstieg an den Punkt der maximalen Zugkraft und einem auch steilen Abfall danach. Im weiteren Verlauf wurden diese Auffälligkeiten im Sinne der initial oder intermittierend steilen Anstiege deutlicher, so daß von seiten der Kurvenkonfiguration eine doch deutliche Seitendifferenz bestand.

Bei den REM-Bildern war auf der rechten Seite im Verlauf zunehmend der Riß im Bereich der Muskelfasern, begleitet von mehr oder weniger ausgeprägten Bindegewebefibrillen, zu sehen. Im Beobachtungszeitraum von 2–4 Wochen postoperativ waren links die Muskelfasern im REM-Bild unregelmäßig, teilweise von Bindegewebefasern bedeckt und teilweise von narbigen Zonen gleichsam abgeschirmt zu finden. In den späteren Untersuchungszeiträumen bis zur 6. Woche postoperativ konnte, in einem Vergleich zur kontralateralen rechten Seite, weiterhin persistierend eine vermehrte Bindegewebeabdeckung der Oberflächen gefunden werden, die im Zeitverlauf immer mehr von ausgerissenen Muskelfasern begleitet wurde.

Beim Vergleich der mit und ohne Fibrin durch U-Nähte adaptierten Muskeln zeigte sich insgesamt eine deutliche Seitendifferenz bezüglich der Kraft und der Flächen vom 5. bis zum 28. Tag zuungunsten der nicht geklebten Seite (Abb. 54 u. 55). Diese gingen mit entsprechenden Veränderungen des Kurvenverlaufs und Differenzen der REM-Befunde einher. Die Vorzüge einer besseren Gewebeadaptation mittels Fibrinkleber resultieren demnach in einer positiven Beeinflussung der Belastbarkeit und einem entsprechend eher viskoelastischen Reißverhaltens. Aus den REM-Bildern ergibt sich ein Anhalt, daß die Fibrinklebung der Muskelstümpfe in Verbindung mit der Naht eine im Vergleich verminderte Narbenbildung erreichen läßt. Dies kann auch aus der Konfiguration der Reißkurven und letztlich auch aus dem Integral der Reißflächen abgeleitet werden.

**L1-Serie**

Auch bei der Betrachtung der Verläufe der Kraft-Dehnungs-Kurven in der L1-Serie zeigte sich ein leicht verlängerter, aber deutlich seitendifferenter hochsignifikanter Anstieg der maximalen Zugkräfte bis zum 35. Tag sowie im Integral der Fläche unter der Kraft-Dehnungs-Kurve. Beim Vergleich der Mittelwerte der Untersuchungstage im Student-Newman-Keuls-Test waren signifikante Unterschiede vorhanden.

Auch in diesen Versuchen fanden sich vergleichbare REM-Bilder, die ähnlich – aber ausgeprägter als in der F-Serie – eine im Verlauf seitendifferente Zunahme der Bindegewebefaserbildung an den Oberflächen aufwiesen. Auf der rechten Seite kam es im Verlauf zunehmend zum Riß im Bereich neu gebildeter Muskelstrukturen, die in einer deutlich größeren Anzahl als kontralateral vorlagen (Abb. 57 u. 58).

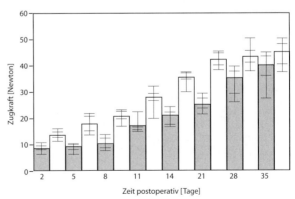

**Abb. 57.** Maximale Zugkraft, L1-Serie, Vergleich linkes Bein gegen rechtes Bein

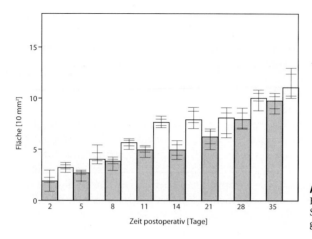

**Abb. 58.** Fläche unter der Kraft-Dehnungs-Kurve, L1-Serie, Vergleich linkes Bein gegen rechtes Bein

## L3-Serie

Bei dem Vergleich der biomechanischen Zugkräfte beider Seiten zeigte sich im Verlauf ein im wesentlichen der Serie L1 entsprechender, gleichmäßiger Anstieg der maximalen Zugkräfte wie auch der Fläche unter der Kraft-Dehnungs-Kurve. Auch hier war eine hochsignifikante Differenz ($p < 0,05$) der beiden Seiten in bezug auf ihre maximale Zugfestigkeit und das Integral der Reißflächen zu finden. Bei der Betrachtung der Differenzen der Flächen der Kraft-Spannungs-Kurven ergab sich bei einer hochsignifikanten, größeren Zugfestigkeit der maximal versorgten rechten Seiten mit Höhepunkt am 14. bzw. 21. Tag und gegen Ende unserer Versuche wieder eine Annäherung der Werte, wobei aber weiterhin hochsignifikant differente Werte vorlagen. Bei diesen im wesentlichen zur Versuchsgruppe L1 ähnlichen Kurvenverläufen zeigten sich aber deutliche Unterschiede in der Charakteristik der typischen Kurvenkonfigurationen (Abb. 59 u. 60).

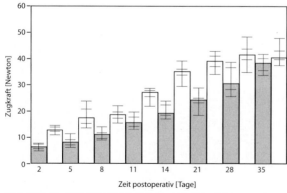

**Abb. 59.** Maximale Zugkraft, L3-Serie, Vergleich linkes Bein gegen rechtes Bein

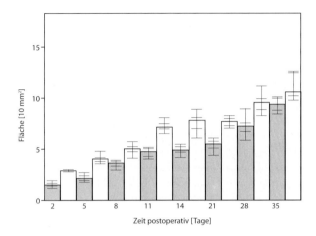

**Abb. 60.** Fläche unter der Kraft-Dehnungs-Kurve, L3-Serie, Vergleich linkes Bein gegen rechtes Bein

In allen Kurven bestanden initial höhere Anstiege, gefolgt von einer pyramidenartigen Kurve (rechts, maximale Spannung 41 N, Median am 28. Tag), die auf der linken Seite einen sehr frühen Anstieg bis zur maximalen Zugkraft aufwiesen (Median 38 N am 35. Tag). Diese Veränderungen, insbesondere der steile Anstieg, waren in allen Gruppen wiederzufinden, wobei sich im Hinblick auf das Versuchsende eine stärkere Akzentuierung ergab.

Bei den REM-Befunden war hier nach einer initial weitgehend glatten Abdeckung der Oberfläche, links mehr als rechts, im weiteren Verlauf der Versuche eine deutlichere Bindegewebefaservernetzung mit den Oberflächen zu finden, als dies in den vergleichbaren Versuchen der Serie L1 der Fall war.

**Ergebnisse der Biomechanik im Quervergleich der rechten Seite der A-Serie mit der L1- und L3-Serie**

Zur Frage der Auswirkung der Sekundärversorgung im Hinblick auf die Zugfestigkeit und die Fläche der Kraft-Dehnungs-Kurven sowie auf das Deformierungsverhalten der Muskeln zeigen sich signifikante Differenzen für die L1-Serie (Sekundärversorgung nach 1 Tag) im Vergleich zur sofortigen Versorgung der A-Serie am 8., 11. und 14. Tag sowie für die Gruppe L3 (Versorgung am 3. Tag) für den 8., 11., 21. und 35. Tag. Deutlichere Ergebnisse hinsichtlich der Signifikanz ergaben sich beim Vergleich der Flächen der Kraft-Dehnungs-Kurven, die in der L1-Serie hochsignifikante Differenzen am 5., 11., 14., 21., 28. und 35. Tag zeigen und für die L3-Serie, bei der ab dem 5. Tag alle weiteren Werte hochsignifikant zu finden sind. Die verminderte plastische viskoelastische Deformierung kann durch eine geringe Menge an Muskelmaterial und größere Anteile von Fibrose und Narbe bedingt sein. Deutlicher als in den anderen Untersuchungen zeigen sich hier die Auswirkungen der späteren Nahtversorgung im Hinblick auf eine Verminderung der Belastbarkeit im Sinne des Verhaltens beim Zugversuch. Eine direkte Gegenüberstellung findet sich in den Abbildungen der Quervergleiche der Gruppen A / L1 und A / L3 sowie aus den Differenzen der Werte. Bei den erhöhten statistischen Anforderungen an den interindividuellen Vergleich zweier Gruppen besteht aufgrund dieser Ergebnisse ein Hinweis auf eine höhere Belastbarkeit nach der Sofortversorgung. Dieses läßt sich auch durch die Konfiguration der

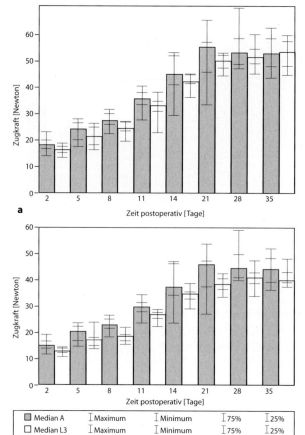

**Abb. 61a, b.** Maximale Zugkraft **a** A-Serie und L1-Serie,
**b** A-Serie und L3-Serie, Quervergleiche der rechten Seiten

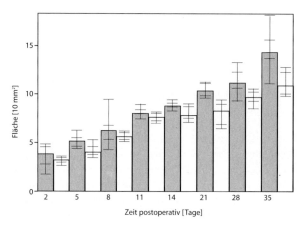

**Abb. 62a, b.** Fläche unter
Kraft-Dehnungs-Kurve **a** A-
Serie und L1-Serie

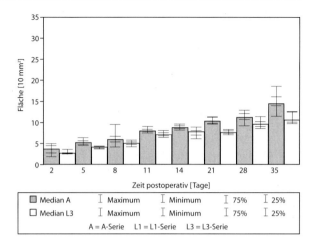

**Abb. 62b.** A-Serie und L3-
Serie, Quervergleich der
rechten Seiten

Kraft-Dehnungs-Kurven und den entsprechenden REM-Befunden der Reißflächen
bestätigen (Abb. 61 u. 62).

### 3.5.3
### Vergleichende Bewertung der biomechanischen Zugversuche bei unterschiedlichen Versorgungsmodalitäten von Muskelverletzungen

Die Werte aus den Kraft-Dehnungs-Kurven in der Gruppe A weisen die signifikant
größte Differenz zwischen der rechten, optimal versorgten und der linken, nicht versorgten Seite auf. Eine Angleichung wird bis zum 35. Tag postoperativ nicht erreicht
(Abb. 47 u. 48). Bei der Serie F ergibt sich im mittleren Versorgungszeitraum, zwischen dem 5. und 28. Tag, eine deutliche Differenz zwischen beiden Beinen, wonach
sich diese ab dem 35. Tag (für unsere Versuche langfristig) wieder ausgleich (s. Abb.
54 u. 55). Auch in den Serien L1 und L3 bestehen die größten Differenzen im mittleren
Versorgungszeitraum zwischen dem 5. und 21. Tag und sind ab etwa dem 28. Tag
rückläufig (s. Abb. 55 u. 57–60).

Vergleicht man nun die einzelnen operativen Versorgungen hinsichtlich der Mus-
kelreißeigenschaften miteinander, so zeigt sich bei der Serie A von Anfang an die
höchste Zugfestigkeit in den Maximalkraftversuchen, welches sich auch in den Flä-
chenintegralen ausdrückt. Im Vergleich der Serien A und F ist die Zugfestigkeit der
maximal versorgten Seite AR (rechts) über die Zeit am höchsten. Ab dem 35. Tag wird
in beiden Gruppen eine maximale Zugfestigkeit im Mittel von etwa 47 N erreicht, so
daß hier annähernd gleiche Langzeitergebnisse bei besseren Frühergebnissen in der
Serie A zu verzeichnen sind. Entsprechend kann daraus geschlossen werden, daß
langfristig die Versorgung einer Muskelruptur mit 2 U-Nähten ausreichend
erscheint, während mittelfristig – z.B. für ein vorgezogenes Aufbautraining – eine
maximale Nahtversorgung mit Fibrinkleber einen besseren Schutz vor Rezidiven
erbringen müßte.

Vergleicht man die Serie A mit den Serien L1 und L3, so zeigt sich wiederum zeitabhängig ein deutliches Überwiegen der Mittelwerte bei den Zugversuchen der Serie

A. Jedoch ist auch hier etwa ab dem 11. bzw. 28. Tag ein Angleichen beider Serien zu beobachten. Lediglich bei den nach 3 Tagen nach Durchtrennung versorgten Muskeln bleibt die Zugfestigkeit vermindert (Abb. 61 u. 62). Jedoch wird eine Angleichung soweit erreicht, als daß der langfristig geringe Unterschied eine sekundäre Versorgung einer Muskelverletzung mehrere Tage nach Trauma indiziert erscheinen läßt.

Entsprechend verhält es sich in den Gruppen L1 und L3 im Vergleich der rechten, maximal versorgten Muskeln mit denen der linken Seiten im Zugversuch: Entsprechende Festigkeiten werden erst ab dem 35. Tag erreicht (s. Abb. 57 u. 59). Bei schlechterer Primärstabilität läßt sich langfristig auch mit 2 U-Nähten eine ausreichende Reißfestigkeit im Muskel erreichen, wobei hier aufgrund der geringeren Primärstabilität die Gefahr einer frühen Muskelruptur gegeben ist.

Insgesamt am schlechtesten schneidet die linke Seite der Gruppe A (keine Versorgung) nach Muskelquerdurchtrennung im Vergleich zu allen anderen Gruppen ab: Eine ausreichende Festigkeit wird auch über die gesamte Beobachtungszeit nicht erreicht, so daß eine konservative Therapie einer kompletten dehiszenten Muskelruptur nicht empfohlen werden kann.

Die operative Versorgung von Muskelrupturen erscheint insbesondere langfristig in Hinsicht auf die schlechten Ergebnisse nicht versorgter Muskelläsionen des linken Beins in Serie A lohnenswert. Die für eine „frühfunktionelle" Behandlung erforderliche hohe Primärstabilität ist durch einen früheren Operationszeitpunkt mit optimaler operativer Versorgung im Sinne einer flächenhaften Muskeladaptation zu erreichen. Mit einer geringeren Menge von Nahtmaterial versorgte Muskelverletzungen (mit 2 U-Nähten) erreichen zwar eine primär geringere Stabilität, bieten im Langzeitverlauf jedoch annähernd gleich gute Werte.

Die initiale Zugfestigkeit ist allein durch die Art und die Menge des eingebrachten Nahtmaterials, gegebenenfalls auch in Verbindung mit der Fibrinklebung, gegeben. Erst nach einem Verlauf von mindestens 8 Tagen kann eine Zunahme der Reißfestigkeit konstatiert werden, die initial auf die kollagenen bindegewebigen Neubildungen zurückzuführen ist. Erst im weiteren Verlauf treten zunehmend auch die biomechanischen Eigenschaften der eigentlichen Muskelregeneration zutage. Dies läßt sich an der Kraft-Dehnungs-Kurve erkennen, indem zunehmend der komplette Riß im Zugversuch erst nach einer längeren Deformierungsperiode erfolgt. Entsprechend nimmt die Fläche der Kurve als Ausdruck aller Kräfte der Zugfestigkeit in einem stärkeren Umfang im Zeitverlauf zu als die letztliche maximale Zugkraft.

Bei der Frage der Belastbarkeit im Sinne der Zugfestigkeit ergibt sich in den von uns durchgeführten Untersuchungen jeweils eine Plateauphase der maximalen Zugkraft ab der 3. postoperativen Woche (1 Woche verspätet bei der Gruppe L3), so daß dann von einer ausreichenden Stabilität, im Hinblick auf die Belastung und das sportliche Aufbautraining, ausgegangen werden kann. Inwieweit bereits eine Belastbarkeit im Anstieg der Kurve gegeben ist, bleibt für den Einzelfall zu diskutieren.

## 3.6
## Ergebnisse der histologischen Methoden

### 3.6.1
### Ergebnisse der Beurteilung der äußeren Aspekte der Muskeln im Bereich des M. triceps surae (makroskopischer Aspekt bei Präparatentnahme)

In den frühen Behandlungsphasen war in allen Präparaten ein Hämatom sichtbar. Dies war geringer und zeitlich kürzer in den mit Fibrinkleber adjuvant behandelten Tieren nachweisbar. Autoptisch waren die Hämatome im Zeitraum von minimal 3 bis maximal 17 Tagen nach der Naht zu finden.

Auffällig waren die in der überwiegenden Anzahl der Fälle der Gruppe AL aufgetretenen starken Einziehungen in der Mitte des Muskelbauches, die häufig als Doppelkontur mit im Verlauf zunehmend ausgeprägter, distaler Muskelatrophie bestanden (Abb. 63). Initial hatte hier ein größeres Hämatom zwischen den deutlich dehiszenten Muskelstümpfen bestanden, die in der Folge mit ihrer Unterfläche verwuchsen. Die im zunehmenden Verlauf deutlicher bestehende Atrophie des distalen Muskelabschnitts ist möglicherweise auf eine mangelnde Reinnervation zurückzuführen (Abb. 63).

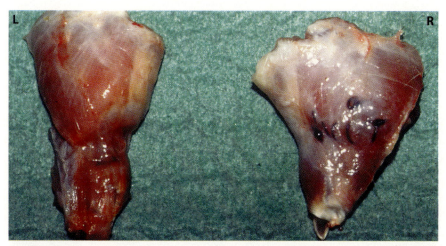

**Abb. 63.** Muskelentnahme für die Histologie: 21 Tage nach Durchtrennung. Links (*L*): Deutliche Inzision mit livider Verfärbung im Durchtrennungsbereich, distal Muskelatrophie. Rechts (*R*): Nach Nahtversorgung (2 U-Nähte, zirkuläre Naht und Fibrinklebung) unauffällige Kontur und Aspekt der Oberflächen des Muskels mit persistierendem Nahtmaterial

### 3.6.2
### Ergebnisse der konventionellen histologischen Verfahren

#### *3.6.2.1*
#### *Phasenfolge der morphologischen Veränderungen nach der Muskeldurchtrennung*

Der Ablauf der Heilung von Muskelverletzungen entspricht weitgehend der nach einer Schnittverletzung (Schröder 1982). Entsprechend konnten auch in unseren Präparaten einzelne Phasen beobachtet werden, die je nach Verlauf in den verschiedenen Gruppen mehr oder weniger schneller ineinander übergingen.

In der alternativen Phase wird durch die Durchschneidung eine Retraktion der kontraktilen Elemente in die Sarkolemmschläuche in den betroffenen Muskelfaszikeln vollzogen (Adams et al. 1962). Auf diese Weise bleibt ein Schlauch übrig, der über eine kurze Strecke leer erscheint. Ein schmaler „Gerinnungspfropf" oder „Kontraktionskappe" waren auch in unseren Präparaten am Ende der retrahierten Faserteile vorhanden, die sich stark anfärbten (Abb. 64). Weitere Gewebeveränderungen sind durch die Alteration der Mikrozirkulation gegeben, die wiederum Azidose und weitergehende katabole Umbauvorgänge verursachten. Infolge der dadurch bedingten weitergehenden enzymatischen Reaktion kommt es zu einer umschriebenen Autolyse der Begleitgewebe, die von einer Heterolyse durch Leukozyten, Makrophagen und Histiozyten begleitet wird. Während der ersten 3 Tage drangen polymorphkernige Leukozyten in die Fibrinpfröpfe am Ende der Sarkolemmschläuche der Muskelfasern ein (Abb. 65). An den Rändern mit Endo- und Perimysium waren

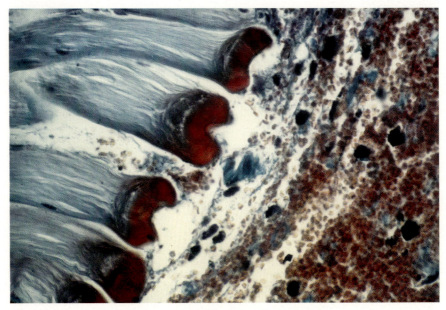

**Abb. 64.** Stark angefärbte, verbreiterte Kontraktionskappe der Muskelfasern mit Hämatom, 1 Woche nach Muskeldurchtrennung Serie A, links (Goldner-Färbung, Vergr.: 400:1)

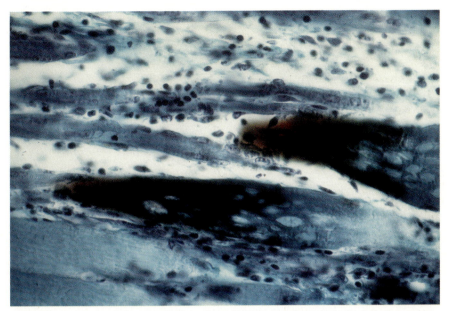

**Abb. 65.** In der stark gefärbten „Kontraktionskappe" (Fibrinpfröpfe am Ende der Sarkolemmschläuche) sind Kerne aus eingewanderten Zellen nachweisbar. 7 Tage nach Naht und Fibrinlösung einer Muskeldurchtrennung (Serie A rechts) (Goldner-Färbung, Vergr. 400:1)

dementsprechend teilweise sehr ausgeprägte histiozytäre Reaktionen zu beobachten. In der weiteren Folge kam es in einem Bereich von ≥ 1 mm beidseits des Durchtrennungsbereichs zu einer Abrundung der persistierenden Kerne in den Sarkolemmschläuchen.

Am 3. Tag war eine große Zahl von Histiozyten aktiv an der Phagozytose von nekrotischem Material beteiligt, wobei einige in diejenigen Sarkolemmschläuche eindrangen, die eine „Retraktionskappe" aufwiesen (Abb. 65). Die verbleibenden Kerne in diesen „Retraktionskappen" waren verkleinert und pyknotisch. Währenddessen zeigten die Kerne, die an den leeren Sarkolemmschläuchen hafteten, sowie die histiozytären Infiltrate eine auffällige Aktivität: Sie lagen in Reihen von 8 oder mehr Kernen zusammen, wobei sie von einer verbreiterten Zone von Sarkoplasma umgeben waren und einen großen Nukleus aufwiesen (Myotuben).

Während der reparativen Phase, in den ersten 7–15 Tagen, füllten sich die vormals leeren Sarkolemmschläuche mit einem dunkel gefärbten granulären Sarkoplasma, in dem weiterhin Reihen und Haufen von Sarkolemmkernen in zentraler und peripherer Position lagen (Abb. 65).

Im weiteren Verlauf, bis zum 14. Tag, waren viele Myofibrillen in der Wachstumszone nachweisbar. Gleichzeitig lief eine Regression des entzündlichen Gewebes ab, während über angioplastische Einsprossungen und über fibroplastische und fibrozytäre Reaktionen eine Bindegewebeneubildung angeregt wurde.

Das initial gebildete Bindegewebe war zell- und gefäßreich. In den Gruppen AR, F, L1, L3, in denen der zu überbrückende Gewebedefekt sowie die Ausbildung des Bindegewebes nicht groß waren, trafen und vereinigten sich die distalen und proximalen

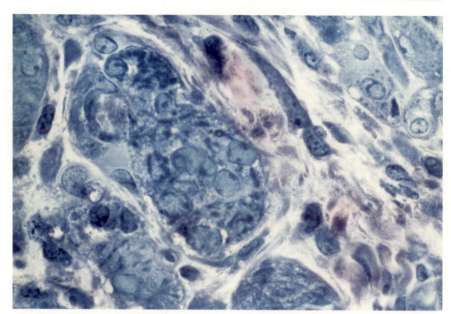

**Abb. 66.** Neubildung von Muskelzellen im Gewebe ohne Verbindung zu den persistierenden Basalmembranen: große mehrkernige Zellen, umgeben von zellreichem Bindegewebe (s. a. Abb. 2), 2 Wochen nach Naht einer Muskeldurchtrennung im Adaptationsbereich (Serie F links) (Färbung: Giemsa und bas. Fuchsin, Vergr.: 1000:1)

Enden der Muskelknospen. Bei Widerständen durch persistierende Blutkoagel (Gruppe FL/L, L, L3L) oder breitere Bindegewebewälle (Gruppe AL) bildeten sich an den Rändern ungeordnete Aussprossungen langer spindeliger Zellen, die in der Regel mit der Muskelknospe in Verbindung standen. Unabhängig von den erhaltenen Enden der Muskelfasern wurden teilweise größere Zytoplasmamassen gebildet, die einen zentralen Haufen von Muskelkernen aufwiesen (Abb. 66 u. 67). Einzelne Fragmente des Sarkolemms und seine Kerne konnten multiple Wachstumszentren ausbilden (Schröder 1982).

Nach 21 Tagen waren, insbesondere in den Gruppen AR, FR, FL, L1R, L1L und weniger in L3, zahlreiche intensiv gefärbte Myofibrillen nachweisbar, die eine Verbindung über den Durchtrennungsbereich hinweg geschlossen hatten. Vor allem an den Randbereichen sowie um die Fäden fand im Rahmen der Narbenbildung eine Interaktion zwischen den Myofibrillen und dem zellärmeren fibrozytären und fibroblastären Narbengewebe statt (Abb. 67 u. 68). Während kleinere, im Bindegewebe liegende Auswüchse sich zurückbildeten, wurden die neugebildeten Fasern größer und breiter. Die Querstreifung der Myofibrillen wurde regulär, die Kerne rückten vom Zentrum an die Peripherie der Faser. Im Bereich größerer Obstruktionen durch faserreiches Gewebe (Abb. 68) entstanden insbesondere in der nicht durch Naht versorgten Gruppe AL (geringer auch L3 $\geq$ L3R, minimal FL, L1L > L1R) schräg und mitunter verdreht laufende Fasern und teilweise auch größere multizelluläre Knoten. Diese persistierten noch für mehrere Wochen, wiesen aber zunehmend degenerative Prozesse wie Schrumpfung des Kerns bis zur Pyknose und Vakuolisierungen auf.

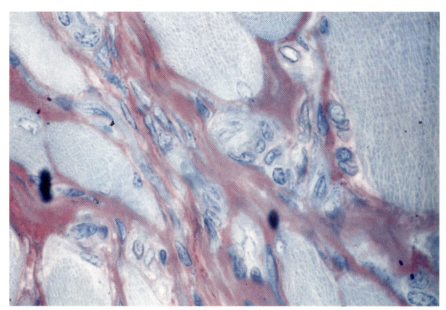

**Abb. 67.** Interaktion zwischen Muskelzellen bzw. proliferierenden Myoblasten und Bindegewebe mit Fibrozyten (Serie L1 links) nach sekundärer Muskelnaht u. a. (1 Tag nach Durchtrennung Serie L1L) (Färbung: Giemsa und bas. Fuchsin, Vergr. 1000:1)

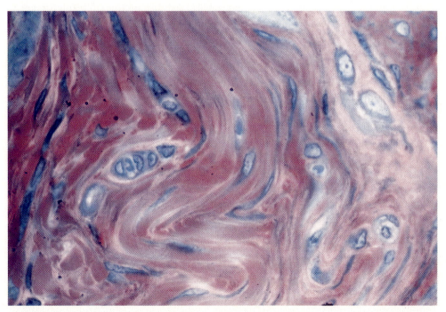

**Abb. 68.** Narbenbildung durch zellreiches und zellarmes Bindegewebe, teilweise erheblich unregelmäßig verlaufend (b/c), teilweise Fett im Randbereich, 4 Wochen nach Muskeldurchtrennung (Serie A links) (Färbung: Giemsa und bas. Fuchsin, Vergr. 1000:1)

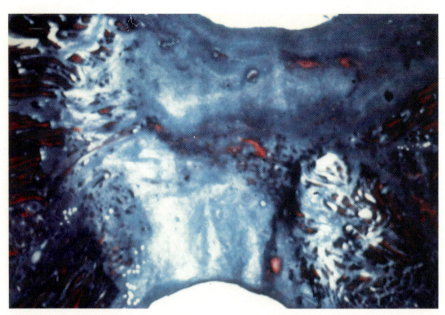

**Abb. 69.** Bindegewebiger Bereich zwischen 2 Muskelanteilen, 4 Wochen nach Durchtrennung (Serie A, links) (Färbung: Gomori, Vergr. 25:1)

Bei größerer Zerstörung des Sarkolemms und der anhaftenden Sarkolemmkerne im Rahmen einer größeren Retraktion setzte ebenfalls eine Regeneration von den beiden erhaltenen Enden der Muskelfasern aus ein. Nach Saunders u. Sissions (1953) ist die Vollständigkeit der Regeneration und die Richtung der neugebildeten Fasern von der Anwesenheit intakter Sarkolemmschläuche abhängig. Im Bereich der Durchtrennung kam es, durch die in der exsudativen Phase ausgebildete Auffüllung mit Blut und Fibrin und der anschließenden ausgeprägten Granulations- und Narbenbildung, zu einer festen, bindegewebigen, die Regeneration behindernden, abschließenden, wallartigen Zone (Abb. 69).

28 Tage nach einer umschriebenen, glatten Durchschneidung ohne wesentliche Retraktion (Versuchsanordnung A rechts, F, L1, L3) waren nur noch mäßige Faserfehlorientierungen und eine dem Versorgungstyp entsprechende Vermehrung des Bindegewebes als Zeichen der vorangegangenen Schädigung nachweisbar. Die sekundär operierten Tiere (L1/L3) zeichneten sich dabei durch eine zunehmende Verzögerung im Ablauf und mit einer ebenfalls vom Zeitpunkt der Sekundärversorgung abhängigen Vermehrung des Bindegewebes aus (Abb. 67). Diese Veränderungen waren ebenfalls entsprechend abgestuft nach dem Zeitablauf von 42 und 84 Tagen nach der Nahtversorgung nachweisbar. Bei einer geringen Fallzahl (minimal 2, maximal 4) untersuchter Tiere in diesen späteren Zeiträumen zeigten sich, wie auch am äußeren Bild, abgestuft in den Gruppen $A_R \geq F_R \geq F_L \geq A_L$ keine oder nur geringe fibromatöse Veränderungen im Sinne einer Narbenbildung. Gleichzeitig bestand in diesen Fällen eine entsprechend unregelmäßige Ausrichtung der Muskel- und Bindegewebefibrillen. Deutlich vermehrt waren fibröse Narben in der Gruppe L3, links

mehr als rechts, zu finden. Ein von diesen Befunden differentes histologisches, dem makroskopischen Befund entsprechendes Bild ergab sich bei den Muskeldurchtrennungen der Gruppe A links: In den meisten Fällen (ca. 70 %) war ein in Querrichtung geteilter Muskel entstanden. Die proximale, in der Regel dickere Hälfte mit normo- bis hypertrophen Fasern war auf der darunterliegenden Muskelschicht angeheftet und durch mehr oder weniger ausgeprägte Narbenstränge und auch unregelmäßig verlaufendem Muskelmaterial mit dem dünneren distalen Ende verbunden. In den verbleibenden Fällen der Gruppe AL waren flächige Narben zwischen den beiden Muskelanteilen entstanden. In allen Fällen bestand hier eine distal betonte Muskelatrophie (Abb. 69).

### 3.6.2.2
*Ergebnisse der histologischen Untersuchungen in den verschiedenen Versuchsgruppen und Versorgungsmodellen nach Muskelverletzungen*

Bei den für die Histologie präparierten Unterschenkeln zeigte sich makroskopisch ein entsprechendes Bild wie bei den autoptischen Befunden: Auffällig war insbesondere in der Gruppe A die seitendifferente Konturveränderung im Sinne einer Einkerbung im Durchtrennungsbereich, häufig vergesellschaftet mit einer mehr oder weniger großen Atrophie des distalen Muskelanteils (Abb. 70). In dieser Gruppe sowie in den anderen Gruppen war initial das bereits beschriebene Hämatom zu sehen – geringer ausgeprägt, aber länger nachweisbar in den sekundär operierten Gruppen L1 und L3. Während in allen Untersuchungszeiträumen danach eine weitgehend

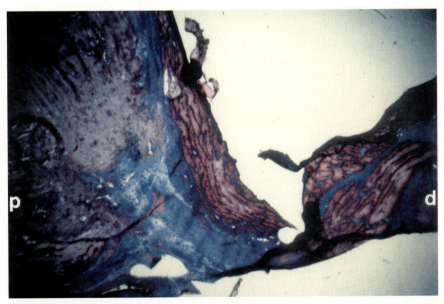

**Abb. 70.** 4 Wochen nach Muskeldurchtrennung (Serie A, links): Narbenbildung und Verbindung des großen proximalen Anteils (*p*) mit dem dünneren distalen (*d*) Anteil über eine schmale Gewebebrücke (Färbung: Gomori, Vergr.: 12,5:1)

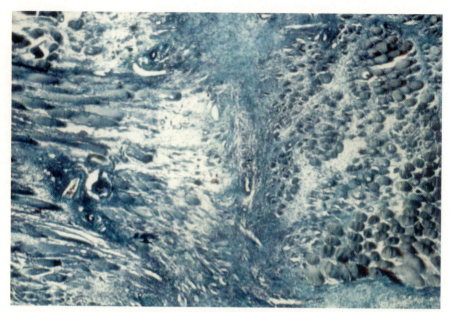

**Abb. 71.** Geringgradige Spaltbildung nach Muskeladaptation mit unregelmäßiger Ausrichtung der Muskelfasern und Bindegewebe zwischen den Muskelstümpfen (Serie A, rechts, 7 Tage postoperativ) (Färbung: Goldner, Vergr.: 50:1)

unauffällige Oberfläche und Kontur nachweisbar war, zeigte sich lediglich nach Durchtrennung ohne nachfolgende operative Versorgung des linken M. triceps surae [Gruppe A links (AL)] eine Persistenz und nur geringe Auffüllung im Sinne einer Überbrückung des Verletzungsbereichs (Abb. 70). In nur wenigen Fällen waren hier größere Narbenbildungen makroskopisch auffällig. Der Nachweis der Fäden war äußerlich bis zum 35. Tag gegeben, in der Histologie war vom 28. Tag an eine zunehmende Auflösung sichtbar.

### A-Serie
Bei den histologischen Befunden zeigte sich insgesamt eine gute muskuläre Regeneration der frisch und optimal adaptatierten rechten Seite (Abb. 71), während auf den Gegenseiten Zeichen einer insuffizienten Regeneration bestanden. Hier kam es in der Regel, trotz einer initial deutlich myoplastischen Regeneration, nur zur Adaptation an die Unterflächen. In einigen wenigen Fällen waren sehr ausgeprägte Narbenbereiche zwischen den beiden dehiszenten Bereichen der Muskulatur zu finden (Abb. 69). Entsprechend große Differenzen gab es bei der Ausbildung des Hämatoms, der bindegewebigen Neubildung und der Faserausrichtung. Naturgemäß kam es auch zu einer erheblichen Ausprägung der Atrophie an der linken Seite, insbesondere distal (Abb. 70).

### F-Serie
In unseren histologischen Bildern zeigten sich keine wesentlich signifikanten Differenzen. Lediglich hinsichtlich der zellulären Infiltration und der begleitenden Bindegeweneubildung fanden sich bei 2 Tieren deutliche Befunde im Sinne einer Narbe

an der rechten Seite, die mit entsprechenden Deviationen der regenerierten Muskelfasern einherging. Insgesamt sind aber aus dem histologischen Bild keine signifikanten Unterschiede hinsichtlich des histologischen Bildes bei Zustand nach Nahtversorgung und Klebung des rechten M. gastrocnemius zu erheben. Selbst bei den Hämatomen, die sich auf der linken Seite größer darstellten (bis zum 10. bzw. 14. Tag nachweisbar), waren – bei der geringen Fallzahl – die Unterschiede nicht signifikant. Insgesamt kann die Auswirkung der Fibrinklebung anhand unserer histologischen Befunde nicht eindeutig aufgezeigt werden und ist nur andeutungsweise hinsichtlich eines größeren Hämatoms links auffällig.

**L1-Serie und L3-Serie**
Auch in diesen Serien war, wie bei der Gruppe F, keine wesentliche signifikante Seitendifferenz festzustellen. Es zeigte sich lediglich, daß Muskelregeneration und Narbenbildung durch die Alterationen infolge der Sekundärversorgung über einen etwas längeren Zeitraum bestehen blieben (Abb. 67). Entsprechend kann anhand der histologischen Untersuchungen kein Nachweis über wesentliche Unterschiede zwischen der Versorgung mit einem Maximum an Naht und Fibrinklebung und der Behandlung mit 2 U-Nähten geführt werden. Auffällig ist aber der Effekt der Blutkoagelausräumung: Das führte bei den Versuchsgruppen (zunehmend bei L3) dazu, daß sich im weiteren Verlauf keine wesentlichen Hämatome neu bildeten und entsprechend nicht zum Nachweis kamen.

### 3.6.3
### Ergebnisse der immunhistologischen Methoden

Die Zellproliferation im Rahmen der Regeneration kann durch immunologische Methoden mit radioaktiven oder fluoreszenzmarkierten Antikörpern nachgewiesen werden. Dabei besteht u. a. die Möglichkeit, den Übergang von der G-Phase in die S-Phase der Mitose (PCNA) und die Zellteilung allgemein (KI 67) zu markieren sowie durch spezifische Antikörper gegen die entstehenden Kollagene III und I das neugebildete Bindegewebe darzustellen. Nach Untersuchungen von Letho et al. (1983, 1985) ist der Anstieg von Fibronektin und Kollagen Typ III ein Zeichen der frühen Narbenbildung. Im Rahmen der Narbenreifung werden sie von ebenfalls durch Antikörper nachweisbarem Kollagen Typ I ersetzt. Typischerweise kommt es schon im Rahmen der Granulationsphase zu einer Erhöhung der Menge von Fibronektin im interstitiellen Gewebe. Während des Ausreifens der Narbe fällt dann der interzelluläre Fibronektinanteil wieder auf physiologische Bereiche zurück.

Während Letho et al. (1983, 1985) einen radioaktiven Nachweis vorlegen konnten, konnten wir aufgrund methodischer Probleme lediglich für das PCNA in allen Gruppen sowie für Fibronektin in Einzelfällen einen Nachweis erreichen. Neben der teilweise schwach ausgeprägten Kreuzreaktion mit den in der Regel humanen oder Mausantikörpern sind fehlende Reaktionen häufig durch nicht ausreichende oder zu große Konzentration oder mangelnde Antikörperankoppelung des fluoreszenztragenden Antikörpers bedingt. Entsprechend kann nur über die Proliferation der mit PCNA-Antikörpern markierten Zellen berichtet werden, während eine geringe Anzahl von Einzelergebnissen mit Fibronektin vorliegt.

In unseren Untersuchungen konnte mit immunologischen Markern der ange-

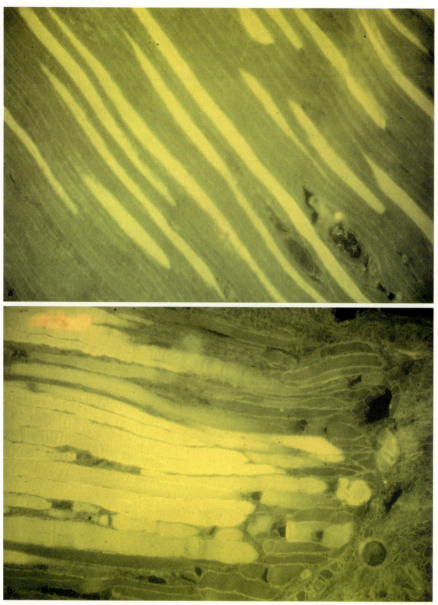

**Abb. 72a, b.** Zunahme der PCNA-fluoreszenzmarkierten Muskelfasern nach Muskelnaht und Klebung
**a** 10. **b** 21. Tag postoperativ (Vergr.: 100:1)

strebte Nachweis der Bindegewebeneubildung im Sinne der Faserneubildung von
Kollagen III und I nicht erreicht werden. Für die Beurteilung verblieben die mit PCN-
markierten Muskelfibrillen sowie Fibronektin, die auch nach positiver Prüfung mit

dem Leerpräparat eine reproduzierbare fluoreszierende Darstellung der proliferierenden Zellen bzw. des Fibronektins in unseren Untersuchungen zeigten (Abb. 72). Insgesamt zeigte sich eine seitendifferente Markierung, ausgeprägt in der Gruppe A, zugunsten der durch Naht versorgten rechten Seiten. In ähnlicher Form, wenn auch weniger ausgeprägt, war dieser Befund ebenfalls in den anderen Gruppen zu finden. Die Fibronektinmarkierung war nicht in allen Fällen gegeben. In den Fällen eines Nachweises (Gruppe A, L3) zeigte sich eine nur kurzfristige Fluoreszenzmarkierung bis zum 10. Tag, wobei ebenfalls eine deutliche Seitendifferenz zugunsten einer deutlicheren Markierung der linken Seite bestand.

Unsere Ergebnisse deuten auf eine vermehrte Regeneration beim akut operierten, maximal adaptierten Muskel hin (Abb. 72). In diesen Fällen war eine geringere Menge des beim Fibrinabbau und bei der Bindegewebeneubildung vorliegenden Fibronektins nachweisbar. Bei der eingeschränkten Beurteilbarkeit aufgrund nicht vorhandener Reaktionen für die Antikörper KI 67 sowie gegen Kollagen I und III und für Fibronektin in einigen Gruppen wurde eine weitere Abklärung durch TEM-Untersuchungen für erforderlich gehalten und durchgeführt. In weiteren Versuchen könnten gegebenenfalls mit einem neuen Ansatz mit monoklonalen rattenspezifischen Antikörpern die fehlenden Nachweise erbracht werden.

### 3.6.4
### Ergebnisse der TEM-Untersuchungen

In Übereinstimmung mit den Ergebnissen und Darstellungen von Schmalbruch (1976, 1977), Allbrook (1980), Pongratz et al. (1990), Jerusalem u. Zierz (1991) und vielen anderen stellten sich in den Ultradünngewebeschnitten unserer Muskelgewebeproben transmissionselektronenmikroskopisch folgende Strukturen dar:

- Normale Muskelfasern mit entsprechender Querstreifung, Kernen und zytoplasmatischen Elementen (Abb. 73).
- Proliferierende Muskelfasern im Sinne von Muskelvorläuferzellen und Myotuben in den verschiedenen Differenzierungsstadien, auch Satellitenzellen, erkennbar an ihrer typischen Lage in bezug auf Muskelfasern und ihrem geringen Zytoplasmagehalt. Myotuben sind durch die vielen proliferierenden Zellkerne, umgeben von einer Plasmamembran und in einem mehr oder weniger großen Umfang durch die neugebildeten und kontraktilen Fibrillen, charakterisiert (Abb. 74 u. 75).
- Kollagene Fasern (kollagene Filamente, Fibrillen und Fasern, teilweise mit Querstreifung), Fibroblasten und Fibrozyten (Abb. 76).
- Interzellulärsubstanz und Nervenfasern.
- Größere Bereiche neugebildeter Kapillaren, teilweise durch Blutzellelemente in einer gepreßten Form gefüllt.

Während die Anteile der Kollagenfasern und der Myotuben bereits aus dem histologischen Bild differenziert werden können, ist die Reifung der kollagenen Fasern im Übergang der Fibrillen zu den Fasern und die Ausrichtung derselben im TEM-Bild eindeutig festzulegen. Auch kann eine Zuordnung zur Art der Zellen der myogenen Regenerationsreihe erfolgen, wobei zur Frage des Ursprungs der Muskelvorläuferzel-

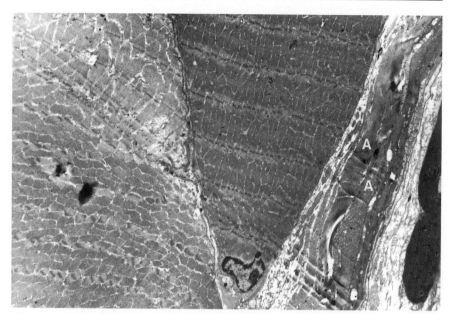

**Abb. 73.** Muskelfasern teilweise mit Querstreifung in rechtwinkliger Position, 6 Wochen nach Naht im Adaptationsbereich. Nebenbefund: längsgeschnittenes, nicht myelinisiertes Axon (*A*) (Vergr.: 2500 : 1)

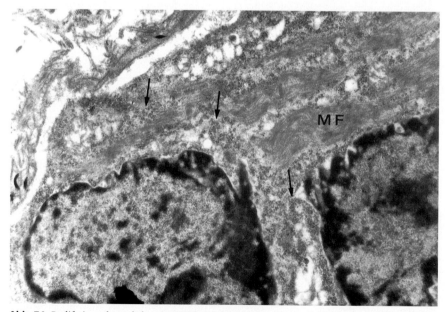

**Abb. 74.** Proliferierende, mehrkernige Muskelvorläuferzelle mit neugebildeten Myofilamenten (*MF*) und Ribosomen (←), 14 Tage postoperativ (Serie A), nach Naht und Fibrinklebung im Adaptationsbereich (Vergr.: 7800 : 1)

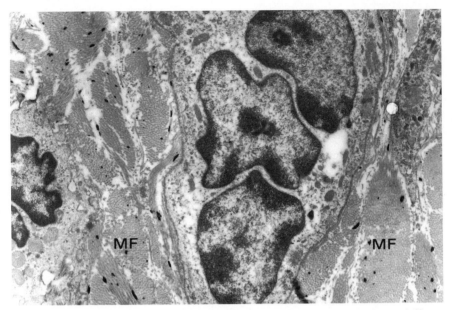

**Abb. 75.** Mehrkernige Muskelvorläuferzelle als Myotube zwischen quer verlaufenden Muskelfasern (*MF*, 14 Tage postoperativ nach Naht und Fibrinklebung im Adaptationsbereich (Serie A rechts) (Vergr.: 5000:1)

len auf die immer noch aktuelle Diskussion in den Übersichtsarbeiten von Carlson (1973), Schmalbruch (1976, 1977) und Allbrook (1981) hingewiesen wird.

In Bestätigung unserer anderen Ergebnisse zeigt sich eine Reifung der Kollagenfibrillen, die mit der zunehmenden biomechanischen Festigkeit einhergeht. Im zeitlichen Ablauf des Versuchs wird im Rahmen eines „Remodelling" eine zunehmende Parallelität der Fasern erreicht. Kleinere, unregelmäßige Bindegewebebereiche finden sich v. a. an den früheren Untersuchungsterminen, insbesondere im Bereich der Nähte, wenn diese noch nicht der autolytischen Zersetzung und Resorption anheimgefallen sind. Während und nach der Zersetzung der Fäden kann eine zunehmende Ausrichtung der Fasern gefunden werden, als ein weiteres Beispiel für das „Remodelling" der Kollagenfasern. In den Zwischenräumen sind auch nach mehr als 14 Tagen noch zunehmend Muskelvorläuferzellen und Myotuben zu finden (Abb. 75). Im weiteren Verlauf kann die Interaktion der beiden im Läsionsbereich konkurrierenden Gewebe in einer engen Verzahnung münden (Abb. 76).

Besonders bei der Sekundärversorgung nach 1–3 Tagen zeigt sich eine quantitative Zunahme der Faserneubildungen im mikroskopischen Bild. In der TEM hingegen findet sich auch initial eine größere Menge an ungerichteten Fibrillen, insbesondere in den Frühphasen, die im späteren Verlauf eine zunehmende Ausrichtung aufweisen. Entsprechend kann die „Narbe" nach den verschiedenen Elementen der Fasern, Blutkapillaren und der zellulären Anteile (Fibrozyten, Histiozyten, Mastzellen, in den Frühphasen auch der weißen Zellreihe des Blutes) differenziert werden.

Im späteren Verlauf findet man eine zunehmende Ausrichtung der Kollagenfasern bei anfangs deutlichen Seitendifferenzen. Eine Vermehrung der Anzahl der

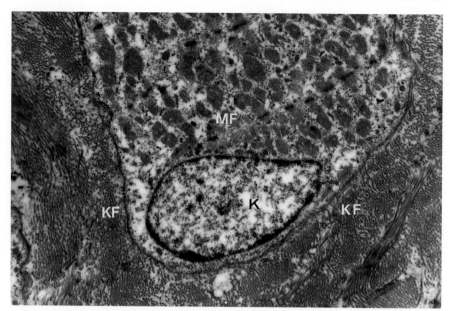

**Abb. 76.** Interaktion von Muskelzelle mit Kern (*K*) und Muskelfibrillen (*MF*) im engen Verbund mit kollagenen Fasern (*KF*), bei Zustand nach Sekundärnaht einer Muskeldurchtrennung, nach Beobachtungszeitraum von 4 Wochen im Adaptationsbereich (Serie L3 links) (Vergr.: 5000:1)

Muskelvorläuferzellen sowie Myotuben konnte ebenfalls histologisch festgestellt werden. Die in den elektronenmikroskopischen Bildern augenfällige Vermehrung der Kapillaren war angiographisch zu bestätigen und zum Vergleich mit der kernspintomographischen Kontrastmitteluntersuchung heranzuziehen.

### 3.6.5
### Ergebnisse der morphometrischen Untersuchungen am M. soleus der Ratte in den verschiedenen Versuchsgruppen

Die Anteile der beiden Hauptfasertypen I und II und der Faserdurchmesser wurden durch computerassistierte morphometrische Analysen von Muskelanteilen proximal und distal der Verletzung untersucht. Dazu dienten histochemische ATPase-Reaktionen bei verschiedenen pH-Werten. Die statistische Berechnung der Faserdurchmesser sollte als Bewertungsmaßstab für Verletzungsfolgen und Gewebereaktionen auf verschiedene Arten der Behandlung dienen. Dementsprechend wurden verglichen:

– proximal und distal der Verletzung,
– Differenzen zwischen proximal und distal,
– intraindividuelle Unterschiede rechts gegenüber links,
– Ergebnisse der Sekundärversorgung L1/L3 mit rechts A (primär versorgt),
– prozentuale Anteile der Fasertypen.

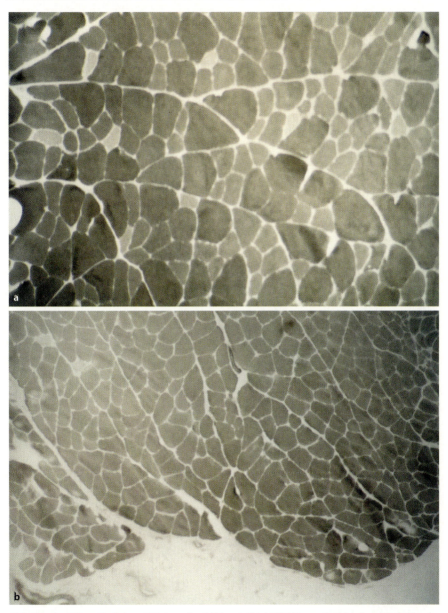

**Abb. 77a, b.** ATPase-Reaktion pH 9,4 proximal (*P*) und distal (*D*) 1 Tag nach Naht einer Muskeldurch-trennung (Serie F links). **a** Proximal: Schachbrettmusterverteilung mit Überwiegen der Fasern von Typ II (*dunkel*) bei deutlich unterschiedlichen Durchmessern. **b** Distal: weitgehend uniformes Muster vom Typ II („grouping") bei Verkleinerung der Faserdurchmesser

In allen Versuchsgruppen zeigten sich initial geringere Faserdurchmesser distal, woraus besonders die atrophieanfälligeren Typ-I-Fasern auch in ihren prozentualen Anteilen betroffen waren (Abb. 77 u. 78).

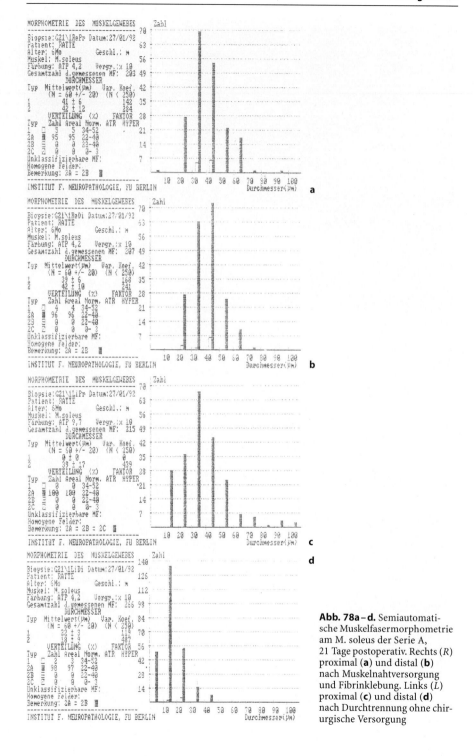

**Abb. 78a–d.** Semiautomatische Muskelfasermorphometrie am M. soleus der Serie A, 21 Tage postoperativ. Rechts (*R*) proximal (**a**) und distal (**b**) nach Muskelnahtversorgung und Fibrinklebung. Links (*L*) proximal (**c**) und distal (**d**) nach Durchtrennung ohne chirurgische Versorgung

**Gruppe A**

In der Gruppe A nach Naht und Fibrinklebung kam es zu einer zunehmenden Angleichung der statistisch signifikant unterschiedlichen Faserdurchmesser (Abb. 79a). An
der linken, nur durchtrennten Seite war dagegen im Verlauf infolge der zunehmenden
Atrophie eine weitere, statistisch signifikante Verminderung der Faserdurchmesser
zu beobachten (Abb. 79b). Bei der Beurteilung der Fasertypen zeigte sich distal eine
deutlich betonte signifikante Verminderung der prozentualen Anteile der Typ-I-
Fasern unter den Normwert, ebenfalls deutlich different im Seitenvergleich. Initial
waren diese Seiten- und Lokalisationsdifferenzen sehr ausgeprägt. Im weiteren Verlauf waren v. a. proximal zunehmende Angleichungen an den Normwert zu beobachten, wenn dieser auch nicht erreicht wurde.

Auffällig war in allen Versuchsgruppen eine deutliche Dominanz der Typ-II-
Fasern, wie sie anhand der Normwerte sonst nur im M. gastrocnemius zu finden ist.
Die Faserdurchmesser waren proximal nur initial dem menschlichen Normalwert
von 60 μm angenähert.

Im Verlauf zeigten sich bei der A-Serie rechts hinsichtlich einer verminderten
Anzahl der Typ-I-Fasern von proximal zu distal hochsignifikante Differenzen bis

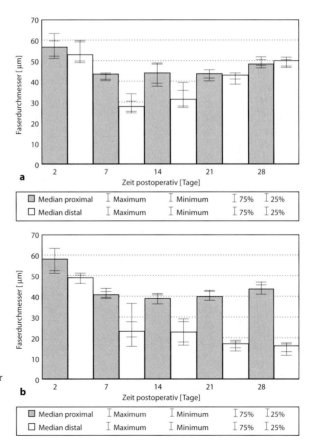

**Abb. 79a, b.** Morphometrie der
Faserdurchmesser, A-Serie.
**a** Vergleich der Typ-II-Fasern:
Rechts proximal / distal.
**b** Vergleich der Typ-II-Fasern:
Links proximal / distal

zum 21. Tag sowie links vom 2. bis zum 14. Tag. Für die Typ-II-Fasern waren links die Werte auch bis zum 28. Tag hochsignifikant seitendifferent distal vermindert. Seitendifferente Werte waren hochsignifikant am 2. und 4. Tag bei den Typ-I-Fasern, während bei den Typ-II-Fasern hochsignifikante Ergebnisse am 2., 21. und 28. Tag vorlagen. Daraus ergibt sich eine frühere degenerative Veränderung mit Regression der Anteile der Muskelfasern in beiden Gruppen, wobei signifikant ungünstigere Verhältnisse an der linken Seite auch im längeren Verlauf für die Typ-I-Fasern bestanden (s. Abb. 78). Entsprechend zeigten sich auch im Mittelwertvergleich des Student-Newman-Tests signifikante Differenzen in den früheren, mittleren und späteren Untersuchungstagen in den einzelnen Gruppen. Im Vergleich der Durchmesser der Fasern vom Typ I proximal zu distal war von der 3. Woche an keine statistisch signifikante Differenz vorhanden, da auch der Anteil der Typ-I-Fasern distal nur geringfügig war. Im Vergleich der prozentualen Anteile fanden sich bei Typ-I-Fasern im Verlauf durchgehend signifikante Differenzen von proximal zu distal links. Dagegen waren im Vergleich der prozentualen Anteile proximal – distal links der Typ-II-Fasern – an höheren Versuchstagen (21. und 28. Tag) keine Signifikanzen zu beschreiben. Im Seitenvergleich wiederum waren für die Typen I und II am 2., 14. und 28. Tag hochsignifikante Differenzen im Seitenvergleich zuungunsten der linken Seite zu finden. Damit bestätigt die Morphometrie die makroskopischen und histologischen Befunde, die eine deutliche Atrophie der nicht versorgten, also in situ durchtrennt verbliebenen linksseitigen Muskeln im Vergleich zu den maximal adaptierten Muskeln der rechten Seite beschreibt.

### F-Serie

Für die Typ-I-Fasern bestehen sowohl links als auch rechts hochsignifikant differente Ergebnisse von proximal zu distal hinsichtlich einer Regression der Faserdurchmesser am 2., 14. und 21. Tag (links auch 7. Tag) sowie für die Typ-II-Fasern am 7., 14., links auch am 2., 21. und 28. Tag (Abb. 80). Hier zeigt sich ausgeprägter als in den histologischen Befunden die insbesondere im Verlauf bestehende Differenz der vorherrschenden Typ-II-Fasern links mehr als rechts. Auch für diese Gruppe scheint eine qualitativ verminderte Faserdicke an der linken Seite im Sinne einer Atrophie zu bestehen, die makroskopisch nicht auffällig war (Abb. 80). Beim Seitenvergleich der

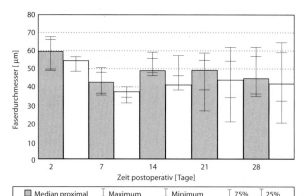

**Abb. 80a, b.** Morphometrie der Faserdurchmesser, F-Serie.
**a** Vergleich der Typ-II-Fasern: rechts proximal / distal

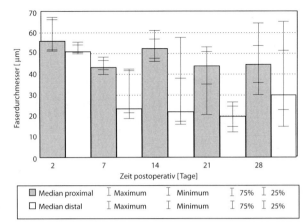

**Abb 80b.** Vergleich der Typ-II-Fasern: links proximal/distal

Differenzen zeigte sich die hochsignifikante Verminderung der Typ-I- und Typ-II-Fasern links am 2. und 7. Tag, welche durch die Wirkung der Fibrinklebung bedingt sein könnte.

### L1- und L3-Serien

Die sekundär versorgten Tiere zeigten im Verlauf geringere Faserdurchmesser im Zeitvergleich zu den vorgenannten Gruppen. Es bestand auch eine in Abhängigkeit vom Tag der Sekundärversorgung höhere Differenz von proximal zu distal sowie der maximal versorgten (rechten) zur durch 2 U-Nähte versorgten linken Seite. Diese erheblichen Differenzen kommen langsamer als in Vergleichskollektiven zur Annäherung bei Versuchsende (Abb. 81 u. 82).

Wie in den anderen Gruppen war bei den Faserdurchmessern eine hochsignifikante Regression der Typ-I-Fasern rechts und links vorhanden, während diese bei den Typ-II-Fasern gering und weniger ausgeprägt erschien. Im Seitenvergleich war diese Differenz bei den Typ-I-Fasern am 7., 21. und 28. Tag hochsignifikant, während

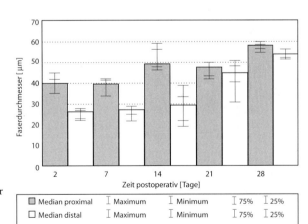

**Abb. 81a, b.** Morphometrie der Faserdurchmesser, L1-Serie. **a** Vergleich der Typ-II-Fasern: rechts proximal/distal

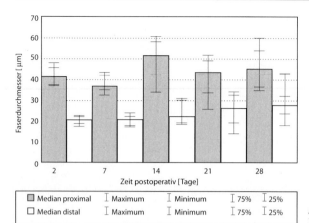

**Abb. 81b.** Vergleich der Typ-II-Fasern: links proximal / distal

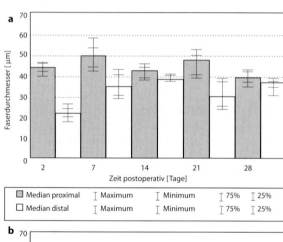

**Abb. 82a, b.** Morphometrie der Faserdurchmesser, L3-Serie.
**a** Vergleich der Typ-II-Fasern: rechts proximal / distal.
**b** Vergleich der Typ-II-Fasern: links proximal / distal

bei den Typ-II-Fasern bis auf den 14. Tag ebenfalls hochsignifikante Differenzen bestanden. Ein ähnliches Bild war für die Regression durch die Zunahme der Anteile der Fasern sowohl proximal als auch distal zu finden, wobei hochsignifikante Differenzen im Seitenvergleich der Typ-I-Fasern am 2., 14. und 21. Tag und für Typ II auch am 7. Tag nachzuweisen waren.

Die morphometrische Analyse der Faserdurchmesser und prozentualen Fasertypenanteile zeigte auch bei den sekundär versorgten Muskeln nach Muskeldurchtrennung einen deutlich signifikanten Unterschied bei den Typ-II-Fasern bis zum 28. Tag, so daß auch hier von einer makroskopisch nicht sichtbaren Atrophie ausgegangen werden muß. Auch bei den prozentualen Fasertypenanteilen ist wie in den anderen Serien von einer deutlich signifikanten Regression der Typ-I-Fasern zugunsten der Typ-II-Fasern zu sprechen. Für die L3-Serie lassen sich weitgehend entsprechende Befunde erheben, wobei die Veränderungen, auch an den rechten Seiten, etwas länger persistieren.

**Gruppenquervergleich der rechten Seiten A, L1/L3 in der fasermorphometrischen Untersuchung**
Beim Vergleich der prozentualen Anteile der Fasern sowie der Faserdurchmesser proximal und distal ergaben sich (mit Ausnahme des 2. Tages postoperativ) im Verlauf über 1 Monat keine wesentlichen Differenzen. Erst beim Vergleich der Faser-

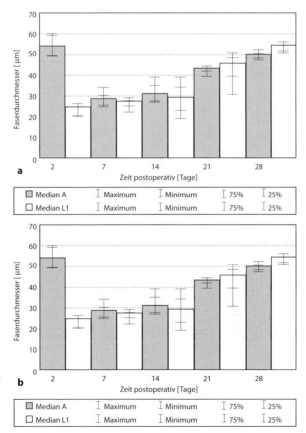

**Abb. 83a, b.** Morphometrie der Faserdurchmesser. **a** A- und L1-Serie. **b** A- und L3-Serie. Fasertyp II: Gruppenvergleich der rechten Seiten (distal)

durchmesser der distalen Muskelabschnitte in der Zeitabfolge fanden sich entsprechend signifikante Unterschiede der Serie L3 zur Serie A – im Verlauf zunehmend. Die initial in allen sekundär versorgten Serien aufzufindende Differenz am 2. postoperativen Tag erklärt sich durch die schon vorangeschrittene Regression der Faserdurchmesser infolge der Durchtrennung. Während aber im weiteren Verlauf die sofort (A) und nach einem Tag (L1) versorgten Muskelrisse kaum Unterschiede zeigten, waren deutlich signifikante Differenzen, zunehmend nach dem 14. Tag nach einer Spätversorgung, 3 Tage nach Durchtrennung zu konstatieren (Abb. 83).

Bei den morphometrischen Analysen der verschiedenen Muskelfasern zeigten sich in allen Gruppen signifikante Regressionen der Faserdurchmesser von proximal nach distal, die aber seitendifferent hinsichtlich des Ausmaßes dieser Regression differieren. Deutliche Unterschiede bestehen insbesondere beim Vergleich der Versorgung zur Nichtversorgung von Muskelverletzungen in Gruppe A, der zusätzlichen Applikation von Fibrinkleber (Serie F) sowie innerhalb der Gruppen L1 und L3. Eine progrediente Regression der Faserquerschnitte durch eine Sekundärversorgung kann nur bei den nach 3 Tagen versorgten Rupturen (Serie L3) für den 2. und die Zeiträume ab dem 14. postoperativen Tag nachgewiesen werden.

Bei den Fasertypen ist die Tendenz der zunehmenden Regression der Typ-I-Fasern vorhanden. Diese sind distal in einer geringen Anzahl mit geringen Querschnitten und links in einer Anzahl der Flächen nicht mehr vorhanden (grouping der Typ-II-Fasern, Abb. 77d). Im Laufe der Heilung kann eine Zunahme der Querschnitte sowie der Anteile von Typ-I-Fasern, allerdings weiterhin deutlich unter Normwert, konstatiert werden. Insgesamt läßt sich durch die computerassistierte morphometrische Analyse eine quantitative Bestätigung der qualitativ bereits beschriebenen regressiven Veränderungen der Muskulatur liefern.

### 3.6.6
### Ergebnisse der angiographischen Untersuchungen

Die angiographischen Untersuchungen erfolgten zur Komplettierung der histologischen Befunde als Langzeitkontrolle der Rekapillarisierung in den Adaptationsbereichen. Entsprechend konnten hier mit mikroangiographischen Methoden umschriebene Bereiche einer Minderperfusion nachgewiesen werden. Dabei bestand auf den rechten Seiten aller Gruppen in keinem Fall eine Minderperfusion, während diese kontralateral häufiger in umschriebenen Bereichen gefunden wurde (Abb. 84 u. 85). Insbesondere war dies in der Gruppe L3 links zu finden, während im Bereich der Gruppe A links aufgrund des über eine Distanz persistierenden Defekts häufig keine Blutgefäße bestanden. Auch in den Gruppen F und L3 waren geringere Seitendifferenzen nachweisbar.

Im Verlauf von 3 Monaten war nach einer vollständigen Adaptation eine sehr gute, in der Regel vollständige, Kapillarisierung mit entsprechender Perfusion des Gewebes gegeben. Lediglich bei den verspätet versorgten Tieren oder aufgrund einer minderfesten Adaptation der Muskelstümpfe zeigten sich Bereiche geringerer Kapillarisierung, die auf die Persistenz einer initialen Mangeldurchblutung mit oder ohne Narbenbildung und sekundärer Minderung der Durchblutung hinweisen.

Im Zusammenhang mit in Vorversuchen durchgeführten transkutanen $O_2$-Messungen kann angenommen werden, daß es initial zu einer seitendifferenten Minder-

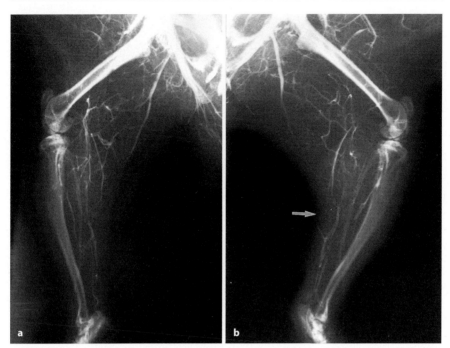

**Abb. 84a, b.** Angiographie 12 Wochen postoperativ, Serie F: geringgradiger Füllungsdefekt der Gefäße im linken M. triceps surae. **a** rechts, **b** links

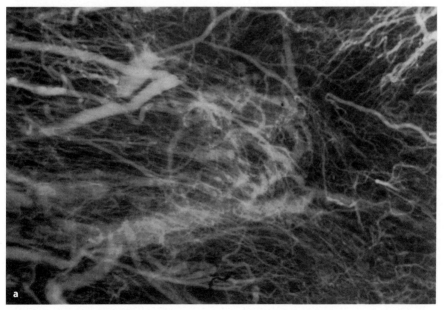

**Abb. 85a, b.** Mikroangiogaphie, Serie F: rechts (**a**), dichte Reperfusion, links (**b**) einzelne Bereiche einer Minderperfusion im Narbenbereich 84 Tage postoperativ (Vergr.: 25:1)

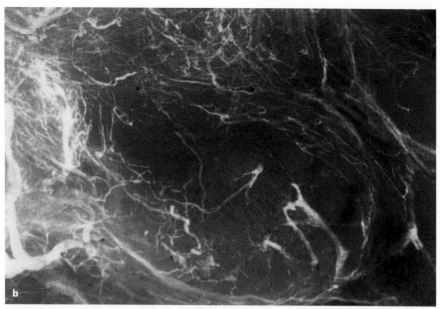

**Abb. 85b**

perfusion im Durchtrennungsbereich links kommt. Im längerfristigen Verlauf kann auch hier eine weitergehende, mehr oder weniger vollständige Reperfusion ange-nommen werden, die sich gegebenenfalls im Zusammenhang mit der Narbenbildung regressiv verändert. Für eine eindeutige Zuordnung der Durchblutung zu den Phasen der Heilung wären weitere mikroangiographische Untersuchungen zu früheren Zeit-punkten und in einer ausreichenden Zahl in allen Gruppen notwendig. Insbesondere in Verbindung zur $O_2$-Messung mit der Mikrosonde und den MRT-Kontrastmittelun-tersuchungen könnten hier wertvolle Schlüsse in bezug auf die Ursachen und den Verlauf der Narbenbildungen in Konkurrenz zur Regeneration gewonnen werden.

# 4 Diskussion

## 4.1
## Kritik und Diskussion der Methodik

### 4.1.1
### Versuchsobjekt und Verletzungslokalisation

Die Läsion des M. gastrocnemius gilt als eine typische und häufige Muskelverletzung im Sport. Sie wurde schon frühzeitig als „tennis leg" beschrieben (Hood 1884; Gauer et al. 1976).

Unsere Versuche erfolgten an der Wadenmuskulatur der Ratte. Diese Lokalisation und die Tierart wurden gewählt, da umfangreiche vergleichbare Untersuchungen von Kontusionsverletzungen („Crushläsionen") mit histologischen, aber auch mit radio-immunologischen, angiographischen und sonographischen Methoden vorlagen (Carlson u. Gutmann, 1975; Järvinen 1975, 1979; Letho et al. 1985, 1986, 1987 u. v. a.).

Die Größe dieses Muskels ist für die Untersuchung mittels bildgebender Verfahren ausreichend (s. 3.2 und 3.3). Darüber hinaus sind reproduzierbare und mit den Ergebnissen der Literatur vergleichbare und standardisierbare Untersuchungen im histologischen und ultrastrukturellen Bereich möglich (Übersicht bei Schmallbruch 1976, 1977; Allbrook 1981; Carlson u. Faulkner 1983 u. v. a.).

Die bisher in der Literatur (s. 3.5.4 und 4.1.9) durchgeführten Regenerationsversuche wurden häufig an kleineren, längsverlaufenden, weniger gefiederten Muskeln vorgenommen, um morphologisch das Vorsprießen der Regenerate über die Dissektionsstelle hinaus genau beobachten zu können (Bischoff 1975). Hierfür wurden insbesondere der M. adductor und M. extensor digitorum longus und in neuesten Untersuchungen der M. infraspinatus verwendet (Niederle u. Mayer 1978, 1982; Gibson u. Schulz 1982; Garrett et al. 1983, 1984; Schultz u. Lipton 1982; Nikolaou et al. 1987; Almekinders 1991; Grounds 1991; Küllmer et al. 1995, 1996). Obwohl diese Versuche häufig auch an größeren Versuchstieren, wie z. B. Kaninchen, Katze oder Hund, erfolgten, war aufgrund der geringen Größe dieser Muskeln nur eine Studie mit bildgebenden Verfahren am M. infraspinatus erfolgt (Küllmer et al. 1995, 1996).

Als Grundlage für unsere Versuche dienten die Ergebnisse von Letho u. Alanen (1987), nach denen die Muskelregeneration der Ratte doppelt so schnell abläuft wie beim Menschen.

Weiterhin sind zu beachten:

- die kleinen Verhältnisse der Muskeln,
- die dünnere Muskelfaszie des M. gastrocnemius bei sonst weitgehend vergleichbaren Charakteristika.

Die kleinen anatomischen Verhältnisse erschweren die weitergehenden Untersuchungen wie $O_2$-Mikrosondenmessungen und Kernspinspektroskopie. Andererseits besteht eine zu große Muskelmasse, um experimentell unter Zugspannungsbedingungen eine aktive Zuckung mit Zerreißung der Muskulatur hervorzurufen (s. Kap. 4.1.9).

Allbrook et al. (1966) haben die Übertragbarkeit experimenteller Tiermodelle der Muskelregeneration auf den Menschen beschrieben. Für weitergehende Untersuchungen hinsichtlich der Beeinflussung der Muskelregeneration durch konservative Verfahren wie physikalische Maßnahmen (Eder 1991), Elektrotherapie (Müller-Wohlfahrt u. Montag 1985), medikamentöse Therapie (Hubmann u. Klümper 1988; Klümper 1988; Donnelly et al. 1990) kann hier wie bei Almekinders (1991) ein standardisiertes Versuchsmodell vorgelegt werden. (Darüber hinaus könnten z. B. zukünftig modellhaft die bisher nicht ausreichend bekannten Wirkungen anaboler Steroide bei der Muskelheilung auf der Basis gesicherter pharmakologischer und pharmakokinetischer Daten überprüft werden [Sloper u. Pegrum 1967; Kochakian 1976; Michna 1983–1987; Mellion 1984; Mück 1989; Laseter u. Russel 1991].)

## 4.1.2
## Versuchsaufbau

Garrett et al. (1983) fanden in ihren Untersuchungen, daß eine aktive Zerreißung auch nach maximaler externer Nervenstimulation in situ nicht erreicht werden kann. Eine Zerreißung erfolgt nur infolge passiver Überdehnung. Bei gleichzeitiger Muskelstimulation läßt dabei die innere Spannung des Muskels eine geringere Dehnung bis zur Zerreißung (15 % der Ruhelänge) zu als bei rein passiver Dehnung (25 % der Ruhelänge) (Garrett et al. 1984). Andere Schädigungsmodelle bestehen in Crushverletzungen (Le Gros Clark 1946; Allbrook et al. 1966; Sloper u. Pegrum 1967; Ali 1979; McGeachi u. Grounds 1987), wobei Järvinen durch seinen federgetriebenen Hammer reproduzierbare Kontusionsverletzungen setzen konnte (Järvinen et al. 1975, 1976; Letho et al. 1985–1987).

Andere morphologisch untersuchte Läsionsmodelle betreffen, neben der von uns angewandten Querdurchtrennung (Gay u. Hunt 1954; Lash et al. 1957; Bintliff u. Walker 1960; Ali 1979; Almekinders 1991; Küllmer et al. 1995, 1996) häufig auch zerkleinerte Muskeln (minced muscles), die insbesondere im Rahmen von Trans- und Replantationsversuchen zum Einsatz kommen (Snow 1973, 1977, 1978; Carlson u. Gutmann 1975, 1976; Carlson 1968, 1970, 1972, 1973, 1978, 1981; Hansen-Smith u. Carlson 1979). Andere Untersuchungsmodelle berücksichtigen die Regeneration über eine Defektstrecke (Le Gros Clark 1946), nach Devaskularisation (Le Gros Clark u. Blomfield 1945), nach Längsinzision (Cameron 1961), nach Tenotomie (Hoffmeyer et al. 1990), Denervation (Denny Brown 1957; Carlson u. Gutmann 1975; Carlson 1976, 1981; Schultz 1978) sowie die Regeneration in vitro (Bischoff 1975; Schultz u. Lipton 1982; Morris et al. 1985 u. v. a.).

Da insbesondere für die Crushverletzungen durch die Arbeiten von Järvinen et al. (1975, 1976) und Letho et al. (1985–1987) schon umfangreiche Daten vorliegen, und das von ihnen vorgelegte Verletzungsmodell aber letztlich nur einen Teil der klinisch auftretenden Muskelverletzungen betrifft, lag es nahe, Muskelrupturen zu untersuchen. Zwar findet in der Praxis eine Muskelzerreißung häufig im Muskelsehnenübergang und unter größerer Muskelauffaserung als bei der scharfen Durchtrennung statt (Almekinders u. Gilbert 1986); dennoch kann die standardisierte Querdurchtrennung – wie bei der Untersuchung von Sehnenverletzungen (Frank et al. 1983; Hart et al. 1987) – eine reproduzierbare Untersuchung der Heilung ermöglichen (Almekinders 1991). Aufgrund der speziellen Verletzungsformen können auch klinische Belange wie bildgebende Untersuchungsverfahren und die operative Therapie im Hinblick auf Zeit und Art einer Nahtversorgung untersucht werden.

Die klinisch bedeutsame Frage der erneuten Belastbarkeit kann dabei, angenähert durch entsprechende biomechanische Versuche, geklärt werden (Nicolaou et al. 1987; Garrett et al. 1983, 1984; Garrett 1990).

Obwohl die Querdurchtrennung im größten Muskelumfang nur annähernd eine Ähnlichkeit mit der Zerreißung eines Muskels hat und auch komplette Muskelrisse in der Praxis selten sind, ist das vorliegende Modell reproduzierbar und erlaubt im Seitenvergleich die Beurteilung unterschiedlicher Therapiekonzepte (Almekinders 1991). Ergänzend wäre die Untersuchung von Teilverletzungen von großem Interesse und sollte in weiteren Untersuchungsreihen angegangen werden.

## 4.1.3
## Klinische Untersuchung und Nachbeobachtung

Die klinische Untersuchung berücksichtigte die äußerlichen Merkmale der Verletzung sowie das motorische Verhalten unserer Versuchstiere nach der operativen Intervention. Beschrieben wurden Schwellungen der Muskeln, Hämatombildungen und Veränderungen von Oberflächenkontur und Umfang.

Während beim Menschen der Schmerz als wichtiger Indikator einer posttraumatisch gestörten Funktion angesehen wird, muß für das Versuchstier angenommen werden, daß Einschränkungen von Bewegungen (Plantarflexion) als schmerz- oder funktionsbedingt anzusehen sind. Entsprechend wurde durch Hochziehen des Schwanzes der Fluchtreflex ausgelöst und die aktive Plantarflexion im Seitenvergleich beurteilt. Letztlich bleibt diese Beobachtung subjektiv. Die Umfangsmessung mit der Schublehre in 2 Ebenen ist, wie die Umfangsmessung beim Menschen mit dem Bandmaß, mit größeren Fehlern behaftet. Entsprechend zeigten sich in den meisten Gruppen keine signifikanten Differenzen. Lediglich in der Gruppe A war aufgrund der gewählten Versuchsanordnung eine massive Differenz zu finden. An der linken Seite dieser Gruppe bestanden äußerlich erkennbare Konturveränderungen mit Einsenkungen im Transsektionsbereich sowie eine mehr oder weniger große Atrophie distal davon.

Beim Patienten besteht die Möglichkeit, Druck-, Bewegungs-, Anspannungsgegebenenfalls auch Ruheschmerz und Fibrillationen differenziert zu beobachten und zu erfragen. Objektivere Parameter, wie Einsenkungen der Oberfläche durch Auseinanderweichen der Muskelstümpfe, sind häufig, aber nicht mit ausreichender Sicherheit nachweisbar.

Während bis Mitte der 80er Jahre die Absicherung der klinischen Symptome nach Muskelverletzungen durch Laborparameter (CK, GOT) (Güssbacher 1980; Groher 1985; Krejci u. Koch 1987), feingewebliche Untersuchungen (Groher 1985), Xeroradiographie (Bernardino et al. 1981; Vukanovic et al. 1981) und später zunehmend durch die Computertomographie (Bulcke et al. 1979; Rafal u. Markisz 1991 u. v. a.) empfohlen wurde, kommen heute Sonographie und Kernspintomographie zunehmend zum Einsatz. Auf dieser Grundlage erfolgte die vergleichsweise Bewertung in unserem Versuchsprogramm.

## 4.1.4
### Ultraschalldiagnostik bei Muskelverletzungen

Nachdem die Ultraschalldiagnostik primär in der Gynäkologie, Inneren Medizin und Neurologie zur Anwendung kam, hat sie seit Beginn der 80er Jahre auch in der Orthopädie, Traumatologie und orthopädischen Sportmedizin zunehmende praktische Bedeutung erlangt. Stuhler (1982) hat für die Ultraschalldiagnostik in der Orthopädie folgende Ziele vorgegeben:

- die Reduktion der Zahl strahlenintensiver Untersuchungen,
- die Verfeinerung der Diagnostik,
- die Möglichkeit, bisherige Untersuchungstechniken in partiellen Bereichen zu ergänzen.

Erstuntersuchungen der Skelettmuskulatur mittels Sonographie wurden von Ikai u. Fukunaga 1968 und 1970 im Rahmen von Muskelkraftstudien durchgeführt. Durch sonographische Studien mit Rotation der Extremitäten im Wasserbad erhielten sie ein Schnittbild der gesamten Extremität. Mit einem ähnlichen Verfahren und durch die verbesserten technischen Möglichkeiten konnte Rott 12 Jahre später sogar Konduktorinnen der Duchenne-Muskeldystrophie aufdecken (Rott u. Mulz 1982).

In eigenen Untersuchungen wurden sonographische Befunde an Leichenpräparaten kontrolliert. Muskuläre Blutungen ab 5 ml wurden dabei sonographisch sichtbar, jenseits von 20 ml konnte aber eine weitere Volumenzunahme nicht mehr registriert werden, da die Flüssigkeit in die Septen abfloß. Entsprechende Beobachtungen ergaben sich auch nach intramuskulären Injektionen am Patienten. Sukzessive Muskeldurchtrennungen am Leichenpräparat konnten ab 2 mm Schnittlänge nachgewiesen werden, wobei sich eine erheblich bessere Darstellung durch Auseinanderziehen der Fasern erreichen ließ. Dies entspricht den natürlichen Gegebenheiten einer Muskelverletzung, da meist eine Retraktion der Enden erfolgt (Mellerowicz et al. 1987, 1989, 1990). Eine durch die Muskelkontraktion beim Muskelriß entstehende Diastase wird in der Praxis durch den zusätzlichen blutungsbedingten Grenzflächeneffekt noch deutlicher dargestellt (Abb. 86). Dieser entwickelt sich jedoch in der Regel erst nach dem 2. posttraumatischen Tag (Mellerowicz et al. 1989).

Der Verlauf der Heilung mit Resorption des Hämatoms sowie der Regeneration und Narbenbildung im Muskel kann sonographisch überwacht und dokumentiert werden (Mellerowicz u. Halbhübner 1987; Thermann et al. 1992; Küllmer et al. 1995, 1996). Ergebnisse von Fornage (1982, 1985, 1989) zufolge lassen sich objektive sonographische Befunde den klinischen Kriterien zuordnen. Darüber hinaus ist eine Zuordnung zu verschiedenen Formen der Muskelverletzungen möglich. Wagner et al. (1980) teilten Muskelverletzungen nach sonographischen Kriterien ein:

- Stadium I:   keine sichtbare Verletzung (Kontrakturen oder Anzeichen der Elongation);
- Stadium II:  geringgradige Verletzung (einige Bilder mit Anzeichen der Kontusion, ggf. auch Elongation);
- Stadium III: komplette oder partielle Verletzung.

Erste Beschreibungen der Sonographie von Hämatomen im Muskel gehen auf Beobachtungen von Nowotny et al. (1976) zurück, die Einblutungen ins Muskelgewebe bei

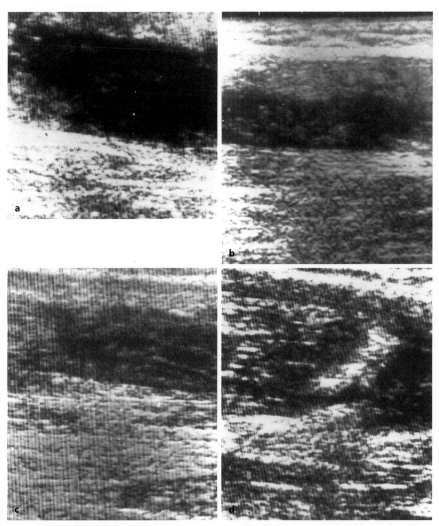

**Abb. 86a–d.** Muskelruptur **a** Verlauf nach konservativer Behandlung. Sonographischer Befund (Längsschnitt) 10 Tage nach Riß im M. biceps femoris: großer echoarmer, nicht abgegrenzter Bereich mit minimalen Binnenechos und retrograder Schallverstärkung. **b** Sonographischer Längsschnitt 4 Wochen nach Muskelruptur: noch persistierende echoarme Zone, unscharf begrenzt mit Binnenechos – verkleinert mit Rückbildungstendenz im Vergleich zum Vorbefund. **c** Sonographischer Längsschnitt 8 Wochen nach Muskelruptur: unscharf begrenzter echoarmer Bereich mit vielen Binnenechos (Training wieder aufgenommen). **d** Sonographischer Längsschnitt 6 Monate nach der 1. Muskelruptur am M. biceps femoris: echoarmer Bereich und zentral echogene, abgegrenzte Struktur, unregelmäßige Muskelfaserausrichtung bei Narbenbildung (infolge Rezidivtrauma bei Wettkampf nach der 12. Woche)

der Hämophilie beschrieben. Graf (1987) sah darüber hinaus die Möglichkeit der Differenzierung eines punktionswürdigen Hämatoms und einer diffusen Ödembildung.

Das sonographische Bild von Muskelverletzungen, v. a. bei sportlichen Aktivitäten, wurde von Fornage (1983, 1985) beschrieben und von vielen Autoren bestätigt

(Hicks et al. 1984; Laine et al. 1984; Mellerowicz et al. 1987, 1989, 1990; Röhr 1987; Pfister 1987; Hannesschläger et al. 1988; Pfister u. Pförringer 1989; Dock et al. 1990; Thermann et al. 1992; Küllmer et al. 1995, 1996a).

Nach Fornage et al. (1983) bestehen folgende sonopathologische Befunde bei Muskelverletzungen:

- echoarm abgegrenzte Zone,
- unregelmäßig begrenzte echoarme Zonen mit vereinzelten Echos,
- verstärkt echogene Bereiche,
- Bezirke von lokaler Echogenität und Schallauslöschung,
- akustisch gemischte Areale (echoarm / echoreich).

Durch verbesserte technische Voraussetzungen der Apparate und bei Benutzung eines 7,5-MHz-Schallkopfes besteht heute die Möglichkeit, Einrisse über 0,5 mm und umschriebene Blutungen ab 1 ml bildgebend zu erfassen. Damit liegt die Auflösung dieser Sonographiegeräte für oberflächlich gelegene Läsionen bis 4 cm Tiefe in der Größenordnung der Primärfaserbündel (Hannesschläger et al. 1988). Einschränkungen ergaben sich bei der Darstellung kleiner Läsionen in größerer Gewebstiefe, bei diffusen Blutungen und infolge von Artefakten an starken Reflektoren (z. B. Knochen / Narben) (Tabelle 5).

Der Muskelverletzung kann sonographisch ein stadienartiger Verlauf zugeordnet werden, der sich in eine Akut- und Perakutphase (Akutphase II) sowie eine Resorptionsphase mit Übergang in die Narbenphase aufteilt:

**Akutphase 1 (0. bis 1. Tag) (Abb. 86a):**
- Verbreiterung des Muskels;
- echoarme, unscharf begrenzte Zone mit echodichtem Rand ggf. mit Binnenstrukturen.

**Akutphase 2 (ca. 1. bis 4. Tag) (Abb. 86b):**
- scharf abgegrenzte, echoarme Zone, ggf. mit Schallverstärkung an der Rückfläche und verstärkten Randechos.

**Resorptionsphase (ca. 1. bis 8. Woche) (Abb. 86c):**
- die schallarme Zone wird zunehmend mit Binnenechos durchsetzt;
- die Abgrenzung zum nicht verletzten randständigen Muskelgewebe ist unschärfer.

**Narbenbildung (ab ca. 6. Woche) (Abb. 86d):**
- weitere Zunahme der schalldichteren Binnenechos, ggf. konfluierend und mit retrograder Schallauslöschung bei Myositis ossificans (Abb. 87);
- weitgehende Auflösung der schallarmen Zone.

Aufgrund von sonographischen Messungen der Verletzungsausdehnung sowie des Heilungsverlaufs können die Indikation zur operativen oder konservativen Behandlung gestellt und der Effekt der Therapiemaßnahmen beobachtet werden (Young et al. 1980; Bouvier et al. 1982; Woltering et al. 1987; Dock et al. 1990).

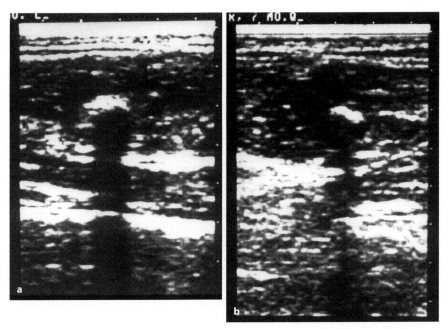

**Abb. 87a,b.** Sonographisches Korrelat einer Myositis ossificans im Längsschnitt (**a**) und Querschnitt (**b**) am Oberschenkel durch abgegrenzte echodichte Struktur mit retrograder Schallauslöschung

## Sonomorphologie und Grauwerthistomorphometrie des Muskels

Der quergestreifte Skelettmuskel stellt sich im sonographischen Längsschnitt als echoarmer Bereich dar, der von feinen, parallel verlaufenden, echoreichen Bändern durchzogen ist (Perimysium = fibroadipöse Septen). Zwischen diesen erscheinen die echoarmen, überwiegend aus Wasser (75 %) und Proteinen, Glykogen, Kreatinin u. a. (25 %) bestehenden Sekundärbündel (Hannesschläger et al. 1988). Im entsprechenden Querschnitt zeigen sich zwischen den deutlich abgrenzbaren, echodichten Septen der Faszien die punktförmigen Äquivalente der echodichten Reflexbänder des Perimysiums, die zwischen dem echoarmen „eigentlichen" Muskelgewebe zu stehen kommen. Entsprechend dem Trainingszustand kann der Anteil der echoarmen Bereiche (entspricht den hypertrophierten, wasser- und glykogenreichen, reflexarmen Muskelzellen) den Anteil der reflexogenen Septen geringer erscheinen lassen. Untrainierte und atrophische Muskeln zeigen dementsprechend ein dichtes Reflexmuster. Anhand der Anteile von reflektierenden Strukturen lassen sich computergestützt Grauwertbestimmungen durchführen, die im Rahmen der Diagnostik von Muskelerkrankungen herangezogen werden können (Forst 1986; Böhme et al. 1991).

Walz et al. (1991) sehen die Vorteile einer computergestützten Texturanalyse von Sonographiebildern anhand von Graubildstufen in:

– definitiven Auswertungskriterien (erleichterte visuell nachvollziehbare Dokumentation),
– verringerter Untersucherabhängigkeit,

– vergeichbareren Ergebnissen,
– Verlaufsbeobachtung anhand objektiver Daten,
– Interpretationshilfe und Schulung für die Texturbeschreibung,
– Texturanalyse für Klinik und Wissenschaft als diagnostisches Mittel zur Trennung
  unterschiedlicher Gewebetypen.

In den sonographischen Längsschnittverfahren von Muskelverletzungen können charakteristische Veränderungen in der Echodichte, hinsichtlich Ausdehnung und Abgrenzung, sonographisch dargestellt und dokumentiert werden. Dieses reproduzierbare Verhalten im sonographischen Verlauf der Verletzung wird durch Grauwerthistogramme charakteristisch objektivierbar beschrieben. Einschränkend besteht jedoch eine starke Abhängigkeit des sonomorphologischen Befunds vom Einstrahlwinkel des Ultraschalls (Cady et al. 1983; Harland 1988; Hannesschläger et al. 1988; Lain et al. 1985). Entsprechend ist eine jeweils senkrecht zum Muskel verlaufende Applikation des Schallstrahls – ohne Verkippung des Transducers – zu fordern. Artefakte durch verminderte Reflexbildung sind auf diese Weise zu vermeiden und erlauben deshalb reproduzierbare Kontrolluntersuchungen (Hannesschläger et al. 1988; Harland 1988).

Vergleichbar mit veröffentlichten Befunden von Muskelrupturen beim Menschen (Fornage et al. 1983 u. v. a.) konnten in unseren experimentellen Untersuchungen folgende sonopathologische Befunde erhoben werden:

– abgegrenzte echoarme Zonen mit und ohne retrograde Schallverstärkung sowie Unterbrechung des Echomusters des Muskels (infolge der Durchtrennung mit anschließender Einblutung);
– unregelmäßig begrenzte, echoarme Zonen mit vereinzelten Echos durch posttraumatisch einsetzenden Gewebsumbau mit Fibrin- und Gewebeanteilen im Hämatom, die während der dynamischen Untersuchung frei flottierend zum Nachweis gelangen;
– verstärkte echogene Bereiche durch Kondensation des Muskels in den Randbereichen, bedingt durch Retraktionen;
– Bezirke lokaler Echogenität mit Schallauslöschung durch hyperreflexogene Bereiche bei dicht gelagerten Kollagenfibrillen im Rahmen der Narbenbildung, teilweise auch mit Übergang zur Myositis ossificans;
– echogen und echoarm gemischte Areale in der Frühphase. Sie entstehen durch diffuse Einblutungen und Echoverdichtungen der rupturierten Muskulatur. In der Spätphase sind multidirektional verlaufende Muskelfasern und Narbenstränge die Ursache, die durch den Schallstrahl nicht in gleichmäßiger Weise orthograd getroffen werden.

Letho u. Alanen (1987) korrelierten sonographische und histologische Befunde nach standardisierten Kontusionsverletzungen an den Wadenmuskeln der Ratte. Während der Beobachtungsperiode von 21 Tagen konnte in dieser Arbeit v. a. in der Frühphase eine sehr gute Übereinstimmung der sonographischen und der histologischen Befunde bestätigt werden. Im weiteren Verlauf wurde jedoch durch die Narbenbildung und die Neuorientierung der Muskelfasern die sonographische Beurteilung erschwert.

Bei einer Muskelverletzung wird die entstehende Lücke im Muskelgewebe initial durch ein Hämatom ausgefüllt. Dieses koaguliert und wird nach Autolyse durch einen narbigen und regenerativen Umbau ersetzt. In vielen Arbeiten werden die Veränderungen der Echogenität des Hämatoms bei der Degradation im Ultraschallbild beschrieben (Wicks et al. 1978; Anderson et al. 1979; Coelho et al. 1982; Aufschnaiter 1983; Alanen u. Kormano 1985; Durkel u. Walter 1985; Küllmer et al. 1995, 1996). Durch sonographische Untersuchungen in vitro und in vivo können Veränderungen der Hämatome über einen Zeitraum von Tagen bis Monaten nachgewiesen werden.

Diese Veränderungen bedingen – über den deskriptiven Befund hinaus – Änderungen im Grauwerthistogramm, die sich sensibel bei der Bewertung der Bereiche um die Durchtrennungsstelle in unseren Versuchen zeigen. Naturgemäß sind dabei die Differenzen im Vergleich der Muskelnaht zur Durchtrennung ohne Naht (Gruppe A) am größten und entsprechend hochsignifikant, während die Differenzen im Vergleich der verschiedenen Adaptationsverfahren mit und ohne Fibrinkleber nur in den Anfangsphasen signifikant ausfielen. Weitere vergleichbare Daten wurden bei der planimetrischen Berechnung der Größen der echoarmen Flächen gewonnen. Auch hier wurden statistisch hochsignifikante Differenzen der echoarmen Bereiche im Sinne von Hämatomen bis zur 3. Woche gefunden, während im Vergleich der Nahttechniken mit und ohne Fibrinkleber signifikante Unterschiede nur in der 1. Woche zu finden waren. Auch im Gruppenvergleich zur Beurteilung der Sekundärversorgung konnten nur für die Versorgung 3 Tage nach Durchtrennung sonographisch statistisch unterschiedliche Grauwerte bis an die 3. Woche heran gefunden werden. Dabei könnte die Persistenz oder das Wiederauftreten echoarmer Bereiche zwei Wochen nach der Operation durch verschiedene Ursachen bedingt sein:

- schräges Anschallen der reflexogenen Bereiche;
- schräg verlaufende, reflexogene Strukturen;
- persistierende, diffuse Flüssigkeitsansammlung;
- Hygrom (scharf abgegrenzt, keine Binnenechos, retrograde Schallverstärkung);
- Rezidivhämatom bei erneutem Einriß (scharf abgegrenzt, retrograde Schallverstärkung, kleine Binnenechos durch Fibrin und zerrissenes Muskelmaterial – dynamisch flottierend zu beobachten).

Da die verbleibenden oder neu aufgetretenen echoarmen Bereiche in der Regel von einzelnen, nicht dynamisch zu mobilisierenden, echogenen Reflexen durchsetzt waren und in vielen Fällen durch Kippen des Transducers echogen abgebildet werden konnten, sind in Übereinstimmung mit den histologischen Untersuchungen schräg verlaufende Muskel- und Bindegewebefasern als zugrundeliegende Strukturen anzunehmen.

In unseren Untersuchungen bestanden weiterhin Differenzen zwischen den qualitativen und quantitativen Beschreibungen der sonographischen Befunde, insbesondere bei längeren Verläufen. Während Forst et al. (1986, 1987) und Rott et al. (1983–1987) für die neuromuskulären Erkrankungen eine weitgehende Parallelität der deskriptiven Beurteilung der Sonographien zur quantitativen im Grauwerthistogramm darstellen konnten, fanden sich bei unseren Untersuchungen Grauwerte im Bereich der Werte unbehandelter Kontrolltiere, die aber im Vergleich zu diesen deutlich differente Echomuster aufwiesen. Dabei zeigte sich, daß größere Echomusterunterschiede – im Verhältnis der echoarmen und echoreichen Reflexe – zu einem Grauwert subsumiert wurden, die dem Wert unbehandelter Kontrolltiere entsprechen.

Ursächlich waren wiederum, wie im Schallmuster des Muskels nach Verletzung, multidirektional liegende Muskelfaserseptierungen und Narbengewebe anzunehmen. Der Schallstrahl wird bei unregelmäßigem Faserverlauf von den nicht orthograd getroffenen Fasern nicht zum Transducer zurück, sondern lateral vorbei reflektiert. Im Monitor werden diese Bereiche durch die Ablenkung des Schallstrahls fälschlicherweise echoarm dargestellt (Harland 1987, 1988). Dadurch wird gleichermaßen das bereits erwähnte Wiederauftreten echoarmer Bereiche im späteren Verlauf erklärt, die sich im Grauwerthistogramm nicht niederschlagen, da andere echodichtere Narbenbereiche die niedrigeren Werte kompensieren oder sogar überkompensieren. Für diese Fälle ist die deskriptive Beurteilung aufschlußreicher. Während der kontinuierlichen Beurteilung am Monitor kann darüber hinaus ein flächendeckender Eindruck erreicht werden.

Muskelverletzungen lassen sich ausreichend sicher deskriptiv beurteilen. Bei positivem Nachweis der Unterbrechung des Echomusters des Muskelgewebes sowie einer echoarmen Zone im Sinne der Einblutung kann für die Verlaufsbeobachtung keine entscheidende Erweiterung der Aussage durch die Grauwertmorphometrie erreicht werden. Obwohl in unseren Untersuchungen signifikante Unterschiede bei der Grauwertmorphometrie in den verschiedenen Gruppen herausgefunden wurden, waren die Standardabweichungen unserer Werte im Vergleich zur Kernspintomographie relativ hoch. Letztlich würden diese sonomorphologischen Veränderungen bei sorgfältiger Betrachtung dem ausreichend erfahrenen Untersucher auffallen. Der flächendeckenden und dynamischen Untersuchung während der Bewegung (oder Kontraktion) kommt dabei besondere Bedeutung zu.

Bei der Sonographie in vitro kann durch die Entfernung der schallabsorbierenden und reflektierenden Begleitstrukturen eine deutlich differenziertere Darstellung erreicht werden. In unseren Untersuchungen wurde das bei den nicht in die weitere Auswertung übernommenen Tieren durchgeführt. Bei den 18 untersuchten Tieren zeigte sich eine Bestätigung der sonographisch erhobenen Befunde.

Auf die Fehlermöglichkeiten über die Sonographie in den vorliegenden Arbeiten von Muskelverletzungen wird wenig eingegangen. Lediglich von Pfister (1987) wurden untersucher- und apparatebedingte Fehler- und Fallgruben der Sonographie dargestellt, die infolge Überinterpretationen oder nicht ausreichender Darstellung krankhafter Befunde entstehen.

**Untersucherbedingte Fehler:**
- topographische Zuordnung
- Über- bzw. Unterinterpretation der Befunde (Artefakte)
- Apparateinstellung (Verstärkung/„post processing")
- Bewertung der Artefakte
- reproduzierbare Patientenlagerung und Positionierung des Schallkopfes (mindestens 2 Schallebenen longitudinal und transversal, in mehreren Gelenkstellungen, in Kontraktion und Relaxation des Muskels sowie im Seitenvergleich)
- Verkippung des Schallkopfes mit Ablenkung des Schallstrahls (Harland 1987).

**Apparatebedingte Fehler:**
- eingeschränkte Auflösung (axial: 0,2–1,5 mm, lateral: 0,5–2,5 mm)
- Eindringtiefe bzw. Tiefenausgleich (TCG)

- Fokuszone
- Artefakte (auch in der Vorlaufstrecke)
(nach Pfister 1987; Pfister u. Pförringer 1987)

Vergleichsuntersuchungen an der unverletzten kontralateralen Seite und die dynamische Untersuchung vermindern die Gefahr der Fehlinterpretation und sollten deshalb immer durchgeführt werden.

Fornage (1989) sieht im Vergleich der verschiedenen diagnostischen Methoden die Sonographie als einzige „Real-time"-Schnittbildtechnik an, die das günstigste Verhältnis bezüglich Risiko, Kosten und Aussage beinhaltet. Im Rahmen von technischen Verbesserungen wird eine weitergehende Auflösung des sonographischen Bildes zu erwarten sein sowie eine anatomische Darstellung mit der Transmissionssonographie. In der computerisierten axialen Transmissionssonographie werden vier oder sechs Linearschallköpfe in einem quadronalen oder hexagonalen Muster um das Objekt herum plaziert, welches in ein Wasserbad eingetaucht ist. Die Bildgebung erfolgt mittels Computer, ähnlich der Computertomographie, und erreicht ein anatomisch zuzuordnendes Querschnittsbild (Übersichtsarbeit bei Brettel et al. 1987; Schickendantz et al. 1987). Für die Zukunft werden hier Entwicklungen angestoßen, die zu einer zunehmenden Ausweitung des Prinzips Ultraschall führen können.

### 4.1.5
### Kernspintomographische Diagnostik

#### 4.1.5.1
#### *MRT bei Muskelverletzungen*

Die normale quergestreifte Muskulatur ist im T2- und T1-gewichteten MRT-Bild durch eine geringe SI gekennzeichnet. Die Relaxationszeiten sind in T1 lang und in T2 relativ kurz (Dooms et al. 1985; Kaiser et al. 1986). Bei der Muskelzerrung bewirkt das Ödem eine Verlängerung beider Relaxationszeiten, so daß im T2-gewichteten MRT-Bild eine SI-Erhöhung und im T1 eine SI-Abschwächung stattfindet (Döhring et al. 1987). Berquist (1990) hält deshalb T1-gewichtete MRT-Bilder bei Muskelverletzungen für überflüssig. Nach Assheuer et al. (1985) können darüber hinaus in der MRT-Bildgebung durch den Gebrauch unterschiedlicher MRT-Sequenzen und durch die Berechnung der T1- und T2-Relaxationszeiten (RT) Blutungen (lange T2 RT, kurz T1 RT) von Ödemen (lange T2 RT, lange T1 RT) abgegrenzt und damit Muskelzerrungen von Muskelfaserrissen differenziert werden. Eine Veränderung der Relaxationsparameter im Längsschnittverlauf kann den jeweiligen Stand der Heilung dokumentieren.

Zusätzlich kann der Verlauf der Kontinuitätsunterbrechungen des Muskelgewebes sowie ihre Ausdehnung und topographische Zuordnung in allen Ebenen beliebig durch die Möglichkeit einer multiplanaren Schnittführung sowie einer dreidimensionalen Rekonstruktion eines Schichtpakets erkannt werden. Kein anderes bildgebendes Verfahren erlaubt eine so hohe kontrastreiche Darstellung von Weichteilveränderungen, so daß sonst nicht sichtbare, kleine Muskelverletzungen kernspintomographisch durch atypische Faserstrukturen und kleine parenchymatöse Blutungen frühzeitig identifiziert werden können (Assheuer et al. 1985).

Die kernspintomographische Bildgebung kann zwischen gesunder und pathologisch veränderter Muskulatur unterscheiden, da diese unterschiedliche SI und RT aufweisen. Während es bei pathologischen Veränderungen der Muskulatur meist unspezifisch zu einem Anstieg der SI kommt, sind die Veränderungen der RT häufig spezifischer zuzuordnen (Herfkens et al. 1981; Swensen et al. 1985; Richardson 1986). Bei Infektionen, Blutungen und Tumoren, Infarkten und Ödemen ist ein Anstieg der T2-Relaxationszeiten zu verzeichnen (Berquist 1984; Ehmann et al. 1986; Döhring et al. 1987; Polak et al. 1988). Dagegen verkürzt das bei der Alterung eines Hämatoms auftretende Methämoglobin und das ansteigende Plasmaeisen die T2-Relaxationszeiten (Swensen et al. 1985; Nummi et al. 1986).

Schmitt u. Schneider (1985) untersuchten kernspintomographisch Muskeln, die experimentell verschiedenen Noxen ausgesetzt worden waren. Im Tiermodell einer durch Histamin erzeugten, unspezifischen Myositis und bei Durchblutungsstörungen waren deutliche Verlängerungen der T2- und T1-Relaxationszeiten zu finden. Weitere Faktoren beeinflussen die MRT-Bildgebung:

- der pH-Wert (Spielmann et al. 1990; Cohen et al. 1986; De La Paz et al. 1984; Brasch 1983),
- der Sauerstoffpartialdruck (Spielmann et al. 1989, 1990; De La Paz et al. 1984),
- die Blutversorgung des umgebenden Gewebes (Spielmann et al. 1990),
- die Hämoglobinkonzentration (De La Paz et al. 1984; Cohen et al. 1986),
- die Temperatur (Brasch 1983; Cohen et al. 1986),
- die Osmolarität (Cohen et al. 1986),
- die Magnetfeldstärke (Ortendahl et al. 1984; Pettersson et al. 1985; Cohen et al. 1986),
- die Art der verwendeten Sequenzen (Cohen 1986; Pettersson et al. 1987),
- die verschiedenen Lokalisationen [früher Signalverlust in T2-gewichteten Aufnahmen, intramuskulär gegenüber subkutan (Spielmann et al. 1990)],
- der Wassergehalt der untersuchten Gewebe (Herfkens et al. 1981, 1983; De La Paz et al. 1984; Moon et al. 1984; Mardini et al. 1986),
- die Erythrozytenintegrität (De La Paz et al. 1984) und die Viskosität (Brasch et al. 1984).

Von mehreren Autoren wird beschrieben, wie sich das Erscheinungsbild der Blutung in der Kernspintomographie in charakteristischer Weise verändert (Spielmann et al. 1989) (Tabelle 7). Im Verlauf der Heilung nehmen die SI bis zum Normalbefund ab (Ehmann et al. 1986). Kleine Areale mit erhöhter SI können noch nach Monaten im T1-gewichteten MRT-Bild persistieren (Pongratz et al. 1990; Gomori et al. 1985). Die sich im Ablauf nach einer Blutung vollziehenden physiochemischen Veränderungen der Degeneration des Hämoglobins über Oxyhämoglobin, Desoxyhämoglobin zu Methämoglobin und Hämosiderin können sich sowohl im Signalverhalten als auch in den veränderten T1- und T2-Relaxationszeiten widerspiegeln (Moon et al. 1984; Gomori et al. 1985; Richardson 1986; Bradley 1988 u. v. a.) (Tabelle 7).

Die Oxyhämoglobinbildung wird durch eine hohe SI im T2-gewichteten MRT-Bild und durch eine niedrige bis isointense SI im T1-gewichteten MRT-Bild angezeigt. Desoxyhämoglobin hat im T2-gewichteten MRT-Bild eine sehr geringe SI und im T1-gewichteten MRT-Bild eine iso- bis hyperintense SI. Methämoglobin (intra- und extrazellulär) ruft hohe SI im T1-gewichteten MRT-Bild hervor. Während im T2-

**Tabelle 7.** Degradation der Blutung im MRT-Bild (T1/T2-gew.) sowie in den T1- und T2-Relaxationszeiten (↑ erhöht/verlängert; ↓ erniedrigt, verkürzt; = unverändert). (Mod. nach Gomori et al. 1985; Richardson 1986; Bradley 1988)

| | Oxyhämoglobin (intrazellulär) | Desoxyhämoglobin (intrazellulär) | Methämoglobin (intrazellulär) | Methämoglobin (extrazellulär) | Hämosiderin |
|---|---|---|---|---|---|
| **SI** | | | | | |
| T1-gewichtetes MRT-Bild | ↓/= | ↓/= | ↑ | ↑ | ↓/= |
| T2-gewichtetes MRT-Bild | ↑ | ↓↓ | ↓↓ | ↑ | ↓↓ |
| T1-Relaxationszeit | ↑ | (↑) | ↓ | ↓ | (↑) |
| T2-Relaxationszeit | ↑ | (↑) | ↓ | ↓ | (↑) |

gewichteten MRT-Bild intrazelluläres Methämoglobin eine sehr niedrige SI aufweist, wird extrazelluläres Methämoglobin von einer hohen SI im T2-gewichteten Bild begleitet. Hämosiderin weist sehr geringe SI im T2-gewichteten MRT-Bild sowie niedrige bis isointense SI im T1-gewichteten MRT-Bild auf.

Eine noch weitergehende Zuordnung kann erreicht werden, wenn T1- und T2-Relaxationszeiten gemessen werden (Herfkens et al. 1981). Die Degradation des Hämoglobins während der Alterung eines Blutungsherdes führt durch die paramagnetische Eigenschaft von freiem bzw. gebundenem Eisen zu Änderungen der Relaxationszeiten im MRT-Bild (De La Paz et al. 1984; Moon et al. 1984; Swensen et al. 1985; Richardson 1986; Gomori et al. 1987; Fisher et al. 1986 u. v. a.). Oxyhämoglobin weist eine erhebliche Verlängerung der T2-Relaxationszeit auf, während die T1-Relaxationszeit geringgradig verlängert ist (Bradley 1988). Bei der Desoxygenation zu Desoxyhämoglobin fällt die T2-Relaxationszeit. Die T1-Relaxationszeit steigt umgekehrt proportional zur T2-Relaxationszeit (Spielmann et al. 1989). Methämoglobin weist wiederum signifikant kürzere T1-Relaxationszeiten als Oxyhämoglobin oder Hämoglobin auf (Gomori et al. 1985; Spielmann et al. 1989). Während Desoxy- und Methämoglobin in intakten Erythrozyten sowie Hämosiderin intralyosomal die T2-Relaxationszeit weiter verkürzen, verlängert freies Methämoglobin die T2-Relaxationszeiten (Bradley 1988; Zimmermann et al. 1986).

Freies, sowie in intakten Erythrozyten befindliches Methämoglobin verkürzt gleichermaßen die T1-Relaxationszeit (Gomori et al. 1985). Die T1- und T2-Relaxationszeiten werden also im Heilungsverlauf kürzer (Swensen et al. 1985; Richardson et al. 1985), wobei die T2-Relaxationszeit im Verlauf erheblich schneller abfällt (Swensen et al. 1985). Kjos et al. (1985) sehen eine Abhängigkeit der gemessenen T1-Werte von den Repetitionszeiten (im Protonen- und T1-gewichteten MRT-Bild), die für die Berechnung benutzt werden: Gewebe mit hohen T1- und T2-SI-Werten, wie sie häufig auch in Körperflüssigkeiten anzutreffen sind, besaßen größere Variabilitäten hinsichtlich der T1- und T2-Relaxationszeiten.

Da bei unseren Studien immer die gleiche Repetitionszeit für die von uns verwendeten MRT-Sequenzen gebraucht wurde, war dieser Faktor nicht relevant. Trotzdem zeigten sich im Bereich der operierten Muskelläsionen z. T. größere Abweichungen der sehr langen T1-Relaxationszeiten (Standard um 1000 ms). In der Literatur wird berichtet, daß in verschiedenen Muskeln des gleichen Körpers normalerweise kaum Unterschiede der Relaxationszeiten zu finden sind (Pettersson et al. 1985, 1987; Kjos et al. 1985). Trotz der oben genannten Schwankungen konnten wir bei gesunden Muskeln (geringe Schwankungen) – die immer vergleichsweise gemessen wurden – eine Aussage über die Verhältnisse der Relaxationszeiten zum Normalwert treffen. Im späteren Verlauf unserer Versuche waren Veränderungen durch die vergrößerte Methämoglobinkonzentration sowie den ansteigenden Kollagengehalt in der Granulations- und Proliferationsphase der Verletzung bedingt (Scholz et al. 1989; Shioya et al. 1990).

Bei Muskelverletzungen ist der Signalanstieg im T1-gewichteten Bild durch die paramagnetischen Effekte des Methämoglobins verursacht, welches eine T1-Relaxationszeitverkürzung bewirkt (Cosnard et al. 1987; Spielmann et al. 1989; Unger et al. 1989). Entsprechend der Größe des Hämatoms und dem Anteil von Methämoglobin sinkt die T1-Relaxationszeit schon während der ersten 48 h deutlich, weitergehend jedoch in den subakuten und chronischen Stadien (Zimmermann et al. 1985). Aufgrund einer hohen SI im Durchtrennungsbereich ist aus unseren T2-gewichteten MRT-Bildern allein keine eindeutige Differenzierung zwischen dem Vorliegen eines Hämatoms oder Ödems möglich. In der akuten Phase nach operativer Versorgung der Muskelläsion ist im T2-gewichteten Bild das Ödem nicht von einer Blutung zu differenzieren (Dooms et al. 1986): Das Ödem sowie die Blutung weisen eine verlängerte T2-Relaxationszeit auf und stellen sich im T2-gewichteten MRT-Bild hyperintens in der hyperakuten, akuten und subakuten Phase dar (Gomori et al. 1985; Cosnard et al. 1987; Bradley 1988). Erst eine hohe SI im T1-gewichteten MRT-Bild jenseits der akuten Phase erlaubt die Diagnose Blutung (Bradley u. Schmidt 1985; Lee u. Glazer 1986; Dooms et al. 1986; Pakter et al. 1987), da Ödeme sich hypointens im T1-gewichteten Bild darstellen (Zimmermann et al. 1986; Pakter et al. 1987).

In den T1-gewichteten MRT-Bildern in unserer Serie A zeigte sich eine ausgeprägte, hyperintense SI im Bereich der nicht operativ versorgten Muskeldurchtrennung, die auf eine Blutung hinweist. Eine geringe Signalanhebung im Operationsbereich des rechten Unterschenkels ist auf die verminderte Hämatombildung durch die Applikation von Fibrinkleber zurückzuführen. Im mit Fibrin geklebten Bereich ist zu diesem Zeitpunkt ein MRT-Nachweis eines Hämatoms nicht eindeutig möglich.

Als Ausnahme steht die starke hyperintense Darstellung der Läsionen und periläsionär im T1- und T2-gewichteten MRT-Bild links mehr als rechts in der Gruppe der nach 3 Tagen versorgten Tiere (Serie L3). Hier dürfte nach 3 Tagen, auch nach Hämatomausräumung, noch eine so große Menge von Methämoglobin auch im angrenzenden Muskelgewebe verblieben sein, so daß hier – ebenfalls links mehr als rechts – der Nachweis möglich war.

Bei unseren Untersuchungen war jeweils eine hyperintense Darstellung der Läsion beidseits im T2-gewichteten MRT-Bild, selbst in der hyperakuten Phase 1 Tag postoperativ zu finden. Dabei erscheint nach Angaben von Ehmann u. Berquist (1986) und Zimmermann et al. (1986) das Hämatom im T2-gewichteten Bild bei intakter Erythrozytenmembran iso- bis hypointens, um sich erst nach Zellzerstörung hyperintens darzustellen. Der Signalverlust des akuten Hämatoms im T2-gewichteten Bild beruht offenbar auf der zunehmenden Bildung von paramagnetischem Desoxyhämoglobin, welches aufgrund seiner intrazellulären Lokalisation zu lokalen Feldinhomogenitäten führt.

Die sich daran anschließende Signalerhöhung im T2-gewichteten Bild entsteht durch die zunehmende Erythrolyse, während das paramagnetische Desoxyhämoglobin und zunehmend auch Methämoglobin in Lösung gehen, so daß sich die lokalen Feldinhomogenitäten (Subseptibilitätsartefakte) zurückbilden (Spielmann et al. 1989). In der Regel ist die erhöhte SI zuerst im $T_1$-gewichteten MRT-Bild zu sehen, da die Methämoglobinbildung intrazellulär der Zellautolyse vorangeht (Pongratz et al. 1990). Als weiterer Faktor besteht in biologischen Geweben physiologisch eine längere $T_1$-Zeit, so daß sich zuerst die $T_1$-Relaxationszeitverkürzung und erst später, bei größerer Methämoglobinkonzentration, die $T_2$-Relaxationszeitverkürzung zeigt (Bradley 1988).

Dennoch wird von einigen Autoren die Frage aufgeworfen, ob überhaupt der Nachweis einer akuten Blutung im MRT-Bild möglich ist. Nach Meinung von Dooms et al. (1986) ist die Nachweisfähigkeit für die akute Blutung begrenzt, während es in den subakuten und chronischen Phasen ein charakteristisches stadienhaftes Signalverhalten in den MRT-Bildern gibt, die eine Beurteilung der Hämatome ermöglicht. Im Unterschied zu unseren Ergebnissen vertreten Cohen et al. (1986) die Ansicht, daß eine genaue Differenzierung nicht möglich ist, da der Ablauf der Hämatomdegradation ein so komplexer Vorgang ist, daß einzelne Identifikationen nicht möglich erscheinen.

Die Intensität der Darstellung einer Blutung ist deutlich lageabhängig: Spielmann et al. (1990) sehen bei intramuskulären Hämatomen einen frühen Signalverlust in $T_2$-gewichteten MRT-Bildern, während Bradley (1988) die in den Spalträumen persistierenden Hämatome und Hämatomanteile auch langfristig im MRT-Bild nachweisen kann. Dies steht in Übereinstimmung mit unseren Befunden, bei denen die erhöhte SI in den $T_2$-gewichteten MRT-Bildern im Durchtrennungsbereich schnell und fast völlig zurückgeht, während sie in der Umgebung noch langfristig persistiert.

Ehmann u. Berquist (1986) berichten von einem Fall, bei dem nach einem chirurgischen Eingriff die Hyperintensität im $T_2$-gewichteten Bild über Monate bestehen bleibt. Diese SI-Erhöhung wurde als unspezifische Reaktion auf das Trauma zurückgeführt. Da sich in unseren Versuchen die erhöhten SI im $T_2$-gewichteten MRT-Bild schnell zurückentwickelten und in der Regel nach 4 Wochen v. a. im Läsionsbereich einer isointensen Darstellung wichen, können die MRT-Veränderungen der SI in unseren Versuchen auf Blutungen zurückgeführt werden.

Bei der Beobachtung der Heilungsvorgänge des Muskels im MRT-Bild zeigte sich initial und im Verlauf ein deutlicherer und längerer Anstieg der SI im $T_2$- und $T_1$-gewichteten MRT-Bild auf der nicht durch Naht versorgten Durchtrennungsseite links. Bis zur Angleichung an eine dem normalen Muskel entsprechende SI dauerte es auf dieser nicht versorgten Seite im Durchschnitt 1 Woche länger. Nach der 3. Woche waren eine Abnahme des Unterschenkelumfangs sowie medialseitig eine „Delle" zu erkennen, die als Atrophie zu werten ist.

Aufgrund der reproduzierbaren statistisch hochsignifikanten Seitenunterschiede in den SI und $T_1$-, $T_2$-Relaxationszeiten und infolge der Reproduzierbarkeit der Befunde in der MRT läßt sich aussagen, daß in unserem Modell die operative Versorgung von Muskelrupturen am Unterschenkel im Experiment zu einer schnelleren Heilung führt.

Der Einfluß der Fibrinklebung auf die Muskelheilung wurde im Seitenvergleich durch Versorgung der Läsion mit U-Nähten mit und ohne Fibrinkleber wie folgt geprüft: Alle MRT-Bilder der Serie F zeigten einen nur geringen Anstieg der SI im $T_1$- und $T_2$-gewichteten MRT-Bild [$T_1$/$T_2$-gewichtetes Bild (WI)] auf der geklebten Seite.

Es fand sich aber eine deutliche Seitendifferenz zur nicht geklebten Seite, bei der eine höhere SI (T1 / T2 WI) zur Darstellung kam. Die typischen Hinweise auf eine Blutung im MRT waren vermehrt im Bereich der nicht geklebten Seite zu sehen.

Im weiteren Verlauf mußten wir jedoch feststellen, daß die SI insbesondere der T2-gewichteten MRT-Bilder auf den mit Fibrinkleber behandelten rechten Seiten nach 1 Woche angestiegen waren, und schließlich auch in der 2. Woche höher als in nicht fibringeklebten Muskeln lagen. Als mögliche Ursache wäre hier eine allergisch-entzündliche Reaktion auf den humanen und bovinen Eiweißanteil des Fibrinklebers, die mit einem interstitiellen Ödem einhergeht, zu diskutieren. Beim Vergleich zweier im Handel erhältlicher Fibrinkleber (Beriplast, Fa. Behring; Tissucol, Fa. Immuno) stellten Grabosch et al. 1994 in einer Studie fest, daß Unterschiede hinsichtlich der Dichte und des Oberflächenabschlusses der verschiedenen Fibrinkleber bestehen (Abb. 88). Fraglich ist, inwieweit entzündliche, allergische und / oder angioplastische

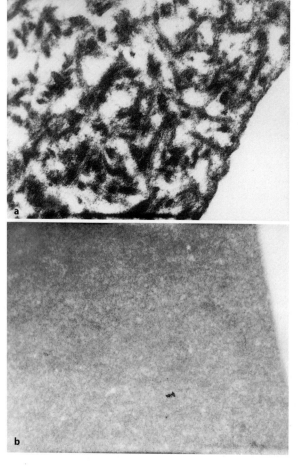

**Abb. 88a, b.** TEM-Darstellung verschiedener Fibrinkleber (Bogusch). **a** lockere Abdeckung der Oberfläche (Tissucol, Fa. Immuno), **b** gleichmäßig dichtere Oberflächenbenetzung durch Beriplast (Fa. Behring) (Vergr. 32000:1)

Reaktionen in einer dichten und damit unphysiologischeren Fibrinschicht ablaufen und die Heilung damit beeinflußt wird. Für unsere Untersuchung gilt, daß in der Frühphase der von uns gewählte Kleber (Beriplast, Fa. Behring) für die Blutstillung eine gute, reproduzierbare Wirkung zeigte. Im Verlauf kam es aber zu einer verstärkten SI im MRT, die möglicherweise ein Indikator für eine verlängerte Heilungsdauer ist. In einer weiteren Untersuchung wäre zu prüfen, inwieweit andere Fibrinkleber für den speziellen Fall der flächigen Verklebung von Muskelrissen bei gleichzeitiger Nahtversorgung eine frühere Normalisierung im MRT der Spätphase zeigen.

Die Auswirkungen einer verspäteten Behandlung von Muskelverletzungen wurden anhand einer verzögerten Versorgung der Läsion nach 1 bzw. 3 Tagen untersucht. Neben zunehmend höheren SI im T1-gewichteten MRT-Bild im Beobachtungszeitraum von 3 Wochen sowie bei einer mit der Latenz (A > L1 > L3) zunehmenden T2-Relaxationszeit waren auch länger dauernde Anhebungen der SI und Veränderungen der Relaxationszeiten zu finden, die im Durchschnitt bis über 1 Woche länger zum Erreichen des Normalbefunds benötigten. Nach MRT-Kriterien wird daher eine optimale Muskelheilung durch eine Maximalversorgung zum frühestmöglichen Zeitpunkt nach der Verletzung erreicht.

Die gering erhöhte SI im T2-gewichteten MRT-Bild bei einer Latenz von 1 und 3 Tagen läßt sich darauf zurückführen, daß nach Hämatomausräumung qualitativ nicht so ausgeprägte entzündliche Zellreaktionen ablaufen.

Die Beurteilung der transaxialen MRT-Bilder quer zur Unterschenkelmuskulatur zeigten eine Atrophie mit zunehmend späterer Sekundärversorgung. Diese manifestierte sich in unseren Untersuchungen aber lediglich auf der linken, nur durch 2 U-Nähte versorgten Seite.

Beim Vergleich der Nahttechniken zeigt sich im Seitenvergleich bei den primär und maximal operativ behandelten Tieren um 1 Woche eine schnellere Normalisierung des MRT-Bildes. Daraus kann geschlossen werden, daß sich nach einer frühzeitigen optimalen chirurgischen Versorgung die im MRT erfaßten Meßparameter für T1 SI, T2 SI, T2 RT und T2 RT normalisieren und somit das therapeutische Ergebnis früher erreicht wird.

Zur Abklärung der punktförmigen Subseptibilitätsartefakte in unseren MRT-Bildern wurden histologische Eisenfärbungen mit der „Berliner-Blau-Reaktion" durchgeführt. Korrespondierend mit dem Signalverhalten der MRT-Bilder konnten in den histologischen Schnitten lokale Eisenreaktionen nachgewiesen werden, die als Residuen der Auflösung und Resorption des Hämatoms anzusehen sind.

Zum jetzigen Zeitpunkt ist zwar die Kenntnis über das Signalverhalten extrakranieller Hämatome im MRT-Bild noch nicht abgeschlossen, dennoch zeigte sich in den Versuchen, daß mit Hilfe der MRT der Verlauf der intramuskulären Blutung dargestellt werden kann. Dies betrifft in vergleichbarem Maße den experimentellen Ansatz auch anderer Arbeitsgruppen (Küllmer et al. 1995) sowie erste Erfahrungen bei menschlichen Muskelverletzungen (Tzannetakis et al. 1992). Bei der Frage der Korrelation zwischen MRT und mechanischen Parametern der Belastungsfähigkeit findet sich eine gute Korrelation der initial massiven SI-Veränderungen: Bei typischer Konstellation der Blutung im MRT-Bild aufgrund von T1- und T2-SI-Erhöhungen ist die Belastbarkeit im Sinne der Zugfestigkeit noch eingeschränkt. Im weiteren Verlauf bei ansteigender Zugfestigkeit normalisieren sich die T1- und T2-Zeiten sowie die SI im MRT-Bild. Diese Korrelation ist in der Literatur bisher nicht beschrieben.

Bis zum Abschluß der kernspintomographischen Untersuchung nach 4 Wochen sind jedoch noch SI-Erhöhungen in der Nähe des Durchtrennungsbereichs zu sehen, die aufgrund ihrer geringen Größe der Messung allerdings entgehen. Da in dieser Zeit die sonographischen Veränderungen im Normbereich lagen, muß für die MRT eine größere Sensibilität angenommen werden, wie sie auch Assheuer et al. (1985) gefunden haben.

Unter Zuhilfenahme der Kernspinspektroskopie kann eine weitere Differenzierung hinsichtlich „Muskelkater", Muskelzerrung und des Ausmaßes der Risse mit und ohne Hämatombildung erreicht werden, welche unterschiedliche therapeutische Verfahren und Prognosen bedingt (Fleckenstein et al. 1989; Bohndorf 1991; Achten et al. 1991; Schilling et al. 1992).

### 4.1.5.2
### MRT mit paramagnetischen Kontrastmitteln (Gadolinium DTPA)

Eine Indikation zur Kontrastmittelgabe besteht dann, wenn bei der Verlaufsbeobachtung im MRT-Bild die Differenz der $T_1$- und $T_2$-SI zu benachbarten Geweben so klein geworden ist, daß kein sichtbarer oder meßbarer Unterschied mehr besteht. Kontrastmittel für die MRT sollten daher:

– paramagnetische Eigenschaften haben, um in veränderten Geweben die SI spezifisch zu steigern,
– gewebekompatibel sein,
– nichttoxisch sein,
– eine möglichst geringe Halbwertzeit besitzen
(Übersicht bei Watson u. Rocklage 1992).

Mit dem Gadolinium-diäthylentriaminpentaessigsäure-Komplex (Gd-DTPA, Magnevist, Fa. Schering) wurde ein Kontrastmittel gefunden, das durch die Verknüpfung des eigentlich toxischen seltenen Erdenelements Gadolinium an den Diäthylentriaminessigsäure-Komplex eine sehr gute Verträglichkeit aufweist. Gd-DTPA hat eine kurze Halbwertzeit von 20 min und wird vollständig unmetabolisiert über die Nieren ausgeschieden (Grodd u. Brasch 1986; Beltran et al. 1987; Pettersson et al. 1987; Paajanen et al. 1987; Niemi et al. 1990). Gd-DTPA ist ein extrazelluläres Kontrastmittel, das i. v. appliziert wird (Brasch et al. 1984; Hueftle et al. 1988). Bei pathologischen Prozessen, wie z.B. Traumen, Ischämien und Tumoren, gelangt es in die interstitiellen Geweberaum, wo es verzögert ausgewaschen wird („washout effect") (Hausser u. Kalbitzer 1989; Higgins et al. 1992). Der paramagnetische Effekt von Gd-DTPA ist eine Verkürzung der $T_1$-Relaxationszeit. Dieses geht mit einem SI-Anstieg im $T_1$-gewichteten MRT-Bild einher, der auch in normalem Gewebe nachweisbar ist. Bei entzündlichen, ischämischen oder tumorös veränderten Geweben ist der „washout-effekt" jedoch verzögert, so daß es zu einer stärkeren SI-Anhebung im $T_1$-gewichteten MRT-Bild im Vergleich zum normalen Gewebe kommt (Schörner et al. 1984; Pettersson 1987; Paajanen et al. 1987; Erlemann et al. 1988; Niemi et al. 1990; Watson u. Rocklage 1992; Higgins et al. 1992).

Bereiche mit einer starken SI-Erhöhung entsprechen gut vaskularisierten Zonen mit extrazellulärer Anreicherung; Areale mit geringer oder fehlender Signalerhöhungsmarkierung nicht oder geringer durchbluteten Bereichen (Schörner et al. 1984; Pettersson et al. 1987; Paajanen et al. 1987; Erlemann et al. 1988; Hueftle et al. 1988).

In unseren Untersuchungen war nach Kontrastmittelgabe ein deutlicher Signalanstieg auf der durch Naht versorgten rechten Unterschenkelläsion zu erkennen, während auf der nicht durch Naht versorgten linken Unterschenkelmuskulatur keine SI-Erhöhung im T1-gewichteten MRT-Bild erkennbar war. Unsere Ergebnisse zeigen darüber hinaus, daß nach Kontrastmittelgabe Nekrosen und avaskuläre Bereiche nach Muskelverletzungen durch verminderte oder fehlende Kontrastmitteldarstellung darstellbar wurden. Dieser Effekt war links deutlich größer als rechts und bis zur 4. Woche nach dem Trauma im T1-gewichteten MRT-Bild nach Kontrastmittelgabe nachweisbar.

In der Serie der sekundär 3 Tage nach der Läsion operierten Tiere (L3) zeigte sich nach 1 Woche ein leichter Rückgang der SI im T1-gewichteten MRT-Bild im Operationsbereich der linken Unterschenkelmuskulatur. Die rechte Unterschenkelmuskulatur, die durch eine größere Menge von Nahtmaterial und Fibrin versorgt wurde, zeigte im Verlaufsbeobachtungszeitraum eine größere und länger anhaltende SI in den T1-gewichteten MRT-Bildern nach Kontrastmittelinjektion.

Die mit der Regeneration einhergehende Gefäßneubildung ist durch die Kontrastmittelgabe nachvollziehbar. Die gleichmäßig ausgeprägte SI-Erhöhung im T1-gewichteten MRT-Bild erklären Beltran et al. (1987) mit einem langsameren Abbau von Gd-DTPA aus dem interstitiellen Geweberaum, der durch die Revaskularisierung des traumatischen Gewebes beschleunigt wird. Diese Angaben konnten in unseren Versuchen insoweit bestätigt werden, daß bei den mit Fibrin versorgten Tieren eine verstärkte und verlängert anhaltende SI-Erhöhung nach Injektion von Gd-DTPA und damit eine höhere Kapillarisierung oder Hyperämie im Bereich der Läsion bestand. Die Hypervaskularität konnte in der Mikroangiographie bestätigt werden. Allerdings finden sich ähnliche Phänomene auch im Bereich von Narbenbildungen nach operativen Eingriffen, die jahrelang anhalten können, wie Ross et al. 1989 bei epiduralen Narben beobachteten.

Die extrem kontrastreiche Darstellung in unseren Versuchen mag auch durch die von uns verwendete hohe Dosierung von Gd-DTPA bedingt sein (0,75 mmol bei durchschnittlich 430 g KG unserer Versuchstiere).

Entsprechend unseren Ergebnissen kann – mit der MRT-Bildgebung bei Muskelverletzungen nach Kontrastmittelgabe (Gd-DTPA) – der Nachweis, die Differenzierung sowie die Prognose der verschiedenen Läsionsarten mit und ohne Hämatombildung erreicht und der therapeutische Erfolg überprüft werden. Trotz erster Erfahrung mit entsprechenden Verletzungen bei Patienten (Schilling et al. 1992) bedürfen diese Aussagen aber noch der Bestätigung durch ein größeres Kollektiv von Untersuchten.

Als sichere Erkenntnis bleibt, daß durch die MRT-Bildgebung der Verlauf einer intramuskulären Blutung nachgewiesen werden kann. Die zusätzliche Kontrastmittelapplikation erlaubt eine Beurteilung der Vaskularisation nach Verletzung.

### 4.1.5.3
### Kernspinspektroskopie (MRS)

Bei der Bewertung der spektroskopischen Ergebnisse sind folgende Fakten zu berücksichtigen:

Mit der verwendeten Meßtechnik wurde in einem Halbkugelvolumen mit einem vorgegebenen Radius von 7 mm gemessen. Damit sind außer den durch die Muskeldurchtrennung betroffenen Bereichen auch noch Anteile vollständig intakten Muskelgewebes in die Messung einbezogen worden. Es ist daher schwierig zu beurteilen, wie stark der Anteil der geschädigten Muskelzellen das Gesamtsignal beeinflußt, welche die Änderung im Spektrum verursachen. Dies deckt sich mit den Ergebnissen von Grünert (1989), der nur kurzfristig nach einer Crushverletzung am Hinterlauf der Ratte einen Anstieg von zuckergebundenem Phosphat (ZP), anorganischem Phosphat (Pa) und Adenosintriphosphat (ATP) registriert hatte.

Aus diesem Grunde kann z. Z. keine definitive Aussage bezüglich der Stoffwechselsituation im Muskeldurchtrennungsbereich getroffen werden. Insofern kann auch die Frage, ob die Magnetresonanzspektroskopie Beurteilungen der Qualität des Heilungsverlaufs ermöglicht, nicht klar beantwortet werden. Weitergehende Aussagen können nur erfolgen, wenn in größeren Versuchsserien mit besserer Anpassung der Magnetresonanzspektroskopie z. B. durch speziell geformte Oberflächenspulen Untersuchungen unter dieser Fragestellung wiederholt werden. Ein selektives Magnetresonanzspektroskopieverfahren müßte mindestens 80 % der Muskelbereiche erfassen, die von der Durchtrennung betroffen sind. Lediglich die frühzeitig und postoperativ weitgehend unauffälligen Spektren weisen auf eine ausreichende Durchblutung beider verletzter Unterschenkel hin. Die danach einsetzende, deutlich unterschiedliche Entwicklung der Spektren ist ausschließlich auf die Muskelatrophie zurückzuführen, so daß damit ein Einfluß auf die Heilung nicht beurteilt werden kann. Unter den gewählten Versuchsbedingungen ist demnach eine Beurteilbarkeit des Heilungsverlaufs nach einer Muskeldurchtrennung nicht gegeben.

### 4.1.5.4
### Diskussion der praktischen Aspekte der MRT bei Muskelverletzungen

Die MRT, insbesondere auch nach Kontrastmittelgabe, ermöglicht eine differenzierte, verlaufsorientierte Darstellung der Veränderungen nach Muskelverletzungen. Nach Meinung von Bohndorf (1991), Speer et al. (1993) und Halbsguth (1994) ist die MRT-Bildgebung wie keine andere Methode in der Lage, Muskelzerrungen und Muskelrisse darzustellen. In Übereinstimmung mit anderen Autoren ist diese bildgebende Methode in ihrer reproduzierbaren Bildgebung sensibler als klinische, sonographische und thermographische Parameter (Swensen et al. 1985; Fisher et al. 1986; Destian et al. 1989; Reimers 1990 u. v. a.). Für die praktische Anwendung der MRT bei Muskelverletzungen bestehen die in Tabelle 8 aufgelisteten Vor- und Nachteile.

Unsere Untersuchungen beschreiben aus experimenteller Sicht den Ablauf der Signalverhalten und die Veränderungen von Relaxationszeiten bei Muskelverletzungen am Modell operativer Versorgungen von Muskeldurchtrennungen.

Erste von uns bei Menschen durchgeführte Messungen von Muskelverletzungen ergaben ein diesen Verhältnissen entsprechendes SI-Muster (auch im Verlauf). Nega-

**Tabelle 8.** Vor- und Nachteile bildgebender Verfahren bei Muskelverletzungen und -erkrankungen

| Autoren | Vorteil | Nachteil |
|---|---|---|
| *Röntgen* | | |
| Melson 1973<br>Railhac 1986<br>Katthagen 1988<br>Fornage 1989<br>Pfister u. Pförringer 1989<br>Halbsguth 1994 | • Verfügbarkeit<br>• Kostengünstig<br>• Darstellung knöcherner Strukturen und Kalzifikation | • Summationsbild<br>• Weichteilkontrast ↓<br>• Strahlenbelastung<br>• Keine ausreichende Sensitivität und Spezifität |
| *Angiographie* | | |
| Abrams 1983<br>Felix u. Ramm 1988<br>Bender et al. 1991 | • Kontrastdarstellung (Arteriographie, Phlebographie) | • Invasivität<br>• Kontrastmittelallergie |
| *Xeroradiographie* | | |
| Schnepper 1976<br>Bernardino 1981<br>Genant 1981<br>Vukanovic 1981<br>Klümper 1987<br>Schechinger und Schneider 1987 | • Höherer Weichteilkontrast als Nativ-Röntgen | • Strahlenbelastung<br>• Sensitivität und Spezifität ↓ |
| *Szintigraphie* | | |
| Suzuki 1974<br>Siegel et al. 1975<br>Martin et al. 1983<br>Patel u. Mishkin 1986<br>Hageloch et al. 1988<br>Halbsguth 1994 | • Morphologische und Stoffwechseldarstellung | • Kosten<br>• Nur plane Darstellung<br>• Geringe Ortsauflösung<br>• Injektion von Radioisotopen |
| *Computertomographie (CT)* | | |
| Bernadino et al. 1981<br>Häggmark 1982<br>Grindrod 1983<br>Wegener 1983<br>Bulcke 1984<br>Felix u. Ramm 1988<br>Schalke et al. 1988<br>Alanen et al. 1989<br>Lamminen et al. 1989<br>Rafal u. Markisz 1991<br>Speer et al. 1993<br>u. v. a. | • Querschnitte ganzer Körperteile<br>• Standardisierbar<br>• Kurze Untersuchungszeit<br>• Gute räumliche Auflösung<br>• Erw.: Röntgen-Kontrastmittel | • Strahlenbelastung<br>• Großer apparativer Aufwand<br>• Kosten<br>• Nur Querschnittdarstellung<br>• Geringe Kontrastauflösung für Fett/Blutung im Muskel<br>• Keine dynamische Untersuchung |
| *Kernspintomographie (MRT)* | | |
| Kaiser 1986<br>Rott 1987<br>Kitamura et al. 1988<br>Alanen et al. 1989<br>Nägele et al. 1989<br>Berquist 1990, 1992<br>Knowles 1991<br>Speer et al. 1993<br>Halbsguth 1994<br>Küllmer et al. 1995<br>u. v. a. | • Keine Strahlenbelastung<br>• Sensitivste Untersuchung für optischen Weichteilkontrast<br>• Schnittbilder ganzer Körperabschnitte in 3 Ebenen<br>• Standardisierbar<br>• Auflösung ↓<br>• Qualitative Signalintensität, T1/T2-RT<br>• Erw.: Gadolinium-DTPA (Kontrastmittel)<br>• MR-Spektroskopie | • Keine dynamischen Untersuchungen<br>• Großer apparativer Aufwand<br>• Kosten<br>• Zeitaufwand<br>• Nicht bei metallischen Fremdkörpern durchführbar |

**Tabelle 8.** (Fortsetzung)

| Autoren | Vorteil | Nachteil |
|---|---|---|
| *Thermographie* | | |
| Sattel et al. 1974<br>Keyl u. Lenhart 1975<br>Kaiser et al. 1976<br>Lambiris 1982<br>Mellerowicz 1989<br>u. v. a. | • Keine Strahlenbelastung<br>• Verlaufskontrolle | • Indirekte Technik<br>• Nur positive Befunde zu bewerten<br>• Nur Darstellung in Oberflächennähe<br>• Zeitaufwand |
| *Sonographie* | | |
| Bernardino 1981<br>Cady 1983<br>Steinbicker et al. 1985<br>Küllmer et al. 1995/96<br>Kayanuma u Uono 1987<br>Rott 1987<br>Mellerowicz 1989<br>u. v. a. | • Keine Nebenwirkungen<br>• Schnittbildverfahren(Echogenität)<br>• Geringer apparativer und zeitlicher Aufwand<br>• Dynamische Untersuchungen<br>• Qualitative Grauwertbestimmung<br>• Kostengünstig | • Unspezifischer Befund<br>• Auflösung (Sensitivität und Spezifität < CT < MRT)<br>• Erfahrener Untersucher notwendig<br>• Fehler durch Apparate und Untersucher |

tiven sonographischen Befunden konnten dabei ein positives MRT-Korrelat zugeordnet werden (Abb. 89) (Tzannetakis et al. 1992). In diesen Fällen hatte es sich um einen unter der Nachweisschwelle der Sonographie liegenden Muskelfaserriß oder um Zerrungen gehandelt. Eine weitergehende Differenzierung kann durch die MRS erreicht werden (Schilling et al. 1992). In unseren experimentellen Untersuchungen waren aufgrund einer zu geringen Muskelmasse der Mm. triceps surae keine ausreichend sicheren Signaldifferenzunterschiede in der MRS abzuleiten.

In Übertragung unserer Ergebnisse auf den Menschen bleibt für die praktische Anwendung beim Athleten in Übereinstimmung mit Assheuer et al. (1985) und Döhring et al. (1987) festzuhalten, daß mit der MRT-Bildgebung ein sensibles Verfahren für die Verlaufskontrolle von Muskelverletzungen vorliegt, welches auch längere Zeit nach Sistieren der Beschwerden noch Auffälligkeiten im Signalverhalten zeigt. Bei der Frage der Wettkampffähigkeit noch einer Verletzung kann die MRT-Bildgebung bei negativem sonographischen Befund als ein weiteres Kriterium zu deren Beurteilung herangezogen werden.

In der bildlichen Darstellung des Verlaufs von Muskelverletzungen kann bei schon negativen Befunden hinsichtlich der SI im MRT eine deutliche, auch seitendifferente SI-Erhöhung nach Injektion von Gd-DTPA verzeichnet werden. Erfahrungen aus der Literatur belegen den Zusammenhang zwischen SI-Erhöhung 30 min nach Injektion von Gd-DTPA und einer lokal vermehrten Durchblutung (Brasch et al. 1984; Schörner et al. 1984; Pettersson et al. 1987; Paajanen et al. 1987; Hueftle 1988; Erlemann et al. 1988). Demzufolge kann die Kontrastmittel unterstützte Kernspintomographie mit Gd-DTPA bei unklaren Befunden und im Zweifelsfall als letztes, sensibelstes Kriterium zur Anwendung kommen. Größere Nebenwirkungen und Kontraindikationen bei den verwendeten Konzentrationen sind bisher nicht bekannt (Schörner et al. 1984).

Entsprechend den Empfehlungen des Bundesgesundheitsamtes von 1984 und den umfangreichen Erfahrungen bis zum heutigen Tage kann die MRT bis zu einer

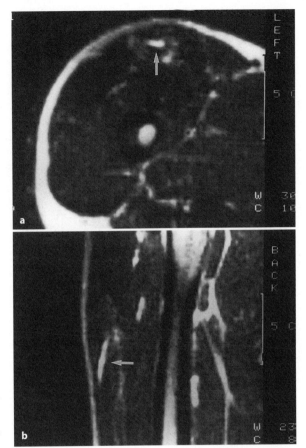

**Abb. 89a, b.** Lokalisierte Signalintensitätserhöhung (→) im MRT (1,5 T) axiale (**a**) und sagittale (**b**) Schnittebene: T2-gewichtete Sequenzen bei sonographisch nicht nachweisbarer Muskelverletzung im Sinne einer Muskelzerrung oder eines sehr kleinen Einrisses

Grenzwertexposition von 2 Tesla für Ganz- und Teilkörperexpositionen als sicher angesehen werden. Einschränkende Indikationen ergeben sich durch indirekte Wirkungen infolge ferromagnetischer Implantate wie Endoprothesen, Hämoclips, Granatsplitter o. ä. Direkte Wirkungen treten bis zur sog. Grenzexposition nicht auf, wobei Erkenntnisse hinsichtlich der Wirkung auf Föten und Embryonen noch unzureichend sind und somit eine Exposition von Schwangeren unterbleiben sollte (Bernhardt 1991).

## 4.1.6
### Vergleich der Wertigkeit bildgebender Verfahren für Diagnostik und Verlaufskontrolle von Muskelverletzungen

Zur Frage der Wertigkeit bildgebender Verfahren für Diagnostik und Verlaufskontrolle von Muskelverletzungen wurden zum Vergleich und in Ergänzung der experimentellen Ergebnisse 23 Patienten (15 männliche, 8 weibliche, Durchschnittsalter 36 Jahre) 1–112 Tage nach einer Sportverletzung in der Muskulatur der unteren Extremität untersucht. Neben der klinischen und sonographischen Diagnostik wurden thermographische MRT-Untersuchungen, teilweise mit Kontrastmittel Gd-DTPA (Magnevist, Fa. Schering), sowie MRS-Untersuchungen durchgeführt. Für die Beurteilung wurden neben den SI-Veränderungen in einzelnen Schnittebenen der T1- und T2-gewichteten MRT-Bilder Gradientenechosequenzen (T1-gewichtet) vor und nach i.v.-Gabe von Gd-DTPA sowie die Spektren aus den MRS-Untersuchungen herangezogen. Mit der Thermographie konnten bis auf wenige Ausnahmen auffällige Befunde einer seitendifferenten Oberflächenwärmeverteilung gefunden werden.

In der MRS wurden 18 Patienten nach dem Trauma und 2–3 Monate später untersucht. Die MRS-Ergebnisse konnten direkt mit den klinischen, sonographischen, thermographischen und MRT-Untersuchungen korreliert werden. Bei den MRS-Befunden war der deutlichste Effekt im Verhältnis der Phosphodiester zu den Monoestern (PDE/PME) zu finden. Die in den ersten Tagen nach Trauma noch unauffälligen Werte stiegen nach 7–14 Tagen um 30 % an und sanken im weiteren Verlauf wieder auf normale oder auch leicht darunterliegende Werte. Dieser Verlauf korrelierte mit der MRT-Bildgebung und der Thermographie, während klinisch und sonographisch in der Regel beim vorangeschrittenen Verlauf (3. bis 6. Woche nach dem Trauma) schon keine auffälligen Befunde mehr nachweisbar waren. Das entspricht den Ergebnissen von Döhring et al. (1987), die eine langdauernde Persistenz der auffälligen SI-Veränderungen im MRT gefunden hatten.

Viele Autoren betonten auch die gute Darstellbarkeit von Weichteilläsionen in der CT (Barlow u. Goldmann 1978; Bulcke 1979; Herrmann u. Rose 1979; Genant 1981; Bender et al. 1991). Bernadino et al. (1981) führten zum Vergleich der diagnostischen Wertigkeit Untersuchungen im CT, Xeroradiogramm sowie mit Ultraschall durch, wobei 3,5- und 5-MHz-Transducer zur Anwendung kamen. Infolge des häufig bestehenden Echogenitätsunterschieds der Muskelläsion zu ihrer Umgebung gelang ihnen in den allermeisten Fällen eine Darstellung im Sonogramm. Darüber hinaus kann die Lokalisation in beliebig vielen Schichtebenen sowie das Volumen bestimmt werden. In Einzelfällen kleiner Läsionen mit ausreichenden Echoimpedanzunterschieden war die Sonographie sogar dem CT und der Xeroradiographie überlegen. Rott et al. (1982–1987), Cady et al. (1983) sowie Kayanuma u. Uono (1987) fanden ebenfalls eine frühere und bessere Darstellung pathologischer Veränderungen bei Muskelkrankheiten im Sonogramm, Bulke (1984) dagegen eine präzisere Darstellung im CT. Lamminen et al. (1989) und Alanen et al. (1989) sahen eine genauere reproduzierbare Wiedergabe im CT sowie MRT. Weitgehende Einigkeit herrscht in der höheren Sensibilität des MRT gegenüber dem CT, bedingt durch den besseren Weichteilkontrast (Kaiser et al. 1986; Schnake et al. 1986; Rodiek 1987; Kayanuma u. Uono 1987; Nägele et al. 1989; Reimers 1990; Berquist u. De Orio 1992; Speer et al. 1993; Halbsguth 1994). Alle Verletzungen mit einer Ausdehnung über 1 cm kommen zur Darstellung, wobei das Ausmaß jeweils größer war als klinisch und anamnestisch vermutet (Döhring et al. 1987). Dennoch ist das MRT nicht durchweg verläßlich – insbesondere in der Darstellung der exakten Läsionsgröße bei Muskelverletzungen sowie bei der präzisen Darstellung der Grenzen der Gewebeveränderungen. Im Gegensatz zur eher indirekten Messung im MRT kann im Ultraschallbild eine direkte Darstellung der Läsion erreicht werden.

Ein weiterer Vorteil der MRT liegt in der multiplanen Darstellung ganzer Körperabschnitte, während die Sonographie mit Ausnahme der Transmissionssonographie

(Rott et al. 1982, 1987) im Schnittbildverfahren nur einzelne Muskeln und Muskel-gruppen zur Darstellung bringt. Die MRT ist ein zeitaufwendiges und kostenintensi-ves Verfahren, während die Sonographie zeit- und kostengünstiger ist (Fornage 1989). Das CT weist den Nachteil der Strahlenbelastung auf. Die Sonographie erfor-dert ein höheres Maß an Ausbildung und Erfahrung bei der Untersuchung und Beur-teilung (Pfister 1987). Dabei besteht als Vorteil die dynamische Untersuchung, die eine bildliche Darstellung während der Spontanaktivität ermöglicht (Rott 1987). Das ist gerade für die sportmedizinischen Belange von größter Bedeutung (Mellerowicz 1987–1991).

**Schlußfolgerungen für die bildgebende Diagnostik von Muskelverletzungen**
Bei der Gegenüberstellung der verschiedenen diagnostischen Methoden (Tabelle 8) und unseren Untersuchungen ergibt sich folgende Einschätzung: Für die Primärdia-gnostik von Muskelläsionen und im Verlauf kann in erster Linie eine Beurteilung durch die Real-time-Sonographie erfolgen, da hier, insbesondere im dynamischen Bild, eine ausreichende Einschätzung der Größe der Läsion und der Verhältnisse bei der Einblutung erreicht werden kann, die eine weitere Klärung der klinisch eher unspezifischen Befunde erlaubt.

Negative sonographische Befunde können – v.a. im Verlauf – durch Thermogra-phie abgeklärt werden. Positive Befunde liegen dabei nur bei ausreichend großen oder oberflächlichen Läsionen vor, während negative Befunde nicht bewertet werden können.

Bei diskrepanten Befunden und gegebenenfalls hinsichtlich der Beurteilung der Wettkampffähigkeit sollte im Rahmen der Stufendiagnostik dann die MRT, gegebe-nenfalls erweitert durch eine Kontrastmitteldarstellung mit Gd-DTPA (Magnevist, Fa. Schering) und MRS zur weitergehenden Diagnostik herangezogen werden.

## 4.1.7
### Enzymatische Bestimmung von CK und GOT beim Muskeltrauma

Nach Untersuchungen von Heiss (1977), Güssbacher (1980), Krejci u. Koch (1987) und Koller et al. (1994) kommt es nach Muskelverletzungen zu einem charakteristischen Anstieg der Serumenzyme der CK (Kreatininphosphokinase), der GOT (Glutamat-Oxalazetattransaminase) und der GPT (Glutamat-Pyruvattransaminase). Nach ihren Angaben weist ein Quotient von CK zu GOT von mehr als 9:1 (Normalrelation 5:1) auf Muskelverletzungen hin, der allerdings auch bei Schäden der Herzmuskulatur gefunden wird. Die betroffenen Regionen können aber im weiteren durch die speziel-len Isoenzyme, die CKMB und CKMM, differenziert werden (Apple et al. 1988). Nach Krejci u. Koch (1987) hat der Quotient von CK zu GOT eine 9%ige Treffsicherheit, vorausgesetzt, der CK-Wert liegt über 100 U/l und erhöhte GOT-Werte aufgrund anderer Erkrankungen können ausgeschlossen werden.

In unseren experimentellen Untersuchungen konnte im Vergleich zu den Werten von Krejci u. Koch (1987) eine niedrigere Aktivität des Gesamt-CK mit einem schnel-leren Abfall sowie eine ungleichmäßigere Aktivität der GOT gefunden werden. Bei einer großen Streuung waren auch nach 28 und 84 Tagen noch erhöhte Werte nach-weisbar. Dieses könnte u.U. durch Rezidiv- und Sekundärrisse, die nicht einge-schränkte körperliche Aktivität der Versuchstiere sowie die intramuskuläre Narkosegabe (z. B. für die MRT) bedingt sein. Infolge der Durchtrennung der Muskeln wird ein geringerer Anteil von Enzymen freigesetzt als z. B. bei einer Kontusionsverletzung, da bei letzterer die traumatisch bedingte Nekrose einer quantitativ größeren Zellzahl vorliegt.

Nach jeder intensiven körperlichen Aktivität, z. B. anstrengenden Sportarten, gibt es z. T. erhebliche Anstiege der Gesamt-CK, die keine krankheitsspezifische Bedeutung haben. Diese Erhöhungen sind insbesondere bei untrainierten Personen zu finden (La Porta 1979; Prellwitz 1981; Berg u. Keul 1982; Janssen et al. 1989). Auch bei operativen Eingriffen mit Durchtrennung oder Quetschung größerer Muskelgruppen können Erhöhungen der Gesamt-CK bis 800 U/l auftreten (Prellwitz 1981).

GOT-Erhöhungen finden sich ebenfalls bei Muskelverletzungen, Myositis (Ticktin et al. 1956) und körperlicher Arbeit (insbesondere bei nicht trainierten Probanden) (Nuttal u. Jones 1968; Berg u. Keul 1982; Kaman 1977). Die erhöhte Aktivität der GOT in unseren Untersuchungen am 5. Tag, mit anschließend unregelmäßigem Verlauf bis zum Rückgang am 35. Tag, ist deutlich unterschiedlich zu den Ergebnissen von Krejci u. Koch (1987) am Menschen. Während die initiale Erhöhung am 5. Tag durch das Muskeltrauma zu erklären ist, wären für die verzögerte Regression der Werte toxische Einflüsse auf die Leber infolge der Narkosen zu diskutieren. Ein Ausschluß hätte über die Parallelbestimmung von Glutamatpyruvat-Transaminase (GPT), Laktatdehydrogenase (LDH) und Gammaglutamyltranspeptidase (Gamma-GT) erfolgen können.

Der in unseren Versuchen uneinheitliche Anstieg und Verlauf der Serumenzyme nach einer weitgehend standardisierten Verletzung deutet – auch bei Berücksichtigung der zahlreichen Fehlermöglichkeiten und Beeinflussungen des Serumenzymverhaltens – auf vielfältige Einflüsse hin. Die früher geäußerte Einschätzung, das Ausmaß und den Verlauf der Muskelschädigung anhand des Enzymverlaufs hinreichend beurteilen zu können (Groher 1985; Krejci u. Koch 1987), kann nach unseren Untersuchungen nicht geteilt werden. Unter heutigen Gesichtspunkten erscheint deshalb für Diagnostik und Prognose der Muskelverletzungen die Anwendung der bildgebenden Verfahren überlegen.

### 4.1.8
### Biomechanische Belastungsprüfung (Zugfestigkeitsuntersuchungen)

Die experimentelle Untersuchung der Zugfestigkeit chirurgisch versorgter Wunden erfolgt durch eine entsprechende Prüfung an den Wundrändern (von Winkle et al. 1975). Das Ergebnis hängt dabei im wesentlichen von der Anzahl der neugebildeten Kollagenfasern ab. Nach einer Latenz kann über einen Zeitraum von 2 Wochen eine lineare Zunahme der Zugfestigkeit konstatiert werden (Howes 1973; van Winkle et al. 1975).

Für die Messung der Muskelspannung und -zugbelastung werden in der Literatur aktive und passive Methoden gegenübergestellt (Ten Bruggencate 1984):

– passive Dehnung in Kombination mit elektrisch induzierten Kontraktionen,
– Reizzeitspannungskurven,
– Spannungs-Dehnungs-Kurven.

Die erste Möglichkeit stellt eine Simulation der natürlichen Vorgänge von Ruptur und Reruptur dar, die in der Regel durch eine starke passive Dehnung während aktiver, im

Extremfall auch exzentrischer Muskelanspannung auftreten. Garrett et al. (1984) erreichten bei Reißversuchen am M. extensor digitorum longus von Neuseelandkaninchen eine Muskeldehnung auf über 25,3 % der Originallänge bis zur Zerreißung. Da unter gleichzeitig aktiver Stimulation keine maximale Dehnung erreicht wurde, mußte eine höhere Vorspannung aufgebracht werden, um in den oben genannten endgradigen Dehnungsbereich zu kommen. Darauf aufbauend sollte in unseren Versuchen das Verhalten von Muskeln nach Durchtrennung und operativer Versorgung mittels Naht und Klebung bei einer aktiven Zerreißung während der Nervenstimulation geprüft werden. Dies entspricht den physiologischen Verhältnissen bei Rupturen und Rerupturen. Unsere Vorversuche hatten aber bereits ergeben, daß durch aktive Nervenstimulation kein Muskelriß zu erreichen war.

Zur Überprüfung und Bewertung der Versorgung nach Muskeldurchtrennung kann deshalb im Paarvergleich die seitendifferente Kraft, die zur Zerreißung führt, herangezogen werden. Die Lokalisation und die endgradige Dehnung bis zur Zerreißung ist unabhängig davon, ob eine passive oder aktiv durch Muskelstimulierung begleitete Muskeldehnung stattfindet. Bei Muskelstimulation ist lediglich die Kraft, die zur Zerreißung notwendig ist, um 15 % höher als bei rein passiver Dehnung (Garrett et al. 1984).

Biologische Materialien, die mechanischen Belastungen ausgesetzt werden, können grundsätzlich durch drei Grundeigenschaften beschrieben werden:

- Elastizität,
- Viskosität,
- Stärke bzw. Festigkeit

(Hall 1965; Cooper u. Glascow 1972; Dumbleton u. Black 1975; Cochran 1971, 1988; Park 1979; Viidik 1968).

Die Elastizität weist im Idealfall 3 Verhaltensaspekte auf:

1. Vollständige Erholung nach einer Deformierung (z. B. durch Zugbelastung).
2. Plötzliche Krafteinwirkung löst bei dem elastischen Element eine sofortige Reaktion ohne Verzögerung aus.
3. Es besteht eine lineare Beziehung zwischen Kraft und Deformation.[3]

(Yamada 1970; Cochran 1971, 1988; Cooper u. Glascow 1972; Dumbleton u. Black 1975; Park 1979).

Die plastische Deformation ist dagegen dauerhaft, eine Erholung findet nicht statt. Wird beim plastischen Element eine Kraft appliziert, so findet erst eine Deformation statt, wenn eine kritische Kraft überwunden wurde (Evans 1961; Cochran 1971, 1988; Frost 1973). Die Deformation setzt dann sofort und ohne zeitliche Verzögerung ein und bleibt permanent bestehen (Frankel u. Nordin 1980; Cochran 1988).

Viskosität ist im Gegensatz zur Elastizität und Plastizität zeitabhängig. Die Deformation ist hier nicht nur von der Kraft, sondern auch von der Geschwindigkeit der Kraftanwendung abhängig. Nach einer Krafteinwirkung beginnt die Deformation eher verzögert. Sie setzt sich fort, solange die Kraft angewendet wird (Yamada 1970; Cochran 1988). Es gibt aber keine Rückkehr zum ursprünglichen Zustand wie bei ela

---

3 Das Hooke-Gesetz: Die Deformation eines ideal-elastischen Materials ist proportional der aufgebrachten Kraft (Hooke 1665).

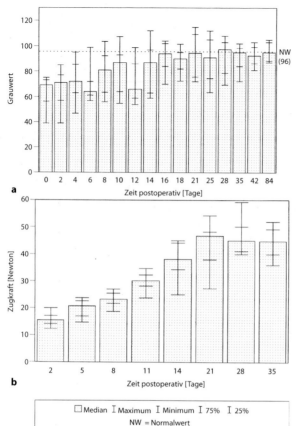

**Abb. 90. a** Sonographische Grauwerte der „ROI", rechtes Bein – A-Serie. **b** Maximale Zugkraft des rechten Beins, A-Serie

stischen Körpern. Eine größere Kraft in einer bestimmten Zeiteinheit bewirkt eine größere Deformation (Cochran 1988).

Durch die Aufzeichnung der applizierten Kraft gegen die Gesamtverlängerung kann ein dehnbares Objekt, z.B. ein Muskel, untersucht werden (Abb. 90) (Steindler 1955; Wells 1971; Cochran 1988).

Die meisten biologischen Materialien, auch der Muskel, besitzen in der Realität eine Kombination verschiedener rheologischer Eigenschaften. Jedoch können die Hauptaspekte ihres Verhaltens durch einfache Kombination von elastischen, viskösen und plastischen Elementen annähernd erfaßt werden.

**Kraft-Dehnungs-Kurve (Zugkurve)**

Das Zugverhalten eines Muskels kann differenziert verglichen werden, indem man es bis zum Versagen belastet und anschließend die Ergebnisse in Form einer Kraft-Dehnungs-Kurve (Zugkurve) darstellt. Spannungs-Dehnungs-Kurven von technischen Materialien werden an Proben mit definierter Geometrie gewonnen. Ist die Querschnittsfläche bekannt, kann aus der aufgebrachten Kraft die Spannung in der Probe leicht berechnet werden[4]. Bei Muskeln variiert die Querschnittsfläche entlang seiner Länge. Aus diesem Grunde werden keine Spannungs-Dehnungs-Diagramme, sondern Kraft-Dehnungs-Diagramme erstellt. Auf der Spannungs-Dehnungs-Kurve bedeutet die anfänglich gerade Linie elastisches Verhalten. In diesem Bereich verhält sich das Material entsprechend dem Hooke-Gesetz (Frankel u. Burstein 1970; Cochran 1971; Cooper u. Glascow 1972; Frost 1973; Dumbleton u. Black 1975; Park 1979).

Die elastische Grenze ist demnach erreicht, wenn die Beziehung zwischen Spannung und Dehnung nicht mehr linear ist. Die elastische Grenze auf der Spannungs-Dehnungs-Kurve liegt auf dem Punkt, an dem nach Entfernung der Belastung keine volle Erholung der Deformation mehr erfolgt.

Fließpunkt bezeichnet den Punkt der Kurve, an dem eine Zunahme der Dehnung oder Deformation auftritt, ohne daß eine merkliche Spannungszunahme oder Belastung erfolgt. Die Kurve flacht ab. Je nach Material kann das bald nach Erreichen der elastischen Grenze der Fall sein. Ist der Fließpunkt überschritten, so führt eine Zunahme der Dehnung nicht mehr zu einer Spannungszunahme, sondern zu einer Ruptur des Materials (Frankel u. Burstein 1970; Cochran 1971; Cooper u. Glascow 1972; Frost 1973; Dumbleton u. Black 1975; Park 1979).

Kinetische Energie wird während der Deformation eines Objekts in Dehnungsenergie umgewandelt. Im Falle der Spannungs-Dehnungs-Kurve entspricht die Fläche unter der Kurve der gesamten Dehnungsenergie (Dumbleton u. Black 1975; Cochran 1988).

Entsprechend den genannten theoretischen Gesichtspunkten der Kraft-Dehnungs-Kurven der Muskelrupturen müßte der normale Verlauf bei gleicher Muskelfaserlänge einen S-förmigen Verlauf haben (Buttler et al. 1978; Cotta u. Sommer 1989). Die „typische" Spannungs-Dehnungs-Kurve ist eine idealisierte Annahme, die auf folgenden Voraussetzungen aufbaut:

- gleiche Faserlänge
- streng parallele Anordnung der Fasern
- gleiche Gewebequalität
- ideales Materialverhalten.

Bei biologischen Geweben sind bei der Beschreibung einer Spannungs-Dehnungs-Kurve Angaben über den Feuchtigkeitsgehalt und die Dehnungsgeschwindigkeit zu berücksichtigen (Cochran 1971, 1988). Grundsätzlich wäre hier auch ein Vergleich der operativ gewonnenen Ergebnisse mit einem physiologisch unverletzten Muskel in bezug auf den Verlauf der Spannungs-Dehnungs-Kurve sinnvoll. Wiederholte Versuche im Rahmen der Voruntersuchungen ergaben jeweils ein Ausreißen der distalen Femurepiphyse. Damit konnte eine vergleichende Analyse zum unverletzten Muskel nicht erfolgen. In unserer Arbeit wurde deshalb nur ein intraindividueller und teilweise auch Gruppenvergleich der verschiedenen Arten der Versorgung von Muskelverletzungen gegeneinander durchgeführt.

Im Rahmen unserer Zugversuche zur Ermittlung der maximalen Zugkraft sowie der Fläche der Dehnungskurve (Dehnungsarbeit) wurden die Muskeln in den beschriebenen Versuchsaufbau eingebracht. Dabei verhielten sich die einzelnen Muskelfasern analog unterschiedlich langer Gummibänder (Abb. 90). Bei der Dehnung

---

4 Spannung = Kraft : Fläche.

kam es hierbei initial zu Ausschlägen der Kraftkurven, die der maximalen Dehnung einzelner, zuerst kürzerer Muskelfasern entsprachen (1). Sobald diese rissen (2), ging der Ausschlag der Kraftkurve zurück und näherte sich erst wieder einem zweiten Maximum (3), wenn die nächst längeren Fasern ihre Dehnungsgrenze erreichten. Durch die unterschiedliche Größe einzelner Muskelfasern sowie Bindegewebefaserpopulationen ist das unterschiedliche, gipfelförmige Muster unserer Kraft-Dehnungs-Kurven zu interpretieren (Abb. 91).

Die Größe der Belastungsfähigkeit im Sinne der Zugfestigkeit war dabei abhängig von der spezifischen Regeneration der Muskeln in den einzelnen Gruppen. Entsprechend dem unterschiedlichen Deformierungsverhalten der Muskeln bis zur Zerreißung wurde anhand der Oberflächenprofile die maximale Zugkraft- und die Flächen unter der Kraft-Dehnungs-Kurve beurteilt. Die Größe dieser Fläche entspricht der Dehnungsarbeit des Muskels, das Oberflächenprofil den Muskel- und Bindegewebefaserbündeln unterschiedlicher Länge. Der Kurvenverlauf beschreibt die spezielle Kombination der biomechanischen Materialeigenschaften.

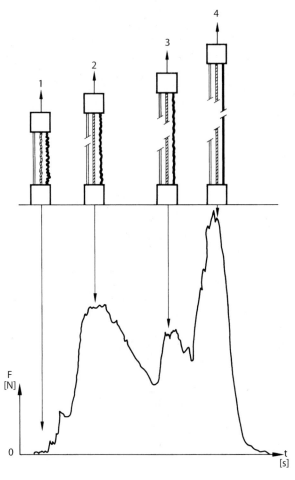

**Abb. 91.** „Gummibandmodell" unserer Kraft-Dehnungs-Kurven: 3 Gummibänder unterschiedlicher Länge werden kontinuierlich durch Zug belastet: in den Bereichen der maximalen Dehnung (2, 3, 4) kommt es zur Zerreißung

Charakteristische Kurvenmerkmale können der Muskelregeneration bzw. dem Narbengewebe zugeordnet werden. Dieser Zusammenhang konnte anhand von REM-Untersuchungen der Reißflächen festgestellt werden.

Eine sofortige Muskeladaptation mit 2 U-Nähten, Fibrinklebung und oberflächlicher zirkulärer Naht (Gruppe A rechts) ergab die langsamsten Kurvenanstiege mit vielen Kraftspitzen, die größte maximale Zugkraft schon zu frühen Untersuchungszeitpunkten und die größte Fläche der Kraft-Dehnungs-Kurve (Abb. 49 R, 50 R, 51a). Mit einer entsprechenden Abstufung waren die anderen Gruppen zu bewerten, wobei das ungünstigste Resultat bei den Durchtrennungen ohne weitere Versorgung bestand (Gruppe A links) (Abb. 49 L, 50 L, 51b). In dieser Gruppe waren bei der REM-Begleituntersuchung überproportional große Anteile von fibrösem Narbengewebe festzustellen (Abb. 53). Damit entsprachen unsere Untersuchungen den Ergebnissen von Almekinders (1991), der ebenfalls geringere maximale Zugfestigkeiten nicht reparierter Muskeldurchtrennungen beschrieb.

In die Bewertung der „stabilen" Muskeladaptation nach Durchtrennung muß das Zugverhalten des Nahtmaterials miteingehen (s. 4.1.10): Die Reißkraft des Polyglactin

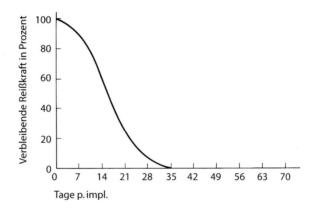

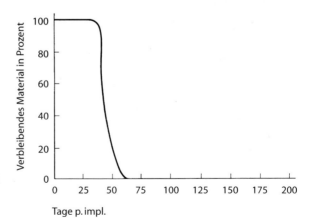

**Abb. 92.** Reißkraft (Zugkraft) und Materialdegradation eines resorbierbaren chirurgischen Fadens (Vicryl, Fa. Ethicon) (n. Angaben Fa. Ethicon)

nimmt im Rahmen der Degradation des resorbierbaren Fadens (Vicryl 3-0) langsam kontinuierlich ab, um nach 15 Tagen noch 50 % des ursprünglichen Ausmaßes aufzuweisen. Nach 21 Tagen sind es 30 % und nach 30 Tagen 0 % (Abb. 92). Daraus ergibt sich, daß das günstigere biomechanische Verhalten der maximal versorgten „stabilen" Muskeladaptation in der Frühphase der Untersuchung in einem großen Anteil auf die Nahtfestigkeit zurückzuführen ist. Der von Groh u. Groh (1975) beschriebene Ausriß des Nahtmaterials aus dem Muskel wurde nur bei sehr hohen Zugbelastungen beobachtet.

Die Frage der Auswirkung der Sekundärversorgung konnte durch den Mann-Whitney-Test im Vergleich der A-Serie rechts interindividuell mit den sekundär operierten Muskeln der Gruppen L1 und L3 in den Zugversuchen geklärt werden. Bei einer deutlichen Signifikanz der Differenz zuungunsten der später versorgten Beine (Naht 1 bzw. 3 Tage nach der Durchtrennung) ergibt sich hier die statistische Bestätigung einer biomechanisch verminderten Belastbarkeit. Der Verlauf der Zugkurven bei den sekundär versorgten Tieren zeigte eine höhere Steigung der Kurve, die auf eine geringe elastische Deformierung hindeutet. Entsprechend finden sich auch im histologischen und noch ausgeprägter im REM- und TEM-Bild Vermehrungen der Kollagenfasern in diesen Gruppen.

Fink (1951) beschrieb Versuche zur Prüfung der statischen und dynamischen Belastung am „Knochenmuskel" und Sehnensystem. Anhand von 69 Versuchen am kontrahierten, entspannten und ermüdeten Froschmuskel stellte er fest, daß die dynamische Kraft, die zur Zerreißung der Muskulatur führte, jeweils größer als die im statischen Test angewandte Kraft war. Darüber hinaus war das „Zerreißungsgewicht" des kontrahierten Muskels größer als des nicht kontrahierten.

Garrett (1990) fand bei seinen Zugspannungsversuchen an durch Nervenreizung aktivierten oder nur passiv überdehnten Muskeln, daß eine relativ geringe Kraft zur letztlichen Zerreißung führte, ohne daß eine wesentliche Vermehrung der Zugspannung zur Ruptur erforderlich war. Er folgert daraus, daß bis zur Zerreißung im Muskel eine stetige Zunahme der Energieabsorption erfolgt. Er betont, daß die Funktion des Muskels neben der Kontraktion auch die einer großen Energieabsorbation zukommt. In unseren Versuchen konnten diese Ergebnisse im weitesten Sinne bestätigt werden: Es zeigte sich, daß bei zunehmender Heilung der Muskelverletzung die Summe der Faktoren, die der Zugspannung Widerstand leisteten, proportional zunahm.

Im Rückschluß auf die Ergebnisse von Garrett (1990) ist anzunehmen, daß durch die Narbenbildungen bei unseren nicht oder spät versorgten Muskelverletzungen eine Reduktion der viskoelastischen Eigenschaften des Muskels entsteht, die in der Folge zu einer Zerreißung bei kleineren Kräften führen kann. In Übertragung auf die Verhältnisse beim Menschen würde dieses die bekannte Erfahrung bestätigen, daß nach Muskelverletzungen in den Narbenbereichen gehäuft Rerupturen auftreten.

Als Ergebnis bleibt festzuhalten, daß im Hinblick auf die operative Versorgung der Muskelläsion eine frühzeitige, möglichst stabile Muskeladaptation anzustreben ist. Diese bewirkt aus biomechanischer Sicht ein besseres Heilungsergebnis und damit eine schon frühzeitig höhere Belastungsfähigkeit.

### 4.1.9
### Nahtmaterial

Die physiologische Antwort auf das Einbringen von Nahtmaterial ist die Fremdkörperreaktion im Sinne einer chronischen Entzündung (Mohr u. Kirkpatrick 1983). Dabei besteht ein typischer phasenartiger Ablauf:

1. Akutes Stadium mit Hyperämie, Exsudation und Immigration neutrophiler Granulozyten.
2. Chronisches Stadium mit Einwanderung von Monozyten, die sich metaplastisch zu Makrophagen und mehrkernigen Riesenzellen umwandeln. Fibroblasten und deren Syntheseprodukte bedingen die Bildung von Granulationsgewebe.
3. Stadium der Narbenbildung.

Je nach Art des Materials bildet sich ein „Fremdkörpergranulom". Dauer und Intensität des Reaktionsmusters und damit die Größe des Granuloms hängen von folgenden Faktoren ab:

– Art, Menge und Dauer des Verbleibens des Nahtmaterials im Organismus,
– Biokompatibilität (Conn et al. 1974; von Winkle et al. 1975; Dociou 1978; Flick 1977).

Das resorbierbare Nahtmaterial Polyglactin 910 (Vicryl, Fa. Ethicon) soll zwischen der 4. und 8. Woche so weit resorbiert sein, daß nur noch Reste verbleiben und damit keine Reaktion im Sinne eines Granuloms entsteht. In einigen unserer histologischen Schnitte waren aber noch nach 8 Wochen Fäden mit entsprechenden Fremdkörperreaktionen zu finden. Diese waren mit einer ungleichmäßigen, teilweise verdrillten Form der Muskelfasern des Regenerats vergesellschaftet.

Auch in der Literatur werden Zeitablauf und resorbierte Nahtmaterialmenge von verschiedenen Autoren unterschiedlich beurteilt (Conn et al. 1974; von Winkle et al. 1975; Dociou 1978; Ipisch et al. 1980, zit. nach Schmid 1980; Thümler et al. 1979). Dabei besteht grundsätzlich der Anspruch, eine initial gute Reißfestigkeit so lange zu erhalten, bis eine ausreichende Eigenfestigkeit der Gewebe durch Fibrose oder spezifischen Wiederaufbau erfolgt ist. Dies sollte einhergehen mit einer Gewebeverträglichkeit, die größere Fremdkörperreaktionen vermeidet bzw. diese im Rahmen der biologischen Zersetzung der Fäden zum Sistieren bzw. Verschwinden bringt.

Für Polyglactin (Vicryl) gilt, daß dieses bei geringer Zellreaktion im Gewebe hydrolytisch zersetzt wird (Conn et al. 1974; Salthouse u. Matlaga 1976; Dociu 1978). Auch in unseren Untersuchungen kann für das benutzte Nahtmaterial in der Regel ein günstiges Verhältnis zwischen Zersetzung des Nahtmaterials nach der 4. Woche und der Abnahme der Reißfestigkeit gefunden werden (24. Tag 6 % bei Fadenstärke 3 – 0 nach Dociu 1978) (Abb. 92). Letztlich könnten für die Muskeln der Ratte sogar Fäden mit einer noch schnelleren Zersetzungsrate ein noch günstigeres biologisches Verhalten für die Muskelnahtversorgung zeigen. Diese Verhältnisse sind nicht auf den Menschen übertragbar, bei dem von einem doppelt so langen Zeitraum für die Myoregeneration auszugehen ist.

In unseren Versuchen war kein Riß im Nahtmaterial aufgetreten. Bei der biomechanischen Zugfestigkeitsprüfung zeigten sich bis zum 14. Tag postoperativ, wie von Groh u. Groh (1975) beschrieben, Ausrisse des Nahtmaterials unter Durchschneidung der Fasern bei sehr hohen Zugkräften. Knoteninsuffizienzen waren nicht zu beobachten. Besonders im Zeitraum der ersten 2 Wochen, in denen eine große Fremdkörperreaktion auftritt, die lokalisiert in Konkurrenz zur spezifischen Myoregeneration tritt, wäre eine noch höhere Biokompatibilität wünschenswert.

Andere Nahtmaterialien, wie nicht resorbierbare Fäden oder auch chromiertes Catgut, führen zu deutlich schlechteren Ergebnissen (Conn et al. 1974; Salthouse u. Matlaga 1976; Schmid 1988; Flick 1977).

## 4.1.10
## Fibrinkleber

Der Anspruch an ein Klebesystem in der operativen Praxis muß mehrere, teilweise gegensätzliche Forderungen berücksichtigen:

- Der Kontakt der adaptierten Gewebeanteile muß so lange gewährleistet sein, bis der Körper eigenen Ersatz durch Narbengewebe oder spezifisches Gewebe zur festen Überbrückung der Defektstrecke erreicht hat. Für die Muskulatur bedeutet das eine hohe mechanische Anforderung, da ein Dauerzug durch die Retraktion der Muskelenden besteht.
- Um die ausreichende mechanische Festigkeit zu gewährleisten, muß eine gute Haftwirkung am Gewebe bestehen.
- Der Kleber sollte gewebeverträglich sein, und es sollten keine weiteren Schädigungen toxischer oder thermischer Art, weder bei der Applikation noch beim Abbau des Klebers, entstehen.
- Die körpereigene Heilung sollte ungestört verlaufen.

Nach den negativen Erfahrungen mit der hohen Toxizität des Acrylklebers schien mit dem Fibrin eine ideale Lösung gefunden zu sein, da neben einer Adaptation auch eine lokale Hämostase erreicht werden konnte.

Aichmair et al. (1988) haben in ihrer experimentellen Arbeit über die Anheftung von Augenmuskeln an den Bulbus berichtet. Sie benutzten den Kleber Tissucol (Fa. Immuno) und applizierten ihn mit der „Duplojecttechnik". Hierbei wird gleichzeitig eine gleichgroße Menge von Fibrinogen und Thrombin appliziert, indem sich die beiden Komponenten des Klebstoffs in der Applikationskanüle mischen. Wie von Aichmair et al. (1988) beschrieben, kommt es häufig zum Verkleben der Injektionskanüle, was auch in unseren Vorversuchen bestätigt werden konnte. Durch die große Menge an Thrombin (500 I.E./ml) findet diese Klebung innerhalb von Sekunden statt, so daß entweder eine geringere Menge von Thrombin (4 I.E./ml) verwendet werden muß oder eine andere Applikationsart zu wählen ist.

Nach den Erfahrungen aus unseren Voruntersuchungen wählten wir das Übereinanderschichten der Lösungen. Durch die bilaterale und tropfenweise Applikation sowie genaue Übereinanderschichtung können die von Aichmair et al. (1988) oben genannten Schwierigkeiten weitgehend vermieden werden. Die mechanische Zugfestigkeit war in unseren Untersuchungen initial durch das Fibrin nicht gesteigert. Eine Fibrinklebung ohne gleichzeitige Nahtsicherung war bei unseren Muskeln in keinem Falle ausreichend. Aichmair et al. (1988) konnten dagegen für die Klebung der sehr kleinen Muskeln am Auge den Nachweis einer festen Anheftung ohne Reruptur oder größere Narbenreaktion erbringen. In unseren Untersuchungen war nach einer

Nahtadaptation ein festerer mechanischer Halt nach der Fibrinklebung von der 1. bis 4. postoperativen Woche seitendifferent gegeben.

Mit den bildgebenden Verfahren konnte einerseits der Wert der Fibrinklebung hinsichtlich der Reduktion des Hämatoms eindeutig belegt werden. Andererseits zeigten Verlaufskontrollen im MRT sowie in den histologischen Befunden eine verstärkte Reaktion. Diese dauerte über 3 Wochen an und bestand eindeutig different zur kontralateralen, nicht geklebten Seite. Aus den REM-Befunden ist anzunehmen, daß der von uns gewählte Fibrinkleber eine zu feste, verlötende Verklebung der Oberflächen bewirkte, die durch ein Granulationsgewebe aufgeschlossen werden mußte. Die länger andauernde Entzündungsreaktion, die vermehrte Durchblutung und die erhöhten SI im T2-gewichteten Bild sowie die T2-Zeiterhöhung weisen in diese Richtung. Untersuchungen von Grabosch et al. (1994) zeigen im ultrastrukturellen Bild der verschiedenen Kleber die dichtere Oberflächenvernetzung des Beriplast (Fa. Behring) im Gegensatz zu Tissucol (Fa. Immuno) (s. Abb. 88). Durch diese dichtere Oberflächenvernetzung wird eine Blutstillung höheren Ausmaßes erreicht, unter Inkaufnahme einer festeren Oberflächenabdeckung, die eine mehr oder weniger unphsiologische Barriere für einsprießende Blutgefäße und Muskelregenerate bildet (Grabosch et al. 1994).

Dies führt zu einer längerdauernden entzündlichen Reaktion, die wiederum eine verstärkte Narbenbildung nach sich ziehen kann, die sich nur angedeutet in unserem Untersuchungsgut zeigt. Durch weitere vergleichende Untersuchungen der verschiedenen Kleber wäre zu prüfen, ob die Blutstillung oder die festere Klebung für das Ausmaß und die Schnelligkeit der Heilung von Muskelverletzungen von Bedeutung sind.

Nach neueren Untersuchungen muß darüber hinaus diskutiert werden, inwieweit die entzündliche Reaktion auf eine „Graft-vs.-host-Reaktion" bzw. Immunreaktion gegen den humanen Fibrinkleber zurückzuführen ist (Sanal 1992; Weis-Fugh et al. 1993).

## 4.1.11
### Morphologische Untersuchungen

Seit den ersten Arbeiten von Waldeyer (1865), Zenker (1864, zit. nach Schröder 1982) und Volkmann (1893) existiert in der Literatur eine fast unübersehbare Menge von Beschreibungen über morphologische und ultrastrukturelle Vorgänge bei der Regeneration der Muskulatur für verschiedene Versuchsmodelle in vivo und in vitro (Übersicht bei Carlson 1973; Allbrook 1981; Carlson u. Faulkner 1983; Geneser 1990 u. v. a.).

Schmalbruch (1976) weist in seinen experimentellen Arbeiten in diesem Rahmen 4 differente Möglichkeiten der Regeneration auf, die auch in unseren Präparaten nachweisbar waren (s. Abb. 2):

- Zerstörte Fasern werden durch Haufen von Myotuben ersetzt, die durch Satellitenzellen innerhalb der persistierenden basalen Membranschläuche gebildet werden. Diese Haufen verdrängen das umgebende Endomysium und stellen sich wie longitudinal aufgesplitterte Fasern dar.
- Bei erhaltengebliebenen Fasern fusionieren die Myoblasten der leeren Schläuche ebenfalls in Verbindung mit Satellitenzellen und Histiozyten und sammeln sich an den Kappen der Fasern, in denen es im weiteren dann zur Fusion dieser Zellen und einer weitergehenden Aussprossung kommt.

- Satellitenzellen der überlebenden Fasern proliferieren und fusionieren zu Myotuben, die innerhalb der Basalmembran lokalisiert sind.
- Im Interstitium finden sich neu gebildete, erheblich dünnere Fasern, die wahrscheinlich aus abgesprengten proliferierten Satellitenzellen gebildet wurden. In der weiteren Folge kondensierend, weisen sie charakteristischerweise einen zentralen Haufen von Muskelkernen auf.

Durch die Proliferation der Anzahl der Myofibrillen werden die Kerne an die Faserperipherie verdrängt (Genser 1990). Größere Verluste des spezifischen Muskelgewebes werden durch den Einbau von Bindegewebe ausgeglichen, wobei ein unterschiedliches Regenerationspotential verschiedener Muskeln besteht (Geneser 1990).

Die Regeneration des muskelspezifischen Gewebes und damit vergesellschaftet das funktionelle Ergebnis hängen von folgenden Faktoren ab:

- von intakten Muskelfasern (Hall-Craggs 1972);
- vom Erhalt der Basalmembran und damit der Möglichkeit des Aussprossens von Myotuben oder einer neuen Ausformung von Myoblasten im interstitiellen Gewebe (Vracko u. Benditt 1972);
- vom Ausmaß der Zerstörung in den Fasern (Schmalbruch 1976);
- von der Anzahl der Reservezellen (Satellitenzellen) (Mauro 1961; Geneser 1990);
- von der Durchblutung (Le Gros Clark u. Blomfield 1945; Allbrook 1980);
- von der Stimulation der Fibroblasten des inneren Kollagengerüstes zur Neuformung von Bindegewebe (Letho et al. 1985, 1986);
- von der intramuskulären Spannung (Denny-Brown 1951; Carlson 1973);
- von der Innervation (Schmalbruch 1976);
- vom Grad der Neubildung von myoneuralen Synapsen nach der Regeneration (Allbrook 1975);
- von der Größe des Spaltraums zwischen den Muskelanteilen (Volkmann 1893).

Da auch Letho et al. (1985, 1987), Järvinen (1975) und Allbrook (1980) in der Folge von Kontusionsverletzungen größere Narben gesehen haben, sollte mit unseren Versuchen eine Optimierung der Muskelheilung im standardisierten Versuchsmodell nach Querdurchtrennung nachgewiesen werden. Den Ergebnissen der oben genannten Autoren bei konservativ behandelten Crushverletzungen stehen unsere besseren Resultate einer optimalen Heilung intramuskulär durch nahtversorgter Querdurchtrennungen des M. triceps surae und nachfolgender Mobilisation gegenüber. Ursächlich sind dafür zu diskutieren:

- die Wirkung der intramuskulär erhöhten Spannung (Denny-Brown 1951, 1957),
- die Verkleinerung des Hämatoms,
- der geringere Spaltraum zwischen den verletzten Muskelanteilen.

Auch wenn das Modell der „Crushverletzung" für die Durchtrennung und Zerreißung von Muskelgewebe nicht direkt vergleichbar erscheint, kann jedoch eine Analogie mit den muskulären Begleitverletzungen im Rahmen einer Fraktur und operativen Frakturbehandlung festgestellt werden (Allbrook et al. 1966).

Denny-Brown (1957) beschreibt in seinen Versuchen an der Katze die Regeneration nach Muskelquerdurchtrennung mit und ohne Spannung im Läsionsbereich. Wenn, bedingt durch eine gleichzeitige Tenotomie, eine lockere Annäherung der

Muskelanteile erreicht wird, schreitet die Regeneration nur langsam voran. Im Vergleichsversuch mit hoher Spannung im Durchtrennungsbereich ist zwar initial eine deutliche Separation der Fragmentenden zu finden, die sich aber durch eine sehr viel schnellere und ausgedehntere biologische Antwort im Wundbereich mehr als ausgleicht. Die Phagozytose der Nekrose, der fibröse Einsatz des verletzten Endomysiums sowie die Proliferation der Muskelzellen liefen sehr schnell bis zum 21. Tag ab. Einen ähnlichen Verlauf nimmt die Regeneration bei gleichzeitiger Nervendurchtrennung. Allerdings kommt es dann nach der 3. Woche zu einer zunehmenden Regression im myofibrillären Bereich, aus der sich eine zunehmende (neurogene) Atrophie entwickelt.

Damit kommt der Spannung im Muskelgewebe eine spezifische biologische Wirkung zu, die in Weiterführung der Ergebnisse von Denny-Brown (1957) durch die Adaptation der Durchtrennungsbereiche in unseren Versuchen noch gesteigert wurde: Die zu überbrückenden Gewebedefektstrecken und der Raum für eine sekundäre Hämatombildung werden reduziert. Das schafft weitere günstige biologische Voraussetzungen für eine schnellere und qualitativ bessere Regeneration. Das ist auch für die verspätete Versorgung mit Sekundärnähten von Interesse, da hier, selbst nach Freilegung und Beseitigung der Adhäsionen mit dem umliegenden Gewebe, häufig noch größere Verkürzungen der Muskelstümpfe einer Readaptation entgegenstehen. Verschiedene Autoren empfehlen für diese Fälle die plastische Deckung mit Fascia-lata-Streifen oder Lyodura (Franke 1975; Winter 1982; Kasperczyk 1992), da auch dicke Nahtmaterialien den Muskel durchschneiden und bei großer Spannung ausreißen und somit keinen ausreichend sicheren Halt gewährleisten können (Groh u. Groh 1975; Hertel u. Cierpinski 1994).

Almekinders (1991) untersuchte die Bedeutung der Muskelnaht nach kompletter Querdurchtrennung des M. extensor digitorum longus im Vergleich zur nicht verletzten Kontrollseite. Bei den in Spitzfuß durch eine Kirschner-Draht-Arthrodese immobilisierten Tieren erfolgte der Vergleich von Naht und nicht versorgten Muskeldurchtrennungen in einem 14tägigen Verlauf anhand von Reiz-Spannungs-Kurven des Muskels sowie einem passiven Dehnungs-Zugversuch. Es zeigte sich, daß nach sieben Tagen – etwas geringer nach 14 Tagen – eine höhere Zugfestigkeit bei den genähten Muskeln zu verzeichnen war. Entsprechendes ließ sich auch aus den Reiz-Spannungs-Kurven ableiten, wenn auch keine eindeutige Signifikanz der Seitendifferenzen gefunden wurde. In den histologischen Untersuchungen zeigten sich eine deutliche narbige Veränderung und einzelne Muskelregenerate, wobei genähte und nicht genähte Muskeln ein ähnliches Bild aufwiesen. Nach 14 Tagen war im distalen Anteil der Muskeln in beiden Gruppen eine deutliche Atrophie zu finden.

Järvinen (1975, 1976) und Letho et al. (1985–1987) untersuchten die Effekte der Immobilisation im Gipsverband nach einer standardisierten „Crushverletzung" anhand von histologischen, immunohistologischen und mikroradiographischen Methoden. Über einen Beobachtungszeitraum von 42 Tagen zeigte sich dabei eine starke Reaktion der mobilisierten Muskeln hinsichtlich Ausprägung von Hämatomen, Entzündungsreaktionen, Narbenbildung und Neuorientierung der Muskelfasern. Die Immobilisation nach einer Muskelverletzung ergab ein insgesamt langsameres Reaktionsmuster sowie eine verminderte und verlängerte Neubildung von Myotuben im Narbenbereich. Eine kurzfristige Immobilisation von 5 Tagen bewirkte die Ausformung eines Granulationsgewebes, welches der nachfolgenden Mobilisa-

tion widerstehen konnte. Am Ende der Beobachtungsperiode (nach 42 Tagen) kam es
zu einer weitgehenden Angleichung beider Gruppen. Die mikroangiographischen
Untersuchungen ergaben bei den mobilisierten Tieren eine schnellere und höhere
Rate von neueinsprossenden Gefäßen. Das Tempo der Gewebeneubildung konnte mit
der Kinetik der Gefäßneubildung korreliert werden (Järvinen 1976). Die Bindegewebeneubildung war in der Gruppe der nach dem Kontusionstrauma mobilisierten
Tiere signifikant, wenn auch nur gering größer als in der immobilisierten Gruppe.
Daraus ergibt sich, daß die Mobilisation einen spezifischen Reiz für die Neubildung
von Muskeln, aber auch von Bindegewebe darstellt. Williams u. Goldsping (1971, 1978,
1984) fanden bei ihren Untersuchungen am M. soleus der Maus bereits kurzfristig
nach Gipsimmobilisation eine Verkürzung sowie Vermehrung von Bindegewebe. In
dieser Phase entstand die bindegewebige Neubildung vorwiegend im Epimysium und
weniger im Endomysium, während nach einer längeren Periode auch eine Verdik-
kung des Endomysiums zu beobachten war. Ultrastrukturelle Untersuchungen in
dieser Arbeit belegen auch Veränderungen des Winkels zwischen Kollagenfasern und
der Muskulatur während der Immobilisation, so daß hier offensichtlich qualitative
und quantitative Effekte der Bindegewebeneubildung vorliegen.

Die Muskelregeneration unter Mobilisation ist also größer. Eine Bewegung erfolgt
bei Tieren in der Regel nur bis zur Schmerzgrenze. Da das als ungefähre Analogie
zum heute durchgeführten frühen Aufbautraining angesehen werden kann, wurden
die Tiere in unseren Versuchen nicht immobilisiert. Dabei wurden die äußeren
Aspekte und das Ausmaß der Muskelfunktion protokolliert.

Die Art der Narbenbildung wurde durch eine Untersuchung von Letho et al. (1986)
mit radioaktiv markiertem Prolin am standardisierten Rattenmodell 2 bis 42 Tage
nach Trauma untersucht. Diese Studie zeigt, daß schon sehr früh nach Verletzung
proliferierende Fibroblasten im Wundgebiet nachweisbar sind, die bei Immobilisation höhergradige Narbenbildungen hervorrufen.

Im Rahmen der Narbenreifung ist eine funktionelle Anpassung (Remodelling) der
Narbe im Sinne einer Veränderung von Qualität und Quantität der Fibrozyten und
Fibroblasten sowie der Kollagenfasern zu beobachten. Ein wesentlicher dabei ablau-
fender Prozeß ist die Kontraktion der Narbe. Sie wird gesteuert durch Fibroblasten,
die sich, interzellulär durch Desmosome verbunden, im Rahmen einer Transformation zu Myofibroblasten verwandeln. In Anwesenheit des kontraktilen Proteins Acto-
myosin sind die Myofibroblasten dann in der Lage, sich und damit auch die Narbe
dauerhaft zu verkürzen. Diese Reaktion entspricht der Kontraktion der glatten Muskulatur (van der Meulen 1982).

Eine feste kontrakte hypertrophe Narbe entsteht beim Überwiegen der Kollagen-
synthese, während die weiche Narbe den Abbau durch Kollagenase anzeigt (van der
Meulen 1982). Weitere Faktoren, die die Differenzierung, die Reifung, die Remodel-
lierung der Kollagenfasern und damit die Variationen der Narbe bestimmen, sind:

- das biologische Alter des Patienten,
- die Art des Umgebungsgewebes (hier Muskel),
- die Durchblutung,
- die Größe der Narbe,
- das Alter der Narbe,
- die Richtung der Narbenstränge,

– die Lokalisation der Narbe im Gewebeverband,
– der Druck auf die Narbe,
– die Zugspannung an der Narbe.

Viljanto (1964) konnte in seinen Untersuchungen zur Wundheilung zeigen, daß es mit einer Latenz von bis zu 6 Tagen zu einem exponentiellen Anstieg der Spannung in den Wundabschnitten kommt, wobei eine fast parallele, signifikante Beziehung zum Anstieg von Hydroxyprolin besteht, was einer entsprechenden Kollagenreifung gleichzusetzen ist.

In unseren Untersuchungen konnten wir, entsprechend den Ergebnissen von Järvinen (1975), eine Zunahme der Kollagenfasern beobachten. Das entspricht den physiologischen Verhältnissen bei der Wundheilung im histologischen sowie im REM- und TEM-Bild. In den ersten 3 Wochen nach der Verletzung war eine Zunahme des Anteils von Kollagen sowie der Belastbarkeit festzustellen. Während nach dieser Zeit die Menge des Kollagens eher konstant blieb, stieg die Belastbarkeit weiter an. Die dann nicht mehr bestehende Korrelation zwischen Menge und Belastbarkeit des Kollagens erklärt sich durch die Zunahme der Bindungen sowie durch Umbau in ein neues Gewebemuster. Dieses entsteht durch ein Remodelling im Sinne von Abbau und neuem Aufbau von Fasern, das auch nach 4 Monaten noch nachweisbar ist, bis die Ausrichtung der Fasern sowie die Menge der Quervernetzungen ihre charakteristische Stärke erreicht (van der Meulen 1982). Die Belastbarkeit im Sinne der maximalen Zugfestigkeit ist u. a. abhängig vom Gleichgewicht zwischen der Produktion und der Auflösung des Kollagens (van der Meulen 1982).

Unsere Tiere waren in Alter und Gewicht weitgehend gleich, die Narben entstanden immer im Muskelgewebe und die oben genannten Belastungen sowie Art und Alter der Läsionen im Muskelgewebe waren im Rechts-links-Versuch vergleichbar. Damit konnten wir in unseren Versuchen die spezifische Muskelregeneration (nebst Narbenbildung) in Abhängigkeit von der Art und dem Zeitpunkt der operativen Versorgung als entscheidende Kriterien untersuchen.

Aus der für spezifische Muskelregeneration und Kollagenremodelling erforderlichen Spannung erklären sich die Ergebnisse der biomechanischen Zugversuche und der Histologie. Nach chirurgischer Versorgung fanden wir im Vergleich zur persistierenden Dehiszenz eine geringere Menge von Narbengewebe, eine bessere Ausrichtung der entsprechenden Fasern und damit auch eine höhere Zugfestigkeit derselben.

Eine geringere Menge von Kollagenfasern war in unseren Versuchen nach Nahtversorgung im Vergleich zur nicht versorgten Muskeldurchtrennung (Gruppe A) zu finden. Entsprechende Verhältnisse bestanden bei den mit Fibrinkleber versorgten Muskeldurchtrennungen sowie bei denen mit einer größeren Menge von Nahtmaterial und Fibrinkleber „stabil" versorgten rechten Mm. triceps surae der Gruppen L1 und L3. Insgesamt war aber im Vergleich der sekundär versorgten Gruppen L1 (1 Tag) und L3 (3 Tage nach Durchtrennung) zur Sofortversorgung in der Gruppe A im Mikroskop eine Abstufung im Sinne einer Vermehrung von Bindegewebe in jedem Gesichtsfeld zu beobachten.

Aus diesen Befunden ergibt sich, daß durch eine Sofortversorgung mittels flächiger und fester Muskeladaptation eine spezifische Regeneration des Muskels ermöglicht wird. Der kollagenen Narbenbildung kommt die Funktion der Überbrückung eines größeren Gewebespalts oder Auffüllung eines hämatomgefüllten Hohlraums zu. Auch in den Bereichen größerer mechanischer Unruhe oder nicht ausreichend stabiler Nahtverhältnisse ist mit entsprechenden, teilweise unregelmäßigen bindegewebigen Narben zu rechnen, die aber im Rahmen des Remodelling einer funktionellen Anpassung unterliegen.

McGeachie u. Grounds (1989) fanden im direkten Vergleich von großer Crushverletzung zu kleinerer oberflächlicher Inzision bei Mäusen einen gleichzeitigen Beginn der Myogenese 30 h nach der Verletzung. Bei der größeren Verletzung dauerte es 120 h (5 Tage), bis die Myogenese beendet war. Kontralateral war dieser Vorgang schon nach 108 h abgeschlossen. Offensichtlich ist die Kinetik der „Myogenese" bei Mäusen noch schneller als bei Ratten, bei denen noch nach 21 Tagen teilweise Myotuben bestanden. Zu diskutieren ist, ob kleinste Rerupturen oder ein „Myoremodelling" hier die Ursachen des verzögerten Auftretens von Myotuben waren. Die zunehmende Streckung im Sinne der orthograden Ausrichtung, v. a. auch um das sich zersetzende Nahtmaterial, mag ein Anhalt für diese Hypothese sein.

In den ersten Heilungsphasen, in denen noch kein ausreichender mechanischer Halt erreicht ist, besteht eine hohe Gefährdung für Rerupturen – auch nach kleinen Belastungen. Letho et al. (1985) fanden eine Korrelation zwischen einem späten (1 Woche nach Trauma) Anstieg von immunhistologisch nachgewiesenem Fibronektin und einer größeren Narbenbildung, die in der Regel einer Reruptur folgt (Jackson u. Feagin 1973). In vitro kultivierte Fibrozyten produzieren größere Mengen Fibronektin und Kollagen, die als Äquivalent einer lockeren bindegewebigen Matrix gelten können (Vaheri et al. 1978, zit. nach Kurkinen 1980). Hier sowie in vitalen menschlichen Organen findet sich ein enger Zusammenhang zwischen Fibronektin und Typ-III-Kollagen (Linder et al. 1978, zit. nach Kurkinen et al. 1980).

Bei der Wundheilung ist Fibronektin ab 5 h nach dem Trauma assoziiert an das Fibrin nachzuweisen (Fujikawa et al. 1981; Grinnell et al. 1981; Viljanto et al. 1981). Die Fibrin-Fibronektin-Verbindung in Zusammenhang mit dem vorhandenen Kollagen schafft die Möglichkeit für die Aggregation von Thrombozyten und für das Einwachsen von Fibroblasten (Kurkinen et al. 1980). Entsprechend ist Fibronektin immer mit Granulationsgewebe assoziiert und mit in diesem Bereich überwiegend vorkommenden Typ III-Kollagen vergesellschaftet (Gay et al. 1978; Kurkinen et al. 1980; Grinnell et al. 1980; Viljanto et al. 1981). Im Rahmen der Reifung des Kollagens findet dann ein Ersatz durch Kollagen Typ-I statt. Mit Anstieg des Anteils an Typ-I-Kollagen erfolgt der reziproke Abfall der Fibronektinkonzentration im Gewebe (Kurkinen et al. 1980). Nach Gay u. Miller (1978), Grinnell (1980) und Grinnell et al. (1981) spielt Fibronektin eine zentrale Rolle im Kollagenremodelling: Indem es an Kollagenfragmente gebunden ist, die durch Kollagenase gelöst werden, können diese der Phagozytose durch Makrophagen und Fibroblasten zugeführt werden, um danach einen Wiederaufbau zu ermöglichen.

Letho et al. (1985) fanden bei ihren standardisierten Crushverletzungen einen schnellen Anstieg des Fibronektins mit starkem Abfall nach dem 1. Tag. Bei Tieren, die mit immobilisierenden Verbänden behandelt wurden, waren noch nach 7 Tagen noch größere Mengen von Fibronektin in den verletzten Bereichen vorhanden. Nach ihren Aussagen kommt es durch eine nicht ausreichende Festigkeit der bindegewebigen Narbe zu einem erneuten Austreten plasmagelösten Fibronektins in diesem Bereich, das dann zu erneuter und vermehrter Bildung von Granulationsgewebe und

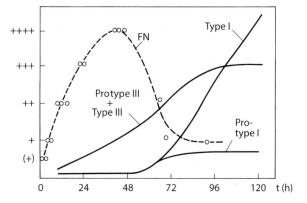

**Abb. 93.** Summationskurve der Anhäufung immunfluoreszenznachweisbaren Fibronektins (FN), Typ-I- und -III-Prokollagen und Kollagen im Viskosezelluloseschwamm bei der Wundheilung bei Kindern (in Std. postoperativ) (aus Viljanto 1976)

fibroblastären Infiltrationen führt. Über die Fortführung der Synthese von Kollagen III und I kann dann eine qualitativ größere Narbenbildung die Folge sein (Letho et al. 1985). Viljanto (1976) konnte am Menschen aus in Drainagen positionierten Viskosezelluloseschwämmen, Zellen und Kollagene der heilenden Wunde bis 120 h nach der Implantation extrahieren. Der bereits aus tierexperimentellen Untersuchungen bekannte Verlauf des initialen Anstiegs von Fibronektin und dessen Rückgang nach 72 h wurde bestätigt (Kotschnew et al. 1991) (Abb. 93). Entsprechend kann für unsere Untersuchungen, auch für den Bereich der Bindegewebeneubildung im Rahmen der Muskelheilung, eine Übertragbarkeit der Experimente angenommen werden.

### Immunhistologie

Immunhistologische Verfahren bieten die Möglichkeit, spezifische Zellfunktionen, Zellbereiche und Produkte nachzuweisen. Dies ist mit radioaktiven Tracern möglich, die v. a. von der Arbeitsgruppe von Letho et al. (1985) benutzt wurden. Aufgrund des hohen organisatorischen Aufwands, der Strahlenbelastung sowie der Kosten war in unseren Experimenten der Versuch unternommen worden, einen direkten Nachweis der Zellproliferation von Muskelvorläuferzellen und der Kollagene sowie des Fibronektins über die Ankopplung an spezifische Antikörper zu erreichen, um eine entsprechende Markierung im histologischen Bild von dünnen Gefrierschnitten zu erreichen.

Bravo u. McDonald-Bravo (1987) zeigten, wie Proliferation und Transformation von Zellen eng mit der Synthese des Proteins Cyclin korrelieren. Besonders während des Übergangs zur S-Phase der Mitose kann eine Zunahme von Cyclin gefunden werden. Nach Stimulierung der Mitose von Zellen war mit Vermehrung der DNA auch eine gleichermaßen große Vermehrung von Cyclin festzustellen (Bravo u. McDonald-Bravo 1987; Bravo 1986). Das proliferierende Zellkernantigen (PCNA) ist dabei als identisch mit Cyclin anzusehen (Takasaki et al. 1981, 1984; Tan 1982, zit. nach Bravo u. McDonald-Bravo 1987; Mathews et al. 1984; Matsumoto et al. 1987). Im Handel erhältliches PCNA (Fa. Dianova, Hamburg) zeigt dabei, in Koppelung an einen fluoreszierenden Antikörper, Proliferation von Zellen in der S-Phase als lokalisierbare Fluoreszenz an.

Insbesondere sollte die Interaktion bei der Proliferation der Satellitenzellen und anderer Muskelvorläuferzellen zu Myotuben, das Vorwachsen und die letztliche Readaptation der Muskelfasern im Rahmen der spezifischen Regeneration aufgezeigt werden. Zum Nachweis wurden spezifische Antikörper gegen die in dieser Phase gebildeten Proteine (PCNA) sowie in der Gegenprobe gegen die Zellproliferation gerichtete Antikörper (Ki 67) eingesetzt. Die in Konkurrenz dazu verlaufende Narbenbildung sollte durch den Nachweis von Fibronektin, Kollagen III und I belegt werden.

Leider konnten wir in unseren Versuchen lediglich einen eindeutig reproduzierbaren Nachweis der Proliferation durch PCNA-Antikörper an den Muskelfasern aller Gruppen aufzeigen, während Fibronektin nur in einigen Fällen in der Frühphase gefunden wurde. Ki 67 als allgemeiner Proliferationsmarker sowie die Antikörper gegen die Kollagene ergaben – trotz umfangreicher methodischer Versuche – keinen ausreichend sicheren Befund.

Dafür mögen v.a. folgende Gründe vorliegen:

– nicht ausreichend aktive Antikörper,
– zu starke oder nicht ausreichende Verdünnung,
– Interaktionen und nicht ausreichende Koppelung an die Sekundärantikörper,
– keine ausreichende Kreuzreaktion bei humanen und Mausantikörpern.

Bei den methodischen Problemen und den hohen Anforderungen an den immunologischen Nachweis mittels fluoreszierender Antikörper konnte dennoch damit die seitendifferente Proliferation von Muskelzellen in unseren Versuchsreihen gezeigt werden. Darüber hinaus erwies sich, auch aus unseren histologischen Bildern, eine seitendifferente Zellproliferation der Muskelzellen. Es ist anzunehmen, daß eine suffizient feste Muskeladaptation mit Fibrinklebung die Regeneration fördert, während eine persistierende Muskeldehiszenz und eine minder feste Adaptation eine entsprechend graduell abgestufte, spezifische Regeneration geringeren Ausmaßes der Muskelzellen nach sich zieht. Bei den Sekundärversorgungen (Gruppen L1 und L3, 1 bzw. 3 Tage nach Durchtrennung) war eine etwas geringere, aber deutlich verlängerte Reaktion abzuleiten.

Bei der geringen Zahl der Nachweise von Fibronektin zeigte sich eine mittelgradige Aktivität. Zu diskutieren ist, ob die Untersuchung jenseits des 5. postoperativen Tages in unserem Versuchsaufbau für einen ausreichenden Nachweis zu spät ist, da im Vergleich zum Versuchsmodell von Letho et al. (1985–1987) durch die operative Therapie eine schnellere Heilung eintrat.

Obwohl der immunologische Nachweis der Proliferation von Bindegewebe nicht ausreichend gelang, kann dennoch aus den histologischen Untersuchungen der Umfang der Narbenbildung beurteilt werden, insbesondere wenn eine entsprechende Korrelation im TEM- und REM-Bild besteht. Wenngleich der spezifische Nachweis der Neubildung von Kollagenfasern (initial Typ III = embryonal) mit nachfolgender Reifung nebst Remodelling über adulte Kollagenfasern vom Typ I eine genauere Einschätzung zugelassen hätte, kann dennoch aufgrund des histologisch nachweisbaren Bindegewebeanteils eine analoge Reaktionsfolge wie in den Versuchen von Letho et al. (1985–1987) gefolgert werden.

**Morphometrische Untersuchungen der Muskelfasertypen**
Mittels der computerassistierten, semiautomatischen, morphometrischen Analyse nach Brucher et al. (1986) ergibt sich die Möglichkeit, durch die Auszählung größerer

Mengen von Muskelfasern die Anteile sowie die Querschnitte der einzelnen Muskelfasertypen zu bestimmen und die Werte im Vergleich zu Normalkollektiven einander zuzuordnen. Dadurch ist eine quantitative Analyse der Atrophie möglich. Mit der Bestimmung in größeren Feldern ist eine reproduzierbare Fasertypisierung der Muskeln möglich. Eine Einschränkung der Methode ergibt sich durch die physiologische Variation der Faserdurchmesser in den verschiedenen Lebensaltern, wobei im Rahmen unserer Versuche bei annähernd gleichem Alter der Tiere und im Seitenvergleich eine Konstanz angenommen werden konnte. Durch schräges Anschneiden der Fasern, insbesondere bei gefiederten Muskeln, kann es zu einer Verfälschung der Werte kommen. Indem wir die Schnitte im proximalen und distalen Bereich des Muskels auswählten, konnten die im zentralen Durchtrennungsbereich (v. a. im Zeitraum zwischen der 2. und 3. Woche) häufig unregelmäßig verlaufenden Fasern von dieser Untersuchung ausgeschlossen werden. Die vorliegende Variation betrifft hier die schräg verlaufenden Fasern – überwiegend aufgrund der physiologischen Fiederung der Muskeln – und ist im Seitenvergleich beurteilbar.

Probleme ergaben sich bei den teilweise stark atrophierten distalen Bereichen, insbesondere bei Gruppe A links (Durchtrennung ohne weitere Versorgung). Die Atrophie war so ausgeprägt, daß für die morphometrische Analyse der gesamte Muskelquerschnitt herangezogen werden mußte. Bei den anderen Untersuchungen genügten in der Regel acht bis zehn repräsentative zentrale Gesichtsfelder.

In der Literatur liegen nur Normwerte für die Verteilung der Muskelfasern vom Typ I und Typ II der Ratte vor (Kugelberg 1973). Erst anhand einer ausreichend großen Zahl gesunder und unbehandelter Tiere entsprechenden Alters können auch Zahlenangaben der Untergruppen der Typ-II-Fasern (A, B, C) erhalten werden. In unseren Untersuchungen waren II-B- und -C-Fasern nur sehr selten aufzufinden. Für die statistische Analyse ist der intraindividuelle Seitenvergleich im Hinblick auf die morphometrische Differenz der Faserdurchmesser und -typen entscheidend.

Die morphometrischen Analysen bestätigten unsere qualitativ-histologischen Befunde. In Erweiterung derselben konnten aber auch sehr feine, regressive Veränderungen im Sinne einer Atrophie, v. a. distal, im Verlauf und entsprechend der Art der Versorgung, aufgedeckt werden.

Es zeigte sich eine auffällig seitendifferente Verschiebung der Muskelfasertypen von proximal nach distal (Abb. 78). Das kann auf eine größere Empfindlichkeit der Typ-I-Fasern hinsichtlich der Atrophie hinweisen (Appell 1991), wobei auch Reinnervierungsprozesse eine Rolle spielen können. Die häufig uniform bestehende Fasergruppierung der II-A-Fasern deutet auf eine Reinnervation hin (type grouping; Engel 1970).

Somit bleibt die Frage zu klären, inwieweit Reinnervationsprozesse die seitendifferente Regeneration der Muskulatur entscheidend mitbeeinflussen. Hier ist anzumerken, daß auch bei Schonung des primär versorgenden Nerven die Einzelaxone bei der Durchtrennung lädiert werden. Bei der Muskelruptur sind gleiche Phänomene anzunehmen, da insbesondere die kleinen intramuskulären Nerven keine erhöhte Zugfestigkeit in Vergleich zum Muskelgewebe aufweisen. In der Regel erfolgt durch die Aussprossung der Axone eine Reinnervation, die – entsprechend der Neubesetzung der Synapsen – den Typ der Muskelfasern determiniert. Dieses Phänomen, in dem Gruppen von Fasern als Ersatz des vorbestehenden physiologischen Schachbrettmusters vorliegen, konnte auch in unseren Versuchen vorgefunden werden.

Letztlich ist die intermittierend auftretende Atrophie und die darauf folgende weitgehende Normalisierung der Faserdurchmesser im Verlauf ein Beleg für die Nervenregeneration, da im Verlauf zwar ein seitendifferentes, dennoch proximal und distal ähnliches Bild des Faserspektrums auftritt. Da die Nervenregeneration ähnlichen Verhältnissen wie die Muskelregeneration unterliegt, indem die Reinnervation vor allem durch bindegewebige Narben gehemmt wird (Mellerowicz 1978), kann aus unseren Versuchen der vorsichtige Schluß gezogen werden, daß die vollständigere und frühere Adaptation der verletzten Muskulatur auch für die Reinnervation günstigere Voraussetzungen schafft.

## Mikroangiographie

Die Wertigkeit der Durchblutung für Regeneration oder Fibrose wird anhand der von Volkmann (1893) beschriebenen ischämischen Kontraktur deutlich. Durch die Ischämie und eine ungenügende Vaskularisation kommt keine oder nur minimale Muskelregeneration in Gang. Eine ausgedehnte Fibrose im gefäßarmen Gewebe ist die Folge. Le Gros Clark u. Blomfield (1945) konnten anhand von segmentalen Unterbrechungen der Durchblutung zeigen, daß hier Narbenbereiche entstehen, die allerdings durch Anastomosen und Kollateralen in ihrer Ausdehnung begrenzt erscheinen. Die intramuskulären Anastomosen variieren, so daß nach Verletzungen oder Unterbindungen unterschiedlich große nekrotische Areale entstehen. Die Nekrosen werden in der Regel bis auf kleine Defizite vollständig regeneriert, was in einem Dreiwochenzeitraum abläuft (Le Gros Clark u. Blomfield 1945). Järvinen (1976) sowie Kvist u. Järvinen (1982) beobachteten mittels mikroangiographischer Methoden die Revaskularisation nach Crushverletzungen an der Wadenmuskulatur der Ratte. Bei den mobilisierten Tieren, und etwas langsamer bei den immobilisierten, zeigte sich nach 14 Tagen eine vollständige Vaskularisation des verletzten Bereichs. Seitendifferent waren eine größere Anzahl und dilatiertere Gefäße in der Gruppe der mobilisierten Tiere zu sehen.

Als Stimulus für die Proliferation endothelialer Zellen und damit für die Neubildung von Kapillaren werden folgende Faktoren angenommen (Schilling 1968):

– Blutdruck,
– niedriges $pO_2$,
– Änderungen in der Grundsubstanz des Bindegewebes,
– Anhäufung metabolischer Substanzen.

Remensnyder u. Majno (1968) konnten in ihren Untersuchungen zeigen, daß die Sauerstoffspannung im zentralen avaskulären Bereich im Sinne einer Hypoxie vermindert war. In den Randbereichen bestand eine höhere Sauerstoffspannung bei Hyperämie infolge funktioneller Vasodilatation. Während in unseren Versuchen der $pO_2$-Messung durch Mikrosonden am Tier aus methodisch-technischen Gründen nur Hinweise, aber keine ausreichend sicheren Aussagen erbracht hatten, zeigten unsere mikroangiographischen Untersuchungen eine gute Vaskularität im ehemaligen Durchtrennungsbereich bei leichter Mehrdurchblutung der rechten Seite. Das mag gegebenenfalls auf die durch die Fibrinklebung bedingte, verlängerte Umbaurate mit entsprechender Vasodilatation zurückzuführen sein.

Neugebildete Kapillaren im Bereich einer Verletzung sind äußerst verletzlich (Schoefl 1963) und vom partiellen $O_2$-Gewebedruck abhängig (Remensnyder u. Majno 1968). Entsprechend müssen angiographische Methoden so angelegt sein, daß das Gefäßbett so gering wie möglich traumatisiert wird, keine künstlichen Abflüsse (Lecks) entstehen und gleichzeitig im Rahmen einer gewissen Vasodilatation eine ausreichende Füllung des Gefäßbettes erreicht werden kann (Schoefl 1963). Wendelin u. Lindgren (1970) postulierten, daß eine optimale Darstellung über die Infusion physiologischer Flüssigkeiten, insbesondere bei Normothermie, in einer physiologischen Umgebung stattfinden müßte.

In unserer Untersuchung wurde dieses durch eine auf 37 °C Körpertemperatur angewärmte Infusion in ein tiefenanästhesiertes Tier erreicht. Die besonders gute Gefäßfüllung entsteht, weil eine physiologische Vasodilatation im Läsionsbereich besteht (Remensnyder u. Majno 1968). Die höhere lokale Durchströmungsrate kann infolge der Mobilisation noch gesteigert werden (Hudlicka 1973; Järvinen 1975). Durch Infusion und Fixation mit Formalin entstehen Veränderungen in der Weite der Kapillaren, so daß funktionelle Parameter wie Vasodilatation dann nicht mehr nachweisbar sind. Nur die Füllung oder Nichtfüllung von Gefäßen ist zu demonstrieren (Lundskog et al. 1968, zit. nach Järvinen 1976a; Suoranta u. Kormano 1974).

Demzufolge konnten wir, wie Järvinen (1976), das Ausmaß der Kapillarisierung im Läsionsgebiet nachweisen, wobei geringer- oder nicht vaskularisierte Bereiche v. a. bei den durchtrennten, nicht versorgten Muskeln auftraten. Da es sich durchweg um Spätauswertungen (mehr als 4 Wochen nach Trauma) handelte, konnten im Vergleich der Histologie zur Mikroangiographie Gefäßbäume der Muskelregeneration und durchblutungsarme oder -freie Bereiche älterer Narben zugeordnet werden. Der Versuch, die lokale Sauerstoffspannung (Brückle et al. 1990) als entscheidenden Reiz für die Stimulation der Aussprossung der Kapillaren mittels Mikrosonde zu messen, konnte in unseren Untersuchungen bei der zu geringen Dimension unserer Muskeln eine Seitendifferenz nur andeutungsweise aufzeigen.

Bateson et al. (1967) fanden in Radioisotopenuntersuchungen, daß Myoblasten und Muskelvorläuferzellen nach Crushläsionen aus dem Gefäßsystem in die verletzten Bereich eindringen können. Sie folgerten daraus, daß neben der lokalen Therapie auch eine Ganzkörperbehandlung zur Steigerung der Durchblutung in den Verletzungsbereichen stattfinden müßte.

Zusammenfassend ist festzustellen, daß in unseren Versuchen die Histologie als „golden standard" herangezogen wurde, um eine qualitative Aussage bezüglich der unterschiedlichen Qualität der Regeneration nach chirurgischer Versorgung von Muskelläsionen im Vergleich zu Nichtversorgung, zum Zeitablauf bei verschiedenen Modellen und über die Aussagekraft der bildgebenden Verfahren für die Verlaufsbeurteilung zu erhalten.

Allbrook (1981) konnte im experimentellen Modell an Säugetieren nur geringe Unterschiede zum Menschen aufzeigen, die sich v. a. nur auf Größe und Ausdehnung der humanen Muskulatur beziehen. Darüber hinaus besteht kein Grund zur Annahme, daß die grundsätzlichen Mechanismen und Umgebungsbedingungen der Muskelregeneration bei Tier und Mensch unterschiedlich ablaufen (Allbrook et al. 1966). Bei Muskelrupturen, die häufig am M. quadriceps femoris, der ischiokruralen Muskulatur und am M. triceps surae zu finden sind, kann auch für unsere tierexperimentellen Ergebnisse entsprechend eine Übertragbarkeit angenommen werden. Die grundsätzlich gleichen, wenn auch in einer längeren Zeitabfolge nach Muskelverletzungen am Menschen zu erhebenden Befunde der Sonographie und im MRT unterstreichen diese Annahme (Mellerowicz 1991; Tzannetakis et al. 1992).

## 4.2
## Faktoren der Muskelregeneration

Eine Schädigung von Skelettmuskelfasern wird ausgelöst durch:

1. Eine Vielzahl von Skelettmuskelerkrankungen (Volkmann 1893; Mastaglia et al. 1969, 1970; Schmalbruch 1976; Allbrook 1976);
2. Injektionen von Lokalanästhetika (Benoit u. Belt 1970; Jirmanova u. Thesleff 1972; Dolwick et al. 1977; Basson u. Carlson 1980; Foster u. Carlson 1980);
3. ein direktes Kontusionstrauma („Crushing") (Järvinen 1975; Letho et al. 1985–1987);
4. eine Muskelpunktion im Sinne von Probeexzision (Karpati u. Carpenter 1982, zit. nach Carlson u. Faulkner 1983);
5. Schnittverletzungen (Gay u. Hunt 1954; Almekinders 1991);
6. Erfrierung (Price et al. 1964);
7. Ischämie (Le Gros Clark u. Blomfield 1945; Allbrook u. Aitken 1951; Hanzlikova u. Gutmann 1979);
8. extensive und erschöpfende Muskelarbeit (Greenberg u. Arneson 1967; Vihko et al. 1978, 1979);
9. ein Kompartmentsyndrom (Reschauer 1980; Echtermeyer 1985);
10. Immobilisation (Appell 1985, 1986, 1989).

Auf alle genannten Ursachen folgt eine kontinuierliche oder diskontinuierliche Regeneration (Zenker 1864, zit. nach Schröder 1982; Waldeyer 1865; Gussenbauer 1871; Volkmann 1893; v. Dittrich 1924; Gay u. Hunt 1954; Hudgson u. Field 1971; Järvinen 1975; Schmalbruch 1976; Foster u. Carlson 1980; Hanzlikova u. Gutmann 1979; Carlson u. Faulkner 1983 u.v.a.). Bei erhaltener Basalmembran und weitgehend fokaler Nekrose (z.B. infektiös, toxisch, physikalisch) kann prognostisch nach erfolgter Regeneration eine Restitutio ad integrum angenommen werden (Vrako et al. 1972; Allbrook 1980; Grounds 1991).

Im Rahmen des Kompartmentsyndroms kommt es durch den erhöhten Druck in den Muskellogen zu Störungen von Durchblutung und Nervenfunktion. Die Folge ist eine ausgedehnte Muskelnekrose. Die Wiederherstellung der Funktion ist von einer schnellen Dekompression zwecks Normalisierung der Durchblutung abhängig, die eine Regeneration des Muskels und der intramuskulären Nerven ermöglicht (Crenshaw 1971; Übersicht bei Reschauer 1980 und Echtermeier 1985).

Ausgedehnte Traumen der Extremitätenmuskeln werden in der Klinik als potentielle Herde für weitergehende Infektionen, Fibrosen und Kontrakturen angesehen. In der Vergangenheit wurden sie häufig durch ein ausgedehntes Débridement, also mit einer weiträumigen Exzision des gestörten Muskelgewebes, behandelt (Scully et al. 1956; Hall-Craggs 1971; Gregory 1975). Das Hauptaugenmerk war und ist auf die Behandlung der begleitenden Fraktur gerichtet. Durch die zunehmend funktionelle Behandlung der Frakturen, begünstigt durch die modernen Osteosyntheseverfahren, muß eine bessere Behandlung von Muskelverletzungen mit Optimierung der Regenerationsmöglichkeiten erreicht werden.

Während Volkmann (1893) von einem eher geringen Regenerationspotential des Muskels ausging, wird in neueren Arbeiten (Carlson 1968, 1973; Carlson u. Faulkner 1983; Allbrook 1981; Garrett et al. 1984; Grounds 1991) das Gegenteil herausgestellt.

Schon nach wenigen Tagen können artspezifische Regenerate mit Myoblasten und Satellitenzellen erstmals beobachtet werden, wenn sie im Rahmen der Regeneration in die verletzten, teilweise von Granulationsgewebe aufgefüllten Bereiche vordringen. Bei Kontusionsverletzungen („Crush") oder Quetschung mit partiellen und vollständigen Rissen mit teilweise tieferreichenden Zerstörungen des Muskelgewebes läuft der Regenerationsprozeß in einer komplexen Form ab (Järvinen 1975, 1976; Letho et al. 1984–1987). Nach der Verletzung mit Gewebeläsion und Hämatom kommt es im Traumabereich zur schnellen Infiltration durch kleinzellige Elemente

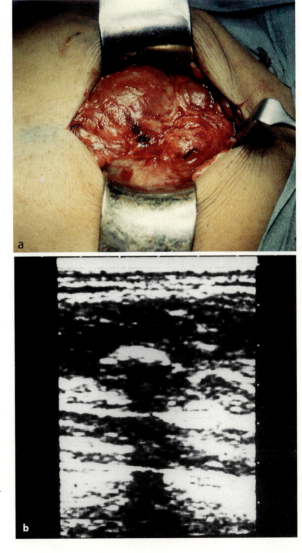

**Abb. 94. a** Großflächige, schmerzhafte Narbe am Oberschenkel, 7 Monate nach konservativer Behandlung einer Ruptur im M. quadriceps. **b** Sonographischer Befund (Längsschnitt): echoarme Bereiche der unregelmäßig verlaufenden Muskulatur und echodichter Bereich mit retrograder Schallauslöschung der teilweise verkalkten Narbe

und Makrophagen. Bei der Ausbildung des Granulationsgewebes werden diese teilweise zu Fibroblasten umgewandelt, während zusätzlich neue Zellen aus der unverletzten Umgebung (Peri- und Epimysium) einwachsen. Abhängig von der Größe der Gewebelücke und des Hämatoms nehmen die Anteile an Fibroblasten zu, die kollagene Vorstufen und schließlich – phylogenetisch jüngeres – Kollagen III produzieren. Im Rahmen der Reifung bilden sich ortsständige Fibrozyten, die Zellzahl nimmt ab und mit der Vernetzung des Kollagens beginnt die eigentliche Narbenschrumpfung. Die Ausdehnung des Narbengewebes nimmt ständig zu und erreicht einige Wochen nach der Erstformation ihr Maximum (Renström 1989). Da die Heilung von Muskelgewebe nach Verletzung immer mit einer mehr oder weniger großen Vermehrung des Bindegewebeanteils zuungunsten der kontraktilen Elemente einhergeht, muß von einer Reduktion der spezifischen Leistung des Muskels ausgegangen werden (Carlson 1968). Ferner können auch Verkürzungen der Narbe mit ihrer verminderten Elastizität sowie Adhäsionen zu einer Minderung der Kontraktionskraft beitragen (Abb. 94).

Garrett et al. (1984) fanden Narben im Bereich der Muskeldurchtrennung, die sich in unseren Experimenten nur in einem sehr geringen Umfang in der Nähe des Nahtmaterials nachweisen ließen und von einer eher geringen Desorientierung der regenerierten Fasern begleitet waren.

Die Wiederherstellung der Muskelfunktion ist von vielen Faktoren abhängig. In Analogie zur Nervenheilung wird eine weitgehende Wiederherstellung erreicht, wenn die Gerüststruktur (Basalmembran) erhalten bleibt. Entlang dieser Leitschienen können die spezifischen Muskelelemente regenerieren (Walton u. Adams 1956; Allbrook 1962; Shafiq et al. 1967). Die spezifische Regeneration geht dann von den erhaltenen Muskelfasern beider Seiten sowie von einwandernden Satellitenzellen aus, die an der Basalmembran der Muskelfasern angelagert sind (Church 1969; Schmallbruch 1976, 1977; Allbrook 1980, 1981; Carlson 1983; Grounds 1991 u. v. a.).

In unserer Studie der operativen Versorgung nach Muskeldurchtrennung konnte durch Nähte in Kombination mit Fibrinklebung eine weitgehende Minimalisierung der Hämatombildung und der zu überbrückenden Distanzstrecke erreicht werden. Damit war die Leitschienenfunktion des Bindegewebes annähernd wiederhergestellt. Entsprechend wurde im Vergleich zur durchtrennten Muskulatur ohne Nahtversorgung in allen Untersuchungsmethoden ein günstigeres Ergebnis erreicht. Ausgedehnte neurogene Atrophien in der Spätphase traten hierbei nicht auf.

Auf der Basis der vorliegenden histologischen und ultrastrukturellen Untersuchungen, der klinisch relevanten bildgebenden Verfahren sowie der biomechanischen Testuntersuchungen sollte eine Neuorientierung der entsprechenden Therapierichtlinien versucht werden: Unter Minimalisierung des Débridements sollte eine möglichst feste Adaptation mit Naht oder autologem Material erfolgen, um über eine frühfunktionelle Behandlung eine optimale Regeneration der Muskelfasern zu ermöglichen (White et al. 1981).

Obwohl Renström u. Konradsen (1977, zit. nach Renström 1989) nach Muskelnaht eine um 20 – 25 % verminderte Kraft in isometrisch-isokinetischen Tests sehen, sollte die von Groh u. Groh (1975) pessimistisch gefärbte Äußerung kritisch überprüft werden: „Auch wenn die Narbe hält, bleibt die auch ohne Operation bestehende Sportfä-

higkeit wegen der schmerzhaften Unnachgiebigkeit der Narbe und dem fast gesetz-
mäßig bestehenden Rezidiv bestehen."

Hertel u. Cierpinski (1994) hatten in ihrem Untersuchungsgut, auch bei Narben-
platten in Folge größerer Muskelrupturen, keine Funktionseinschränkung festgestellt. Baker (1984) sieht in Muskelverletzungen, auch nach einer kompletten Ruptur
des M. rectus femoris, eine kosmetische Veränderung bei nur selten eintretenden
funktionellen Defiziten. Er führt dieses auf eine Kompensation durch andere Muskeln der Quadriceps-femoris-Gruppe zurück und hält deshalb operative Interventionen nur bei kompletten Rupturen von Muskeln, die durch andere funktionell nicht
kompensiert werden können, für notwendig.

Der Frage, ob eine sportspezifisch volle Leistungsfähigkeit nach operativer Versorgung von Muskelverletzungen wieder erreicht werden kann, sind Renström u. Konradsen (1989, zit. nach Renström 1989) nachgegangen: Viele Athleten hatten eine um
20–25 % verringerte Kraft – sowohl isometrisch als auch isokinetisch bei hohen
Geschwindigkeiten – zurückbehalten. Ein Vergleich operativer zu nichtoperativer
Methoden war nicht erfolgt. McNair et al. (1991) untersuchten das Defizit der maximalen Extensionskraft 3 Wochen nach einer kompletten Ruptur des M. rectus femoris im Seitenvergleich im isokinetischen Test bei 60, 120, 180, 240 und 300 ° / s. Dabei
konnte ein Kraftverlust von durchschnittlich 16,6 % (Minimum 13,1 %, Maximum
18,0 %) in allen Winkelgeschwindigkeiten gefunden werden. In Arbeiten von Alexander u. Vernon (1975) sowie Wickiewicz et al. (1983) wurde ein Kraftanteil des M. rectus – am M. quadriceps femoris – von 22 bzw. 15 % nachgewiesen. Der Kraftverlust
kann damit in Relation zum anatomischen Querschnitt betrachtet werden, welches
durch andere Untersuchungen von Markhede u. Stener (1981) für die Restmuskel-
funktionen nach Tumorexstirpation schon nachgewiesen wurde. Ein Einfluß durch
die Dominanz einer Extremität beträgt dabei weniger als 15 % (Gilliam et al. 1979;
Wyatt u. Edwards 1981 und Costain u. Williams 1984). Beneke et al. (1990, 1991) hatten
in einer Studie statistisch hochsignifikante Zusammenhänge zwischen Muskelquer-
schnittsflächen im CT und MRT und der dynamischen Muskelkraftmessung
beschrieben.

Für die Therapieplanung, insbesondere in der Sportmedizin, wäre es wünschenswert, routinemäßig frühzeitig den Kraftverlust nach Muskelverletzungen zu erfassen,
wobei der Wert der Real-time-Sonographie z. Z. von uns in einem größeren Kollektiv
untersucht wird.

Was beinhaltet die heutige Therapie von Muskelverletzungen?

Nach allgemeinem Verständnis ist sie abhängig von Art, Lokalisation und Ausmaß
der Verletzung und dem Zeitpunkt der ersten Konsultation. Oberstes Ziel ist die Wiederherstellung eines vollständig funktionsfähigen und kräftigen Muskels. Größere
Narben, die im Rahmen ihrer Alterung zur Verkürzung neigen und durch ihre mangelnde Dehnfähigkeit die Kontraktion behindern, sollen vermieden werden (Burry
1969; Hess 1985) (Abb. 94). Entsprechend müssen alle ärztlichen Maßnahmen darauf
ausgerichtet sein, die artspezifische Muskelregeneration zu fördern und die bindegewebige Narbenbildung begrenzt zu halten. Die Quantität der Fibrose wird durch die
Hämatomgröße und das Ausmaß der Gewebezerstörung, die Stumpfdehiszenz durch
Kontraktion der Muskelenden im Rupturbereich bestimmt.

Während über die Behandlung in der Akutphase mit Ruhigstellung, Kompression,
Kühlung, Hochlagerung, Entlastung, Schmerztherapie und eventueller Gabe von

Muskelrelaxantien noch weitgehend Einigkeit in der Literatur besteht (Burry 1969; Winter 1982; McKeag 1984; Krejci u. Koch 1987; Peterson u. Renström 1987; Müller-Wohlfahrt 1989; Montag 1989; Thiel 1989; Böhmer 1989; Renström 1989; Eder 1990; Kasperczyk 1992 u.v.a.), werden die weiteren Therapiemaßnahmen kontrovers diskutiert. Das Spektrum der konservativen Maßnahmen umfaßt physikalische Therapie mit Kurzwelle, Ultraschall, Histaminiontophorese, Bäder, Sauna, Massagen, Physiotherapie, lokale Salbenbehandlungen, Kompressionsverbände bis zur Gipsbehandlung sowie orale und parenterale Medikation von Antiphlogistika, Kortison, anabolen Steroiden, Methionin, Atovegin und Muskelrelaxantien u.a. (Übersichten bei Eitner et al. 1981; Winter 1982; Hort 1983; Biehl 1983; Krejci u. Koch 1987; Klümper 1988; Einsingbach et al. 1988; Müller-Wohlfahrt 1989; Thiel 1989; Montag 1989; Pfister u. Koller 1990 u.v.a.).

Nicht nur die bei der konservativen Behandlung heute wie vor 20 Jahren zu findende Polypragmasie (Witt 1972), sondern auch viele der Einzelmaßnahmen, die auf rein empirischer Basis eingesetzt werden, bedürfen einer kritischen Überprüfung. Dabei ist die Gefahr einer möglichen Medikamenteninteraktion mit ernsten Komplikationen ständig zu bedenken.[5]

Auch bei der Indikation zur Operation von Muskelverletzungen besteht eine große Bandbreite der Meinungen: sie reichen von einer weitgehend operativen Intervention bei kompletten und partiellen Rupturen (Verletzungen ab 25 %, 30 % oder sogar 50 % des Muskelquerschnitts) bis hin zur Ausnahmeindikation für nicht kompensierbare Muskeln, Hämatome und schmerzhafte Narben (Reed 1964; Jäger 1972; Winter 1982; Biehl 1983, 1989; Baker 1984; Paar et al. 1984; Paulsen et al. 1985; Hess 1985, 1989; Sukkert 1985; Spier 1986; Franke 1986; Krejci u. Koch 1987; Peterson u. Renström 1987; Cotta u. Sommer 1989; Renström 1989; Montag 1989; Kasperczyk 1992; Hertel u. Cierpinski 1994).

Bei ca. 60 % der sich wegen Muskelverletzungen in unserer Sport- und Ultraschallsprechstunde vorstellenden Patienten fand sich ein sonographisches Korrelat eines Einrisses oder einer Einblutung. Bei weiteren 30 % konnten thermographisch und/oder kernspintomographisch Befunde erhoben werden, die mit kleinen Muskelrissen oder Muskelzerrungen in Einklang zu bringen waren.

Operative Eingriffe bei diesem Patientengut ($n > 3000$) waren allerdings selten, weil es sich meist um Teileinrisse mit geringer Dehiszenz, fortgeschrittenes Lebensalter oder die Ablehnung eines operativen Eingriffs durch die Patienten handelte. Eine Indikation sehen wir, entsprechend den individuellen Bedürfnissen (z.B. Leistungs- und Profisport, Ballett), bei jungen Patienten, Einriß mehr als ¼ des Muskelquerschnitts sowie bei persistierenden Hämatomen und Seromen (Abb. 95–98).

Stellvertretend für den Verlauf nach operativ versorgten Muskelverletzungen soll folgende Kasuistik stehen: Eine 22jährige, aktive Basketballspielerin der Regionalliga erlitt beim forcierten Absprung zum Korb eine Muskelverletzung durch das Knie einer Mitspielerin im Bereich des angespannten M. vastus lateralis des linken Oberschenkels. Schmerzbedingt mußte sie das Spiel unterbrechen; 4 Tage später erfolgte die Vorstellung in unserer Ambulanz, nachdem sich die Beschwerden und die Schwellung spontan nicht gebessert hatten. Klinisch bestand ein deutlicher Druckschmerz

---

5  DER SPIEGEL, Nr. 41, 1987, S. 228–253.

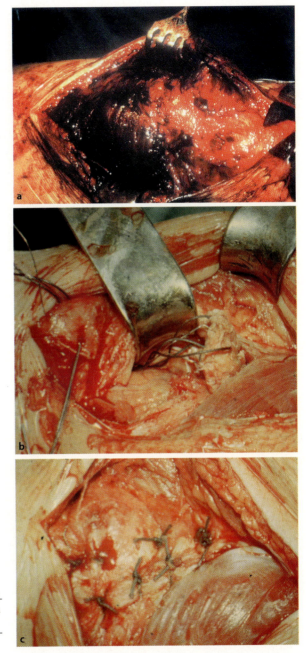

**Abb. 95. a** Operativer Befund
bei akutem Muskelriß mit groß-
flächiger Einblutung. **b, c** Nach
Hämatomexstirpation mehr-
schichtige Muskel- und Fasziennaht

über dem lateralen M. vastus lateralis sowie eine Schwellung mit einer seitendifferenten Umfangsverbreiterung von 4 cm, 20 cm oberhalb des äußeren Kniegelenkspalts
gemessen. Sonographisch zeigte sich eine deutliche, mehr als 5 cm lange, 2 cm breite

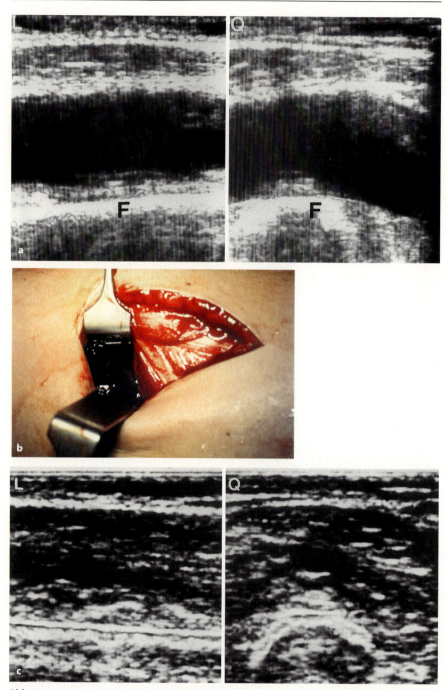

**Abb. 96. a** Sonographischer Längs- und Querschnitt einer Ruptur des M. vastus lateralis, 4 Tage nach dem Trauma mit echoarmer Zone und geringen Restechos der rupturierten Muskulatur (*F* Femurrand). **b** Operativer Befund nach kontusionsbedingter Ruptur im M. vastus lateralis: großes, teilweise liquides

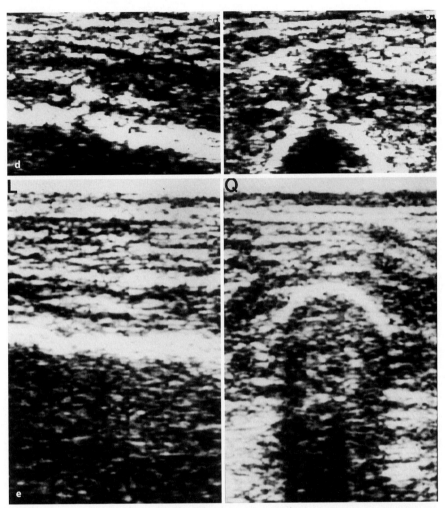

Hämatom und Kontinuitätsunterbrechung des Muskels. **c** Sonographischer Befund (Längs- und Querschnitt) 1 Woche postoperativ (Naht und Fibrinklebung, M. vastus lateralis): nur gering persistierende echoarme Zone mit einem dichten Binnenecho. **d** Unscharf begrenzte echoarme Zone mit einer größeren Zahl von Binnenechos 3,5 Wochen postoperativ (Belastungsbeginn und Aufbautraining). **e** 3 Monate postoperativ bis auf angedeutete Echoverdichtung im Adaptationsbereich weitgehend unauffällige Echostruktur, bei Beschwerdefreiheit Wettkampffähigkeit erreicht (sonographischer Längs- und Querschnitt)

und 4 cm tiefe echoarme Zone im Bereich des M. vastus lateralis. Proximal und distal waren einige frei flottierende Muskelenden darin zu erkennen, die sich unter Druck des Schallkopfes bewegen ließen. Zusätzlich zeigten sich einzelne mittige Binnenechos, die als Fibrinmaterial gedeutet wurden (Abb. 97a).

Die Operation erfolgte 2 Tage später: dabei wurden mehr als 70 ml teilweise koaguliertes Blut und eine inkomplette (4/5) Durchtrennung des M. vastus lateralis gefun-

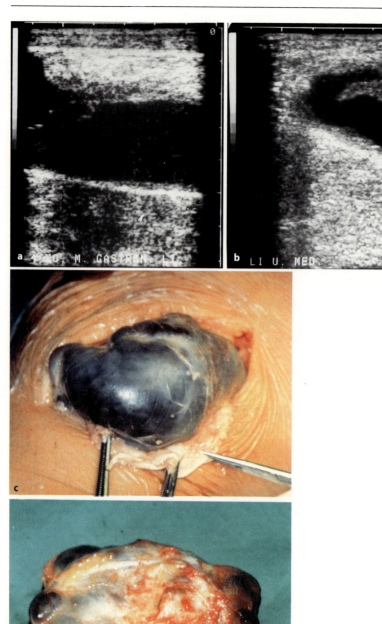

**Abb. 97a–d.** Komplikationen nach Muskelverletzung. Sonographisch: persistierender, echoarm abgegrenzter Bereich mit Septenbildung (**a** Längs- und **b** Schrägschnitt).
**c, d** Operative Exstirpation eines persistierenden, abgegrenzten Hämatoms

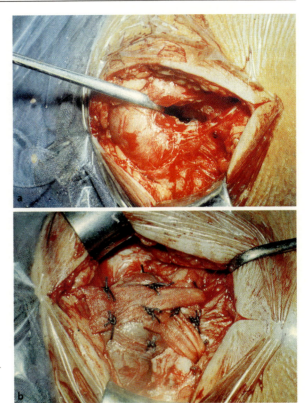

**Abb. 98a, b.** Operativer
Befund. **a** Bei Zustand nach
älterer Muskelruptur mit Gewebelücke. **b** Naht und plastische
Deckung mit Fascia-lata-Streifen

den (Abb. 97b). Die Versorgung erfolgte durch vollständiges Entfernen des Blutes,
adaptative U-Nähte des Muskels, zusätzliche Fibrinklebung sowie Verschluß der Faszie durch Einzelnähte. Die Wunde heilte p.p., die postoperativ und 3,5 Wochen nach
dem Trauma durchgeführten Sonographien ergaben eine fast vollständige Resorption des Hämatoms und ein weitgehend homogenes Schallmuster der wiederherge-
stellten Muskelkontinuität (Abb. 96c/d). Nach 6 Wochen waren im ehemaligen
Durchtrennungsbereich teilweise sehr dichte Echomuster zu erkennen. Nach 8
Wochen und komplikationslos verlaufendem Aufbautraining konnte auch ein sport-
artspezifisches Training wieder zugelassen werden. Vor der Wiederaufnahme der
Wettkampfbelastung erfolgte eine abschließende sonographische Kontrolle, die ein
weitgehend normales Schallmuster mit noch geringen echodichten Bereichen ergab
(Abb. 96e).

Im Vergleich zu entsprechenden nichtoperativ versorgten Fällen aus unserer
Ambulanz zeigte sich hier, in Übereinstimmung mit den Erfahrungen der vorliegenden Studie, ein schneller, komplikationsloser und zumindest sonographisch narben-
armer Heilungsverlauf, der kein funktionelles Defizit hinterließ und der Athletin wieder eine vollständige Sportausübung ermöglichte.

Gegenteilige Erfahrungen mit persistierenden Hämatomen über längere Zeit-

räume (teilweise bis über 10 Wochen!), Serome und andere Komplikationen – wie
sich vergrößernde Muskelhernien oder Fälle von Myositis ossificans – zeigen, daß bei
Berücksichtigung der Größe der Verletzung, des biologischen Alters, individueller,
sportlicher und beruflicher Leistungsansprüche die Frage der operativen Indikation
geklärt werden sollte (Abb. 98). Gegebenenfalls sind dazu kurzfristig klinische, sonographische, in Einzelfällen auch MRT-Untersuchungen heranzuziehen.

Unsere Studie berücksichtigt nur Aspekte der Regeneration nach kompletten
Rupturen. Im Gegensatz zu den Ergebnissen von Garrett et al. (1984) kann in
unserer Untersuchung nachgewiesen werden, daß durch die sofortige operative
Versorgung mittels Nähten und Fibrinklebung eine weitgehende Heilung erreicht
werden kann. Daraus folgt, daß bei Muskelverletzungen folgende Behandlungs-
richtlinien im Hinblick auf eine bessere Regeneration berücksichtigt werden sollten:

– die möglichst frühzeitige, stabile, dehiszenzfreie Adaptation der Leitstrukturen,
– die Reduktion des Hämatoms
– und die Wiederherstellung der physiologischen inneren Muskelspannung.

Inwieweit eine über die Hämatomreduktion hinausgehende, festere Adaptation
durch Fibrinkleber erreicht werden kann, vermag im Rahmen dieser Untersuchung
nicht abschließend beurteilt werden. Bei dem von uns untersuchten Fibrinkleber
konnte über eine Verringerung des Hämatoms und eine geringere Ausbildung von
Granulationsgewebe eine initial geringe, nach 1 Woche deutliche Erhöhung der biomechanischen Zugfestigkeit erreicht werden.

Eine spätere Sekundärversorgung von Muskelverletzungen ist weiterhin wir-
kungsvoll, wobei sich aber im Vergleich zur Initialversorgung Defizite im Sinne von
Fibrosierungen einstellen.

Die in der Literatur bestehende Kontroverse zwischen Immobilisierung nach Muskelverletzungen (O'Donoghue 1970; Güssenbacher 1980; Eitner et al. 1981; Häggmark
1982; Appell 1985, 1989; Almekinders 1991) und Frühmobilisation (White et al. 1981;
Kasperzyk 1992) konnte in einer beispielhaften experimentellen Untersuchung der
Arbeitsgruppe um Järvinen (1975, 1976) und Letho et al. (1985–1987) aufgearbeitet
werden. Nach ihren morphologischen, mikroangiologischen und sonographischen
Untersuchungen ist eine schnellere und strukturell bessere Heilung durch die Mobilisation zu erzielen. Kurzfristig waren allerdings bei den mobilisierten Tieren innerhalb der ersten 5 Tage, bei noch sehr schwachem Bindegewebehalt, erneut Rupturen
aufgetreten, die durch den Wiederanstieg des Anteils an Fibronektin nachgewiesen
werden konnten. Entsprechend plädieren Letho et al. (1985–1987) für eine kurzfristige Immobilisation von 5 Tagen (Mensch 10 Tage), nach der – entsprechend ihren
Ergebnissen – ein ausreichender bindegewebiger Halt erzielt ist, um den Dehnungs-
kräften bei der Mobilisation zu widerstehen. Zusätzlich scheint durch die Mobilisation eine bessere und schnellere Organisation der fibrös-narbigen Elemente und
durch den adäquaten Reiz ein besserer und schnellerer Aufbau der Muskelregenerate
bei gleichzeitiger Verhinderung der Atrophie erreicht zu werden (Letho et al.,
1985–1987). Diese frühfunktionelle Behandlung erscheint um so notwendiger, als in
den experimentellen Untersuchungen von Appell (1985, 1989) bei Immobilisation in
ultrastrukturellen Untersuchungen großflächige, degenerative Zeichen der Myolyse
mit Verlust der Z-Streifen zu finden waren, die anschließend durch eine von Satelli-

tenzellen ausgehende Neubildung ersetzt wurden (Appell 1986, 1988, 1989). Daraus erklärt sich das Auftreten von Muskelverletzungen und Verletzungsrezidiven durch ein zu schnell und intensiv durchgeführtes rehabilitatives Krafttraining (Appell 1989; Jackson u. Feagin 1973). In der Frühphase nach Verletzung könnten auch, bedingt durch einen nicht ausreichenden, mechanischen Halt des Granulationsgewebes, Sekundäreinrisse entstehen. In späteren Heilungsphasen treten Rerupturen in der Regel aus 3 Ursachenkomplexen heraus auf:

1. zu intensive, aktive Remobilisation nach Immobilisation;
2. Reruptur durch größere, adhäsive oder kontrakte Narben;
3. Reruptur infolge insuffizienter Vernarbung und bei Kontinuitätsverlust als Folge einer vollständigen Zerreißung.

Aus unseren experimentellen Untersuchungen kann die Schlußfolgerung gezogen werden, daß durch die Adaptation der Muskelenden eine in den Zugversuchen belegte mechanische Stabilität erreicht wird. Dadurch wird eine Voraussetzung für die Mobilisation bei vermindertem Risiko der Reruptur geschaffen.

Bisher ist nicht ausreichend bekannt, welche Übungen und welches Trainingspensum für eine optimale Regeneration herangezogen werden müssen. Wertvolle klinische Hinweise sind durch Schmerzen und Schwellung sowie Rückgang des Hämatoms gegeben. Dabei ist eine Kontrolle durch bildgebende Verfahren wie Sonographie (Schallmuster, echoarme Zonen) und in Einzelfällen auch die Kernspintomographie (T1- und T2-Zeit) eine wertvolle objektive Ergänzung zur Einschätzung der möglichen Belastungsintensität.

Weitere Untersuchungen sollten eine mögliche Standardisierung eines Übungs- und Belastungsprogramms nach Muskelverletzungen zum Ziel haben. Für die ebenfalls nicht seltenen Verletzungen des myotendinösen Überganges sind im Prinzip die gleichen Regenerationsvorgänge nachgewiesen (Baker u. Poindextor 1991).

## Zusammenfassung der Regenerationsfaktoren von Muskelverletzungen

1. Entsprechend einer bereits zitierten großen Anzahl von Arbeiten (Volkmann 1893; Carlson u. Faulkner 1983 u. v. a.) und eigenen Erfahrungen ist prinzipiell über eine Narbenbildung hinaus eine spezifische Muskelregeneration nach Durchtrennung, Zerreißung und Kontusion möglich.

Häufige Ursachen für Muskelfasernekrosen sind übermäßige Trainings- und Wettkampfbelastung, insbesondere durch exzentrische Muskelarbeit, Marathonlauf, virale und bakterielle Infektion sowie die Injektionen von Lokalanästhetika (z. B. Bupivacain). Trotz Degeneration der Muskelzellen erfolgt entlang der erhaltenen Basalmembran in der Regel eine weitgehende Wiederherstellung. Die Regeneration stützt sich v. a. auf die Satellitenzellen als Muskelzellvorstufe. Diese wiederum liegen an der Basalmembran und orientieren sich an dieser. Ein weiträumiges Débridement zerstört die Struktur und erschwert eine schnelle und spezifische Regeneration. Nach den in der Literatur genannten und unseren eigenen, in diesem Rahmen veröffentlichten Ergebnissen sollte bei Muskelverletzungen, auch im Rahmen von Osteosynthesen und anderen operativen Eingriffen, soviel Muskelgewebe wie möglich erhalten werden. Bei Muskelläsionen sollte durch Nähte oder plastische Maßnahmen eine möglichst weitgehende Adaptation angestrebt werden

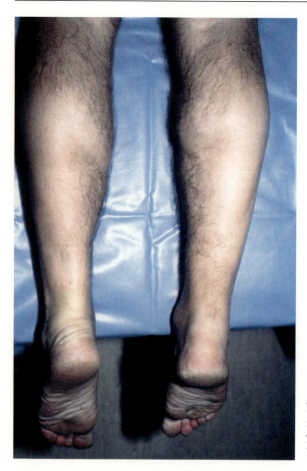

**Abb. 99.** Persistierende Atrophie und proximale Reinsertion des medialen distalen M. gastrocnemius rechts bei Zustand nach Muskelriß („Tenniswade"), 12 Wochen nach dem Trauma

(Abb. 99). Diese sind ggf. durch mikrochirurgische Maßnahmen zur Wiederherstellung der neurovaskulären Versorgung zu ergänzen.

2. Das Ausmaß der Regeneration kann durch die Exstirpation des Hämatoms und die sparsame, aber feste Adaptation der Muskelenden zum frühestmöglichen Zeitpunkt verbessert werden.

   Der Wert der Fibrinklebung besteht überwiegend in einer flächenhaften Adaptation der Muskelenden mit Verhinderung einer erneuten Hämatombildung. Für eine abschließende Bewertung des Klebeeffekts in Hinblick auf eine Verminderung des Nahtmaterials und lokale zelluläre Reaktionen sind weitere Versuche mit unterschiedlichen Fibrinklebern notwendig.

3. Komplett zerstörte Muskeln können durch mikrochirurgische, autologe Transplantation ersetzt werden (Prendergast et al. 1977).

4. Eine ausreichende Sauerstoffversorgung durch Gefäßneubildung ist eine Conditio sine qua non für die Regeneration. Bei einer an sich exzellenten Mikrokapillarisierung der Muskulatur kommt in der Regel eine sehr schnelle Neubildung von Kapil-

laren und Reperfusion zustande. In größeren devaskularisierten Bereichen mit entsprechender Ischämie entstehen gefäßarme Narben mit nachfolgender Funktionsminderung. Bei Zerstörung größerer Gefäße sollte daher eine mikrovaskuläre Anastomisierung angestrebt werden, um eine ausreichende Sauerstoffversorgung der Muskulatur zu gewährleisten (Allbrook 1975).

5. Eine Versorgung lädierter Nerven ist notwendig, um im Rahmen der Muskelregeneration, die nur initial nervenunabhängig abläuft, eine funktionelle Adaptation zu gewährleisten. Bei Zerstörung nervaler Strukturen ist eine mikrochirurgische Nervenversorgung die Methode der Wahl (Duspiva 1977; Mellerowicz 1978; Sparmann 1987).

6. Die längsgerichtete Spannung in der Muskulatur ist eine wichtige Voraussetzung für die Muskelregeneration. Entsprechend muß die Wiederherstellung der Maxime folgen, eine möglichst physiologische Längsspannung zu etablieren. Bei fehlender Beachtung ist das Resultat ebenso schlecht wie bei fehlender Innervation (Allbrook 1981).

## 4.3
## Abschließende Beantwortung der Fragestellungen

In unseren Versuchen fand sich als deutlichstes Ergebnis bei allen angewandten Untersuchungsmethoden ein erheblicher Qualitätsunterschied zwischen der sofort und maximal versorgten Muskelruptur und der ohne jede Maßnahme in situ belassenen Muskeldurchtrennung mit erheblicher Dehiszenz. Nach Durchtrennung ohne Nahtversorgung stellte sich häufig nicht nur die erwartete größere Narbenbildung ein, sondern vielmehr eine Anheftung der durchtrennten und zunehmend distrahierten Muskelstümpfe an die darunterliegenden Strukturen. Entsprechende Befunde entstehen in typischer Weise auch nach Verletzungen am M. gastrocnemius und M. rectus femoris des Menschen (Abb. 99 u. 100). Diese Veränderungen konnten mittels bildgebender Verfahren, insbesondere der Sonographie, verläßlich beurteilt werden und zeigten sich auch durch eine verminderte Belastbarkeit (Zugfestigkeit) in den biomechanischen Versuchen.

Bei den histologischen Untersuchungen konnte eindeutig eine Regeneration der maximal bzw. optimal versorgten rechten Seite dargestellt werden, während auf der linken Seite – insbesondere distal – eine deutliche Atrophie bestand. Dieser Tatbestand war differenzierter in den morphometrischen Analysen nachweisbar. Die operative Versorgung ergibt damit eine qualitativ und quantitativ bessere Muskelheilung.

Die Wirkung der Fibrinklebung auf die Muskelheilung wurde im Vergleich von Muskelnähten (U-Technik) mit und ohne Fibrinkleber geprüft. Hierbei zeigte sich bei fast allen Untersuchungsmethoden eine deutlich positive Wirkung der Fibrinklebung. Insbesondere in den frühen Untersuchungszeiträumen bis zum 14. Tag war eine deutliche Verminderung des Hämatoms nach Fibrinklebung mit bildgebenden und morphologischen Methoden nachzuweisen. Bei der morphometrischen Analyse bestand darüber hinaus initial vermehrt vom 5. bis zum 28. Tag postoperativ eine hochsignifikante Differenz der Muskelfaserquerschnitte zuungunsten der nicht fibringeklebten Seite. Die Belastbarkeit war gleichfalls hochsignifikant zugunsten der fibringeklebten Seite erhöht. Die in den REM-Untersuchungen seitendifferent gefun-

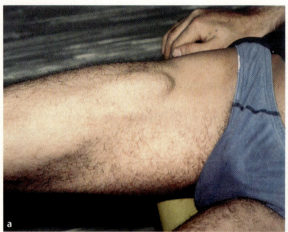

**Abb. 100. a** Zustand 4 Monate nach Ruptur des M. rectus femoris im proximalen Drittel mit persistierender Dellenbildung im Oberschenkelbereich. **b** Sonographischer Längsschnitt. 4 Monate nach Ruptur des M. rectus femoris: im Vergleich zur Kontrollseite (links *L*) ist bei proximaler Verjüngung des Muskels eine Verbindung zur tieferliegenden Faszie des M. vastus intermedius entstanden (←).

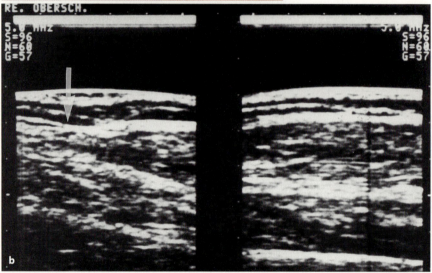

dene Vermehrung der Kollagenfasern zeigt ebenfalls, daß die über die Muskeladaptation hinausgehende Klebung nach einer Verletzung zu günstigeren Resultaten im Hinblick auf die Muskelregeneration führt.

Eine maximale optimale Nahtversorgung durch zirkuläre Naht und Fibrinklebung ist der alleinigen Versorgung durch U-Nähte überlegen. Durch die bildgebenden, biomechanischen und auch histologischen Untersuchungsverfahren können in eindeutiger Weise die günstigeren Ergebnisse einer maximalen Nahtversorgung im Vergleich zur Minimalversorgung dokumentiert werden. Klar erkennbar wird auch die frühere und signifikant höhere Belastbarkeit der optimal und stabiler versorgten Seite.

Die Sekundärversorgung von Muskelverletzungen führt zu einem langsameren Heilungsverlauf und in bezug auf die Muskelregeneration zu einem qualitativ schlechteren Ergebnis. Dennoch erweist sich die Hämatomausräumung als Vorteil. In den bildgebenden Verfahren lassen sich hier initial günstigere Verläufe nachweisen. Diese werden aber durch die zunehmende Fibrosierung und das entsprechend veränderte biomechanische Zugverhalten abgemindert. Demzufolge sollte eine möglichst frühzeitige Versorgung mit Ausräumung des posttraumatisch entstandenen Hämatoms angestrebt werden.

Die biomechanische Belastbarkeit der operativ behandelten, experimentellen Muskelläsion ist im Hinblick auf eine Verminderung der Rezidivgefahr abhängig von der Art und dem Zeitpunkt der Versorgung. Unsere Untersuchungen zeigen, daß nach einer Maximalversorgung durch U-Nähte, zirkuläre Fasziennaht und Fibrinklebung zu einem möglichst frühen Zeitpunkt die maximale Zugkraft stetig zunimmt. Die Rezidivgefahr ist in der Plateauphase der maximalen Zugfestigkeit schon zwischen dem 14. und dem 21. postoperativen Tag vermindert. Dann müssen im Mittel über 45 N zum Zerreißen des Muskels aufgebracht werden. Im Zusammenhang mit den Befunden der bildgebenden und histologischen Verfahren kann hier von einer ausreichenden Belastbarkeit ausgegangen werden, so daß bei Übertragung unserer

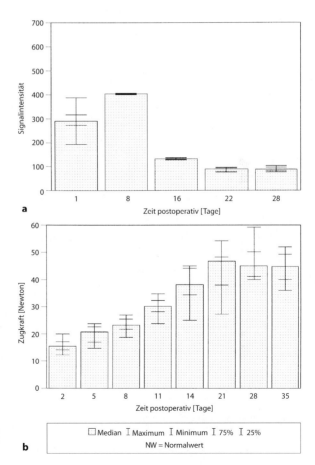

**Abb. 101. a** SI im MRT – T2-gewichtetes Bild, rechtes Bein, A-Serie. **b** Maximale Zugkraft des rechten Beins, A-Serie

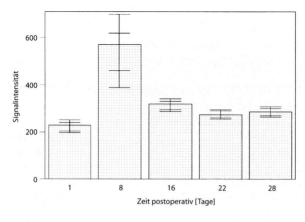

**Abb. 102.** SI im MRT – T1-gewichtetes Bild, rechtes Bein, A-Serie

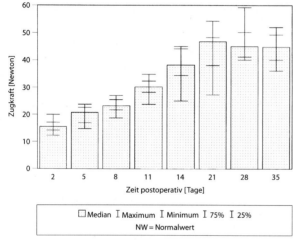

☐ Median I Maximum I Minimum I 75% I 25%
NW = Normalwert

**Abb. 103.** Maximale Zugkraft des rechten Beins, A-Serie

Ergebnisse auf die Verhältnisse beim Menschen Belastung und Wiederaufnahme des Übungsprogramms nach 4 – 6 Wochen erfolgen könnten.

Darüber hinaus bestehen Beziehungen zwischen den bildgebenden Untersuchungsverfahren und der biomechanischen Belastbarkeit der Muskelverletzungen. Aus sonographischen und MRT-Untersuchungen ergibt sich eine Korrelation hinsichtlich der Regression von echoarmen und echofreien Zonen und Signalintensitätsänderungen sowie den T1- und T2-Zeiten. Diese sind mit der Vergrößerung der Belastbarkeit im Sinne der einer anhaltend erhöhten Zugfestigkeit zu verbinden (Abb. 101 – 103).

Aus diesem Grunde ist hier von einer ausreichenden Belastbarkeit auszugehen, die sich in den bildgebenden Verfahren als „Normalisierung" der Bildkriterien ablesen läßt. Daraus ergibt sich, daß mit Hilfe dieser Verfahren die Belastungs- sowie Dehnungsfähigkeit beurteilt werden kann. Entsprechende Verletzungen sollten also screeningartig und im Verlauf sonographisch beurteilt werden. In Zweifelsfällen ist das MRT als Ergänzung heranzuziehen.

Zusammenfassend sollen die in 1.13 gestellten Fragen wie folgt beantwortet werden:

- Die operative Versorgung einer Muskeldurchtrennung mittels stabiler Nahtadaptation ergibt eine schnellere und vollständigere Wiederherstellung der Muskulatur. Verbleibende, nicht operativ adaptierte Dehiszenzen führen zu Narbenbildungen mit Anheftungen an tieferliegende Strukturen und somit zu mechanischen und funktionellen Defiziten.
- Der Fibrinkleber als adjuvante Therapie bei der Naht einer Muskelverletzung ermöglicht im Rahmen einer weitgehenden Adaptation der Wundflächen eine Verminderung der intramuskulären Hämatombildung, mittelfristig wird eine erhöhte mechanische Belastbarkeit der Muskulatur erreicht.
- Eine optimale, mechanisch annähernd stabile Nahtadaptation (U-Nähte, Fibrinklebung und zirkuläre Naht) ermöglicht eine weitgehend narbenarme, funktionell früher belastbare Wiederherstellung der Muskelstruktur als vergleichbare Minimalversorgungen.
- Die frühestmögliche operative Versorgung einer Muskelruptur ergibt die günstigsten funktionellen und morphologischen Resultate. Jedoch auch eine Sekundärversorgung mit Hämatomausräumung ist der konservativen Behandlung immer noch deutlich überlegen.
- Bei einer deutlich erhöhten Reißfestigkeit operativ versorgter Muskelverletzungen im Vergleich zur konservativen Behandlung zeigt sich im Verlauf eine lineare Zunahme der maximalen Zugfestigkeit bis zur 3. postoperativen Woche. Nach diesem Zeitpunkt ist bei Berücksichtigung des individuellen Verlaufs in den klinischen und bildgebenden Untersuchungsverfahren eine funktionelle Belastung möglich.
- Bei der sonographischen Diagnostik korrelieren Rückgang der abgegrenzten, echoarmen Bereiche und Zunahme der Echogenität im Verletzungsbereich mit der Zunahme der Zugfestigkeit der Muskeln. Morphologisch kommt es entsprechend der Art der operativen Versorgung zu einer Regeneration des Muskelgewebes oder zur Narbenbildung.
Die MRT ist über die Bildgebung, Messung von SI-Unterschieden sowie $T_1$- und $T_2$-Relaxationszeiten in der Lage, Blutungen im Muskelgewebe sicher nachzuweisen. Die MRT-Untersuchung mit Kontrastmittel (Gd-DTPA) ermöglicht auch dann eine Darstellung der Muskelläsionsbereiche, wenn in der Sonographie keine und im Nativ-MRT nur noch geringfügige, periläsionär lokalisierte Befunde verbleiben.
Die bildgebenden Verfahren sind bei der Diagnostik und Verlaufskontrolle von Muskelverletzungen stufenweise einzusetzen: Sonographisch nachweisbare Muskelläsionen können mit dieser Methode auch im Verlauf beurteilt werden. Für kleinere, tiefergelegene und unklare Fälle von Muskelverletzungen sowie zur Beurteilung der Wettkampffähigkeit sollte gegebenenfalls das MRT herangezogen werden. In Einzelfällen ist zur weitergehenden Abklärung die MRT-Untersuchung mittels Kontrastmittel indiziert.

# 5 Zusammenfassung

Muskelverletzungen sind eine sehr häufige Folge sportlicher Aktivität. Bedingt durch die Zunahme der Aktiven im Freizeit-, Breiten- und auch Leistungssport sowie die größere Zahl von Trainingseinheiten und Wettkämpfen und den damit verkürzten Erholungszeiten entsteht eine größere Anzahl von Sportverletzungen und -schäden. Diese manifestieren sich häufig in den kontraktilen Strukturen des Bewegungsapparats. Auch heute noch wird vielfach die Ansicht vertreten, Muskelverletzungen heilen nur durch Narbenbildung aus. Zahlreiche Untersuchungen weisen dagegen auf eine spezifische Regenerationsfähigkeit der Muskulatur hin. Einer Leitschienenfunktion der Basalmembran wird dabei besondere Beachtung geschenkt. Die praktischen Umsetzungen dieser Erkenntnisse bezüglich einer chirurgischen Therapie von Muskelverletzungen ist bisher nicht Allgemeingut geworden. Dadurch erschien es gerechtfertigt, experimentell in der vorliegenden Arbeit die Muskelregeneration nach maximaler Nahtversorgung, nach Fibrinklebung, in Verbindung mit verschiedenen Nahttechniken sowie nach der häufig vorkommenden Sekundärversorgung zu bewerten. Ergänzt wurden die Untersuchungen durch Einsatz der heute zur Verfügung stehenden bildgebenden Verfahren, um den Heilungsverlauf – auch im Vergleich zu der funktionellen Belastbarkeit – zu überprüfen.

An einem standardisierten, mit der Literatur vergleichbaren Modell wurde der M. triceps surae der Ratte unterschiedlich versorgt:

- Adaptation durch U-Nähte, zirkuläre Fasziennaht und Fibrinklebung
- Nahtversorgung mit und ohne Fibrinklebung
- unterschiedliche Nahttechniken, Sekundärversorgung nach 1 bzw. 3 Tagen nach der Durchtrennung
- keine Versorgung (Kontrolle).

Die Untersuchung erfolgte mittels bildgebender Verfahren (Sonographie und MRT). Zur quantitativen Bewertung des Heilungsverlaufs wurden im Läsionsbereich Grauwertmorphometrien und Planimetrien des echofreien Areals in der Sonographie sowie Messung der SI und der $T_1$- und der $T_2$-Relaxationszeiten im MRT herangezogen. Zusätzlich angewandte Methoden stellten biomechanische Zugversuche mit REM-Beurteilung der Reißflächen sowie morphologische Untersuchungen dar. Der serienmäßigen Aufarbeitung durch Gefrier- und Paraffinhistologieschnitte mit konventionellen und immunhistologischen Techniken, Morphometrie der enzymhistologisch determinierten Fasertypen sowie serumenzymatischen Bestimmungen (CK und GOT) standen dabei in Einzelfällen Verfahren wie Mikroangiographie, TEM und MRS gegenüber.

Histologisch läßt sich eine spezifische Muskelregeneration nachweisen, die im Heilungsverlauf mit zunehmender mechanischer Zugfestigkeit korreliert ist. Dabei kommt der Fibrinklebung wegen der Reduktion des entstehenden Hämatoms eine positive Bedeutung zu. Eine stabile mehrschichtige Naht ist einer geringeren Anzahl von Nähten überlegen. Die Sekundärversorgung ergibt trotz einer zunehmenden Fibrose nach längeren Verläufen noch günstige Ergebnisse, wobei der Exstirpation des Hämatoms ein begünstigender Faktor zukommt. Eine unversorgt belassene Muskeldurchtrennung führt dagegen zu einer zunehmenden Dehiszenz mit initial großem Hämatom und Verwachsen der Muskelstümpfe mit den Unterflächen.

In den Verläufen nach operativer Behandlung mit und ohne Fibrinkleber war eine lineare Zunahme der maximalen Zugfestigkeit zu verzeichnen, die unter optimalen Bedingungen eine Plateauphase nach dem 14. Tag erreichte.

Die Ergebnisse sowie die Untersuchungsmethoden werden im Literaturvergleich diskutiert und kritisch bewertet. Muskelverletzungen und ihr Ausheilungsverlauf sollten frühzeitig mit Hilfe bildgebender Verfahren, insbesondere durch die Sonographie, begutachtet und hinsichtlich einer erweiterten Operationsindikation beurteilt werden. In der Verlaufsbeurteilung nach Muskelverletzungen gilt die MRT, gegebenenfalls mit Gd-DTPA (Magnevist, Fa. Schering) als Kontrastmittel, als das sensibelste Verfahren. Somit sollte diese Methode in Zweifelsfällen, z. B. nach längeren unklaren Verläufen bei sonst negativen Befunden, zur Anwendung kommen.

Muskelverletzungen, die mit Dehiszenzen verbunden sind, sollten unseren Ergebnissen entsprechend einer operativen Versorgung zugeführt werden. Dabei ist der Exstirpation des Hämatoms und einer möglichst breitflächigen, vollständigen Adaptation, gegebenenfalls in Verbindung mit Fibrinklebung, besondere Bedeutung zu schenken. Nach einer kurzen Immobilisationsphase kann dadurch unter sonographischer und ggf. auch MRT-Kontrolle eine frühzeitige Übungsbehandlung und frühestmögliche, dosierte Belastung realisiert werden. Bei Sekundärversorgungen oder größeren Muskelretraktionen sind ggf. plastische Maßnahmen heranzuziehen. Bei Minderperfusion ist die mikrochirurgische Rekonstruktion der Gefäße zu diskutieren, da ein ausgiebiges Débridement einerseits und mangelhaft perfundierte Areale andererseits zu Fibrosierung und ausgedehnter Narbenbildung führen.

Die optimale Adaptation von Muskelrupturen schafft die Voraussetzung für eine weitgehend narben- und bindegewebefreie spezifische Heilung ohne wesentliche Funktionseinbußen.

# Literaturverzeichnis

Abrams HL (1983) Angiography. Little Brown, Boston

Achten E, Vandenborne K, Osteaux M, De Meirleir K (1991) Magnetic resonance spectroscopy of muscle: the missing link between physiology and sports practice. In: Osteaux M, De Meirleir K, Shahabpour M (eds) Magnetic resonance imaging and spectroscopy in sports medicine. Springer, Berlin Heidelberg New York Tokyo

Adams RD, Denny-Brown D, Pearson CM (1954) Diseases of muscle. Hoeber, New York

Adams RD, Denny-Brown D, Pearson CM (1962) Diseases of muscle. A study in pathology, 2nd edn. Harper & Row, New York

Agre JC (1985) Hamstring injuries. Proposed aethological factors, prevention and treatment. Sports Med 2: 21–33

Aichmair MW, Aichmair H, Lintner F (1988) Fibrinklebung an äußeren Augenmuskeln. Klin Mbl Augenheilkd 193: 499–503

Alanen A, Kormano M (1985) Correlation of the echogenicity and structure of clotted blood. J Ultrasound Med 4: 421–425

Alanen A (1986) Magnetic resonance imaging of hematomas in a 0.02 T magnetic field. Acta Radiol Diagn 27: 589–593

Alanen A, Nummi P (1986) The effect of motion on the sonographic and magnetic resonance (MR) patterns of aging blood. Acta Radiol Diagn (Stockh) 27: 455

Alanen A, Kantola J, Komu M (1989) New imaging methods in hereditary neuromuscular diseases. Acta Cardiomiologica 1: 33–45

Alexander RM, Vernon A (1975) The dimensions of knee and ankle muscles and the forces they exert. J Hum Move Stud 1: 115–123

Ali MA (1979) Myotube formation in skeletal muscle regeneration. J Anat 128: 553–562

Allbrook DB, Aitken JT (1951) Reinnervation of striated muscle after acute ischaemia. J Anat 85: 376

Allbrook D (1962) An electron microscopic study of regenerating skeletal muscle. J Anat 96: 137–152

Allbrook D, Baker W, Kirkaldy-Willis WH (1966) Muscle regeneration in experimental animals and in man. J Bone Joint Surg [Br] 48: 153–169

Allbrook D, Han MF, Hellmuth AE (1971) Population of muscle satellite cells in relation to age and mitotic activity. Pathology 3: 233–243

Allbrook DB (1975) Transplantation and regeneration of striated muscle. Ann R Coll Surg Engl 56: 312–324

Allbrook D (1980) Muscle breakdown and repair. In: Owen R, Goodfellow J, Bullough P (eds) Orthopaedics and traumatology. Heinemann, London, pp 306–315

Allbrook D (1981) Skeletal muscle regeneration. Muscle Nerve 4: 234–245

Allen RE, Boxhorn LA (1987) Inhibition of skeletal muscle satellite cell differentiation by transforming growth factor-beta. J Cell Physiol 133: 567–572

Allen RE, Dodson MV, Luiten LS, Boxhorn LA (1985) A serum-free medium that supports the growth of cultured skeletal muscle satellite cells in vitro cell. Dev Biol 21: 636–640

Allen RE, Boxhorn LA (1989) Regulation of skeletal muscle satellite cell proliferation and differentiation by transforming growth factor-beta insulin like growth factor 1, and fibroblast growth factor. J Cell Physiol 138: 311–315

Almekinders LC, Gillbert JA (1986) Healing of experimental muscle strains and the effects of non-steroidal antiinflammatory medication. Am J Sports Med 14: 303–308

Almekinders LC (1991) Results of surgical repair versus splinting of experimentally transected muscle. J Orthop Trauma 5: 173–176

Anderson JC, Baltaxe HA, Wolf GL (1979) Inability to show clot: one limitation of ultrasonography of the abdominal aorta. Radiology 132: 693

Anzel SH, Lovey KW, Weiner AD, Lipscomb PR (1959) Disruption of muscle and tendons. J Bone Joint Surg 45: 406–414

Appell H-J (1985) Gibt es den Immobilisationsschaden der Skelettmuskulatur? In: Franz JW, Mellerowicz H, Noack W (Hrsg) Training und Sport zur Prävention und Rehabilitation in der technischen Umwelt. Springer, Berlin Heidelberg New York Tokyo

Appell H-J (1986) Skeletal muscle atrophy during immobilization. Int J Sports Med 7: 1–5

Appell H-J (1986) Morphology of immobilized skeletal muscle and the effects of a pre- and post-immobilization training program. Int J Sports Med 7: 6–12

Appell H-J (1987) Über den Einsatz der Elektrostimulation zur Muskelkräftigung in Therapie und Rehabilitation. Phys Ther Theor Prax 8: 474–480

Appell H-J (1988) Zur Möglichkeit der Transformation von Muskelfasern durch Training und über den Sinn von Muskelbiopsien zur Talenterkennung im Sport. Sportverletz Sportschau 2: 4–9

Appell H-J (1989) Morphologische Veränderungen des Skelettmuskels durch Inaktivität. In: Puhl W (Hrsg) Der Muskel. ML-Verlag, Uelzen

Appell H-J (1989) Der Wert der Muskelbiopsie für die Athletenauswahl. In: Puhl W (Hrsg) Der Muskel. ML-Verlag, Uelzen

Appell H-J (1989) Kraftzuwachs und Muskelmasse aus der Steckdose. Neue Ärztliche 22

Appell H-J (1991) Muskelatrophie. In: Wirth CJ (Hrsg) Überlastungsschäden im Sport. Thieme, Stuttgart, New York, S 240–243

Appell H-J, Forsberg S, Hollmann W (1988) Satellitecell activation in human skeletal muscle after training: evidence for muscle fiber neoformation. Int J Sports Med 9: 297–299

Apple FS, Hellsten J, Clarkson PM (1988) Early detection of skeletal muscle injury by assay of creatine kinase MM isoforms in serum after acute exercise. Clin Chem 34: 1102–1104

Arendt W (1990) Oberschenkelzerrung. In: Arendt W (Hrsg) Sportschäden, Sportverletzungen der Muskeln, Sehnen und Bänder. Pflaum, München, S. 148–158

Armand O, Boutineau A-M, Manger A, Pantou M-P, Kieny M (1983) Origin of satellite cells in pavian skeletal muscles. Arch Anat Micr 72: 163–181

Armstrong RB (1990) Ausgangsmechanismen bei belastungsbedingtem Muskelschaden. Med Sci Sports Exerc 22: 429–435

Armstrong RB, Ogilvie RW, Schwane JA (1983) Eccentric exercise-induced injury to rat skeletal muscle. J Appl Physiol 54: 80–93

Assheuer J, Bonnekoh J, Jennissen J (1985) Diagnostische Möglichkeiten der Kernspinresonanztomographie bei der akuten Muskelverletzung. Dtsch Z Sportmed 36: 36–39

Aufschnaiter M (1983) Sonographie des koagulierten Blutes: Experimentelle und klinische Befunde. Ultraschall 4: 110

Baker BE (1984) Current concepts in the diagnosis and treatment of muscle tendinous injuries. Med Sci Sports Exerc 16: 323–327

Baker JH (1983) Segmental necrosis in tenotomized muscle fibers. Muscle Nerve 6: 29–39

Baker JH, Poindextor CE (1991) Muscle regeneration following segmental necrosis in tenotomized muscle fibers. Muscle Nerve 14: 348–357

Baker PF, Connelly CM (1966) Some properties of the external activation site of the sodium pump in crab nerve. J Physiol London 185: 270–297

Barlow RE, Goldman ML (1978) Computed tomography of the skeletal system. Comput Tomogr 2: 27–35

Bass AL (1969) Treatment of muscle, tendon and minor joint injuries in sport. Proc R Soc Med 62: 925–928

Bassett LW, Gold RH, Seeger LL (1989) Magnetic resonance imaging of the musculoskeletal system. Clin Orthop 244: 17–28

Basson MD, Carlson BM (1980) Myotoxicity of single and repeated injections of mepivacaine (carbocaine) in the rat. Anesth Analog 59: 275–282

Bateson GB, Woodrow DF, Sloper JC (1967) Circulating cell as a source of myoblasts in regenerating injured mammalian skeletal muscle. Nature 213: 1035–1036

Beck E (1980) Muskel-, Sehnen- und Bandverletzungen beim Sport. Z Allg Med 56: 228–235

Becker W, Krahl H (1978) Die Tendopathien. Thieme, Stuttgart New York 1978

Beltran J, Simon DC, Katz W, Weis LD (1987) Increased MR signal intensity in skeletal muscle adjacent to malignant tumors: pathologic correlation and clinical relevance. Radiology 162: 251–255

Bender CE, Berquist TH, Stears JG, Winkler NT, James EM, Brown ML, Welch TJ, May GR, Forbes GS (1991) Diagnostic techniques. In: Berquist TH (ed) Imaging of orthopedic trauma, 2nd edn. Raven, New York

Beneke R, Brüggemann GP, Bohndorf K, Ritzdorf W, Hollmann W (1990) Die Bedeutung der Computertomographie in der Muskelkraftdiagnostik. Dtsch Z Sportmed 41: 160–166

Beneke R, Neuerburg J, Bohndorf K (1991) Muscle cross-section measurement by magnetic resonance imaging. Eur J Appl Physiol 63: 424–429

Bennett MR, Florin T, Woog R (1974) The formation of synapses in regenerating mammalian striated muscle. J Physiol 238: 79 – 92

Benoit PW, Belt WD (1970) Destruction and regeneration of skeletal muscle after treatment with a local anesthetic, bupivacaine (marcaine). J Anat 107: 547 – 556

Berg A, Keul J (1982) Serum enzyme kinetics during and after intensive long term stress. Dtsch Z Sportmed 33: 12 – 17

Bergmann G, Rohlmann A, Graichen F (1989) In-vivo-Messung der Hüftgelenkbelastung. Z Orthop 127: 672 – 679

Bergmann G, Rohlmann A, Graichen F (1990) In vivo hip joint force measurements in one patient. In: Heimke G, Soltész V, Lee AJC (eds) Clinical implant materials, advances in biomaterials, vol 9 Elsevier, Amsterdam

Berman AT, Garbarino JL, Rosenberg H, Heiman-Patterson T, Bosacco SJ, Weiss AA (1985) Muscle biopsy: proper surgical technique. Clin Orthop 198: 240 – 248

Bernadino ME, Jing B-S, Thomas JL, Lindell MM, Zornoza J (1981) The extremity soft-tissue lesion: A comparative study of ultrasound, computed tomography and xeroradiography. Radiology 139: 53

Bernett P, Pfister A, Sauer W, Erhardt W (1982) Fibrinkleber in Orthopädie und Traumatologie. Aktuel Chir 17: 4 – 7

Bernhardt JH (1991) Biologische Wirkungen statischer Magnetfelder. Dtsch Ärztebl 88: 2980 – 2985

Berquist TH (1984) Magnetic resonance imaging: Preliminary experience in orthopedic radiology. Magn Reson Imag 2: 41 – 52

Berquist TH (1989) Magnetic resonance imaging of musculoskeletal neoplasms. Clin Orthop 244: 101 – 118

Berquist TH (1990) MRI of the musculoskeletal system. Raven, New York

Berquist TH (1992) Imaging of orthopedic trauma. Raven, New York

Berquist TH, De Orio JK (1992) Soft tissue injuries. In: Berquist TH (ed) Imaging of orthopedic trauma. Raven, New York

Bundesgesundheitsamt (BGA) (1982) Injektionsnarkosen bei kleineren Versuchstieren. ZVA-Informationen des Bundesgesundheitsamtes 17: 18

Biehl G (1982) Klinik der Muskelverletzungen. In: Groher W, Noack W (Hrsg) Sportliche Belastungsfähigkeit des Haltungs- und Bewegungsapparates. Thieme, Stuttgart, S. 128

Biehl G (1983) Prävention der Muskelinaktivitätsatrophie und Therapie der Muskelverletzung. In: Hort W, Flöthner R (Hrsg) Die Muskulatur des Leistungssportlers. Perimed, Erlangen (Beiträge zur Sportmedizin, Bd 16)

Biehl G (1989) Die operative Behandlung von Muskelverletzungen. In: Puhl W (Hrsg) Der Muskel. ML-Verlag, Uelzen, S. 82 – 84

Billeter R, Heizmann CW, Howald H (1981) Analysis of myosin light and heavy chain types in single human skeletal muscle fibers. Eur J Biochem 116: 389 – 395

Bintliff S, Walker BE (1960) Radioautographic study of skeletal muscle regeneration. Am J Anat 106: 233 – 246

Bischoff R (1975) Regeneration of single skeletal muscle fibers in vitro. Anat Rec 182: 215 – 236

Bischoff R (1986) Proliferation of muscle satellite cells on intact myofibers in cuture. Dev Biol 115: 129 – 139

Bischoff R (1990) Interaction between satellite cells and skeletal muscle myofibres. Development 109: 943 – 952

Bischoff R, Holtzer H (1969) Mitosis and the process of differentiation of myogenic cells. J Cell Biol. 41: 188 – 200

Bloch F, Hansen WW, Packard ME (1946) Nuclear induction. Phys Rev 69 (1946) 127

Böhme P, Buhl H, Kuppardt HJ (1991) Versuche zur quantitativen Bechreibung des Skelettmuskels mittels Sonographie und Texturanalyse. In: Bernett P, Jeschke D (Hrsg) Sport und Medizin, Pro und Contra. Zuckschwerdt, München

Böhmer D (1989) Mit „Pech" gegen Sportverletzungen. Neue Ärztliche 147

Böning D (1983) Neue Gesichtspunkte zum Thema Muskelkater. In: Hort W, Flöthner R (Hrsg) Die Muskulatur des Leistungssportlers. Perimed, Erlangen (Beiträge zur Sportmedizin, Bd 16)

Böning D (1987) Muskelkater – eine Übersicht über physiologische und morphologische Forschungsergebnisse. Aus: Rieckert H (Hrsg) Sportmedizin – Kursbestimmung. Springer, Berlin Heidelberg New York Tokyo, S. 25 – 33

Böning D (1988) Muskelkater – Ursachen, Vorbeugung, Behandlung. Dtsch Z Sportmed 39: 4 – 7

Bösch P, Braun F, Spängler HP (1977a) Die Technik der Fibrinspongiosaplastik. Arch Orthop Unfallchir 90: 63 – 75

Bösch P, Braun F, Eschberger J, Kovac W, Spängler HP (1977b) Die Beeinflussung der Knochenheilung durch konzentriertes Fibrin. Arch Orthop Unfallchir 89: 259 – 273

Bohndorf K (1991) MR-Tomographie des Skeletts und der peripheren Weichteile. Springer, Berlin Heidelberg New York Tokyo

Boicelli CA, Baldassarri AM, Conconi F (1989) An approach to non-invasive fiber type determination by NMR. Int J Sports Med 10/1: 53–54

Bouvier JF, Barriere D, Bouchet JB, Chassain AP, Prat J, Veyriras E, Vigneu P (1982) L'echotomographie musculaire en traumatologie sportive. Schweiz Z Sportmed 30: 91–93

Bradley WG, Schmidt PG (1985) Effect of methemoglobin ormation on the MR appearance of subarachnoid hemorrhage. Radiology 156: 99–103

Bradley WG (1988) MRI of hemorrhage and iron in the brain. In: Starke B (ed) Magnetic resonance. Mosby, St. Louis

Brasch RC (1983) Work in progress: Methods of contrast enhancement for NMR imaging and potential applications. Radiology 147: 781–788

Brasch RC, Weinmann H-J, Wesbey GE (1984) Contrast-enhanced NMR imaging: Animal studies using gadolinium-DTPA complex. AJR 142: 625–630

Braun A (1980) Neue Behandlungsmöglichkeiten osteochondraler Frakturen am Kniegelenk. Ergebnisse tierexperimenteller Studien mit dem Fibrin-Klebesystem. Habilitationsschrift, Universität Heidelberg

Braun T, Buschhausen-Denker E, Bober E, Tannich H, Arnold H (1989) A novel human muscle factor related to but distinct from Myo D1 induces myogenic conversion of 10 T 1/2 fibroblasts. EMBO J 8: 701–709

Bravo R (1986) Synthesis of the nuclear protein cyclin (PCNA) and its relationship with DNA replication. Exp Cell Res 163: 287–293

Bravo R, MacDonald-Bravo H (1987) Existence of two population of cyclin/proliferating cell nucleare antigen during the cell cycle: Association with DNA replication sites. J Cell Biol 105: 1549–1554

Brettel H, Denk R, Burgetsmaier M, Waidelich W (1987) Transmissionssonographie. In: Stuhler Th, Feige A (Hrsg) Ultraschalldiagnostik des Bewegungsapparates. Springer, Berlin Heidelberg New York Tokyo

Brooke MH, Kaiser KK (1970) Muscle fibre types: How many and what kind? Arch Neurol (Chicago) 23: 369–379

Brucher JM, Musoglu E, Bangels M (1986) Computer-assisted morphometry of muscle including four fibre types. Clin Neurophathol 5: 122–123

Brückle W, Suckfüll M, Fleckenstein W, Weiss C, Müller W (1990) Gewebe-$pO_2$-Messungen in der verspannten Rückenmuskulatur (M. erector spinae). Z Rheumatol 49: 208–216

Bruggencate G ten (1984) Medizinische Neurophysiologie. Thieme, Stuttgart New York

Bucher O (1973) Cytologie, Histologie und mikroskopische Anatomie des Menschen – mit Berücksichtigung der Histophysiologie und der mikroskopischen Diagnostik, 8. Aufl Huber, Bern Stuttgart

Bulcke JAL (1984) Commentary: Ultrasound and CT scanning in the diagnosis of neuromuscular diseases. In: Gamstorp J, Sarnat HB (eds) Progressive spinal muscular atrophies. Raven, New York

Bulcke JA, Termote J-L, Palmers J, Crolla D (1979) Computed tomography of the human skeletal muscular system. Neuroradiology 17: 127–136

Bundesärztekammer (1995) Leitlinien zur Therapie mit Blutkomponenten und Plasmaderivaten. Vorstand und wissenschaftlicher Beirat der Bundesärztekammer (Hrsg). Deutscher Ärztevlg., Köln, S 194

Burckhardt H (1936) Die Entstehung der sogenannten Verletzungen durch Muskelzug. Med Klin 35: 1174

Burry HC (1969) Late effects of neglected soft tissue injury. Proc Roy Soc Med 62: 930–932

Burt T, Glanek T, Barany M (1977) Analysis of living tissue by phosphorus-31 magnetic resonance. Science 2195: 145–149

Buttler DL, Grood ES, Noyes FR (1978) Biomechanics of ligaments and tendons. In: Hutton RS (ed) Exercises and sport. Sci Rec 6: 125–181

Buxton PH (1980) Skeletal muscle structure and development. In: Owen R, Goodfellow J, Bullough P (eds) Orthopaedics and traumatology. Heinermann Medical Books, London, pp 22–30

Cady EB, Gardener JE, Edwards RHT (1983) Ultrasonic tissue characterisation of skeletal muscle. Eur J Clin Invest 13: 469–473

Cameron B (1961) Experimental acceleration of wound healing. Am J Orthop 3: 336–343

Campion DR (1984) The muscle satellite cell: a review. Int Rev Cytol 87: 225–251

Caplan A, Carlson B, Faulkner J, Fischman D, Garrett W (1988) Skeletal muscle. In: Woo SLY, Buckwalter J (eds) Injury and repair of the musculoskeletal soft tissues. Am Acad Orthop Surg 213–291

Carlson BM (1968) Regeneration of the completely exercised gastrocnemius muscle in the frog and rat from minced muscle fragments. J Morphol 125: 447–472

Carlson BM (1968a) Regeneration of the completely removed rat gastrocnemius muscle from transplanted fragments (abstr.) Anat Rec 160: 327

Carlson BM (1970) Relationship between the tissue and epimorphic regeneration of muscle. Am Zool 10: 175–186

Carlson BM (1972) The regeneration of minced muscles. Karger, Basel

Carlson BM (1973) The regeneration of skeletal muscle – a review. Am J Anat 137: 119 – 150

Carlson BM (1976) A quantitative study of muscle fiber survival and regeneration in normal, predenervated and marcainetreated free muscle grafts in the rat. Exp Neurol 52: 421 – 432

Carlson BM (1978) A review of muscle transplantation in mammals. Physiol Bohemosolv 27: 387 – 400

Carlson BM (1981) Denervation, reinnervation and regeneration of skeletal muscle. Otolaryngology 89: 192 – 196

Carlson BM (1988) II muscle regeneration, nerve-muscle interrelationships in mammalian skeletal muscle regeneration. Monogr Devl Biol 21: 47 – 56

Carlson BM, Faulkner JA (1983) The regeneration of skeletal muscle fibers following injury: a review. Med Sci Sports Exerc 15: 187 – 198

Carlson BM, Gutmann E (1975) Regeneration in grafts of normal and denervated rat muscles. Pflügers Arch 353 (1975) 215 – 225

Carlson BM, Gutmann E (1975) Regeneration in free grafts of normal and denervated muscles in the rat: morphology and histochemistry. Anat Rec 183: 47 – 62

Carlson BM, Gutmann E (1976) Free grafting of the extensor digitorum longus muscle in the rat after marcaine pretreatment. Exp Neurol 53: 82 – 93

Chevallier A, Pauto MP, Harris AJ, Kieny M (1987) On the non-equivalence of skeletal muscle satellite cells and embryonic myoblasts. Arch Anat Microscop 75: 161 – 166

Church JCT (1969) Satellite cells and myogenesis; a study in the fruit-bat web. J Anat 105: 419 – 438

Church JCT, Noronha RFX, Allbrook DB (1966) Satellite cells and skeletal muscle regeneration. Br J Surg 53: 638 – 642

Clarkson PM, Byrmas WC, McCormich KM, Turcott LP, White JS (1986) Muscle scoreness and serum creatine kinase activity following isometric, eccentric and concentric exercise. Int J Sport Med 7: 152 – 155

Clement DB, Taunton JE, Smart GW, McNicol KL (1981) A survey of overuse running injuries. Phys Sportsmed 9: 47 – 58

Cochran GVB (1971) The clinical measurement and control of corrective and supportive forces. Clin Orthop 75: 209 – 235

Cochran GVB (1988) Orthopädische Biomechanik. Enke, Stuttgart (Bücherei des Orthopäden, Bd 51)

Coelho JCV, Sigel B, Ryva J et al. (1982) B-mode sonographic of blood clots. J Clin Ultrasound 10: 323

Cohen MD, McGuire W, Cory DA, Smith JA (1986) MR appearance of blood and blood products: an in vitro study. AJR 146: 1293 – 1297

Conkrite EP, Lozner EL, Deaver JM (1944) Use of Thrombin and Fibrinogen in skin grafting. JAMA 124: 976 – 978

Conn J, Oyasu R, Welsh M, Beal JM (1974) Vicryl (Polyglactin 910) synthetic absorbable sutures. Am J Surg 128: 19 – 23

Coons AH, Creech HJ, Jones RN (1941) Immunological properties of an antibody containing fluorescent group. Proc Soc Exp Biol NY 47: 200 – 202

Cooper JM, Glascow RB (1972) Kinesiology. 3rd edn. Mosby, St. Louis

Cosnard G, Jeanbourquin D, Perfettini Cl, Blanc AM, Iba Zizen MT, Cabanis EA (1987) Hematomes et IRM a 0,15 T. J Radiol 688: 319 – 331

Cossu G, Cusella-De Angelis M-G, Senni MI et al. (1989) Adrenocorticotropin is a specific mitogen for mammalarian myogenic cells. Dev Biol 131: 331 – 336

Costain R, Williams AK (1984) Isokinetic quadriceps and hamstring torque levels of adolescent, female soccer players. J Orthop Sports Phys Ther 5: 196 – 200

Cotta H (1972) Begriff, Häufigkeit und allgemeine Ursachen von Sportverletzungen. Z Orthop 110: 763 – 765

Cotta H, Sommer HM (1989) Subcutane Muskel- und Sehnenrupturen. Orthopäde 18: 284 – 293

Crenshaw AH (1971) Campbell's operative orthopaedics 2, 5th edn. Mosby, St. Louis, pp 1462 – 1463

David E (1981) Nachbehandlung von Sportverletzungen der unteren Extremitäten. – Die muskuläre Verletzung. Physiotherapie 72: 4 – 6

Debrunner H (1950) Die geschlossene Muskelverletzung, insbesondere die Muskel-Sehnenrupturen, I/II. Z Unfall Med Berufsgr 43: 286 – 297

Debrunner H (1951) Über die geschlossene Muskelverletzung, insbesondere die Muskel-Sehnenrupturen, III. Z Unfall Med Berufsgr 44: 10 – 25

De La Paz RL, New PFJ, Buonanno FS et al. (1984) NMR Imaging of intracranial hemorrhage. J Comput Assist Tomogr 8: 599 – 607

Denny-Brown D (1951) The influence of tension and innervation on the regeneration of skeletal muscle. J Neuropath Exp Neurol 10: 94 – 95

Denny-Brown D (1957) The influence of tension and innervation on the regeneration of skeletal muscle. J Neuropath 16: 94 – 96

Denoth J (1982) Biomechanische Probleme der muskulären Leistung. In: Groher W, Noack W (Hrsg) Sportliche Belastungsfähigkeit des Haltungs- und Bewegungsapparates. Thieme, Stuttgart New York

Denoth J (1986) Muscular force – muscular stress in impact situations – some theoretical aspects. Proceedings of the ESB Congress Berlin

Denoth J (1987) Analyse von Belastung und Beanspruchung des Bewegungsapparates. Swiss Med 9: 34 – 41

Destian S, Heier LA, Zimmerman RD, Morgello S, Deck MDF (1989) Differential between meningeal fibrosis and chronic subdural hematoma after ventricular shunting: value of enhanced CT and MR scans. AJNR 10: 1021 – 1026

Deutsch H (1933) Zur Frage der sogenannten „Muskelrisse". Klin Wochenschr 27: 1059 – 1060

Deuser E (1987) Sportphysiotherapeutische Maßnahmen nach Verletzungen und Schäden an der Skelettmuskulatur. Physiotherapie 78: 301 – 305

Dietz V, Noth J (1980) Elektromyographische und kinesiologische Analyse von Sportleistungen. In: Cotta H, Krahl H, Steinbrück K (Hrsg) Belastungstoleranz des Bewegungsapparates. Thieme, Stuttgart New York, S 22 – 34

Dittrich v K (1924) Experimenteller Beitrag zur Regeneration des quergestreiften Muskels und zur Frage des funktionellen Einflusses während der Dauer der Regenerationsvorgänge. Wien Klin Wochenschr 37: 909 – 915

Dociu N (1978) Vicryl und sein Verhalten im Gewebe. Ethicon OP Forum 96

Dock WF, Grabenwüger W, Happak E, Steiner V, Metz G, Ittner K, Eber K (1990) Sonographie der Skelettmuskulatur mit hochfrequenten Schallköpfen. Röfo 152: 47 – 50

Döhring S, Kapellmann J, Assheuer J, Hille E, Goertzen M, Schulitz KP (1987) Differentialdiagnostik des akuten Muskelschmerzes bei Hochleistungssportlern – MRI kontrolliertes Follow-up. Hefte Unfallheilkd 189: 734 – 740

Dolwick MF, Bush FM, Seibel HR (1977) Regeneration of masseter muscle following lidocaine-induced degeneration. A histochemical study. Acta Anat (Basel) 98: 325 – 333

Donnelly AE, Maughan RJ, Whiting PH (1990) Auswirkungen von Ibuprofen auf belastungsbedingten Muskelkater und auf die Anzeichen von Muskelfaserschädigung. Br J Sports Med 24: 191 – 195

Dooley BJ, Kudelka P, Menelaus MB (1980) Subcutaneous rupture of the tendon of tibialis anterior. J Bone Joint Surg [B] 62: 471 – 472

Dooms GC, Fisher MR, Hricak H, Higgins CB (1985) MR imaging of intramuscular hemorrhage. J Comput Assist Tomogr 9/5: 908 – 913

Dooms GC, Uske A, Berthiaume Y (1986) MR imaging of extracranial hematomas: Comparison with CT. Eur J Radiol 6: 30 – 35

Dooms GC, Uske A, Brant-Zawadzki M, Kucharczyk W, Lemmeplahos L, Newton TH, Norman D (1986) Spin-echo MR imaging of intracranial hemorrhage. Neuroradiology 28: 132 – 138

Dürrwächter H (1991) Zahlen über Sportunfälle. Der Tagesspiegel vom 28.07.1991

Dürrwächter H (1991) Veröffentlichung über Kosten von Sportunfällen. Bundesvereinigung Deutscher Apothekerverbände, Frankfurt/M

Dumbleton JH, Black J (1975) An introduction to orthopaedic materials. Thomas, Springfield

Durkel J, Walter JP (1985) Pathologie musculaire et échographie. Ann Radiol (Paris) 28: 9 – 13

DSB (1991) Erheblicher Rückgang der Sportunfälle. DSB-Presseinformation 19: 7

Duspiva W (1977) Neue Erkenntnisse zur Anastomosierung durchtrennter peripherer Nerven. Habilitationsschrift, Universität München

Eberhard K (1977) Einführung in die Wissenschaftstheorie und Forschungsstatistik für soziale Berufe. Luchterhand, Darmstadt Neuwied

Echtermeyer V (1985) Das Kompartment-Syndrom. Springer, Berlin Heidelberg New York Tokyo

Eckert P, Häring R, Satter P, Zwank L (1986) Fibrinklebung, Indikation und Anwendung. Urban & Schwarzenberg, München Wien Baltimore

Eder K (1990) Kühlung und Kompression beim Muskelriß. Neue Ärztliche 35: 9

Eder K (1991) Prävention von Verletzungen im Fußball durch richtiges Aufwärmen. Dtsch Z Sportmed 42: 608 – 609

Ehman RL, Berquist TH (1986) Magnetic resonance imaging of musculoskeletal trauma. Radiol Clin North Am 24: 291 – 319

Einsingbach Th, Klümper A, Biedermann L (1988) Sportphysiotherapie und Rehabilitation. Thieme, Stuttgart New York

Eitner D, Kuprian W, Meissner L, Ork H (1981) Sport-Physiotherapie. Fischer, Stuttgart New York

Elliott DH, Crowford GNC (1965) The thickness and collagen content of tendon relative to the strength and cross-sectional area of muscle. Proc R Soc B 162: 137

Engel WK (1970) Selective and nonselective susceptibility of muscle fiber types. Arch Neurol 22: 97 – 117

Engel WK, Cunningham GC (1963) Rapid examination of muscle tissue: An improved trichrome method for fresh-frozen biopsy specimens. Neurology (Minneap) 13: 919 – 923

Erlemann R, Reiser PE, Wuisman P, Niendorf H-P, Kunze V (1988) Zeitabhängige Änderungen der Signalintensitäten in neoplastischen und entzündlichen Läsionen des Bewegungsapparates nach i.v. Gabe von Gd-DTPA. Radiologe 28: 269 – 276

Essen B, Janson E, Henrikson J, Taylor AW, Saltin B (1975) Metabolic characteristics of fibre types in human skeletal muscle. Acta Physiol Scand 95: 153–165

Evans FG (1961) Biomechanical studies of the musculo-skeletal system. Thomas, Springfield

Feldmeier Ch (1988) Grundlagen der Sporttraumatologie (Verletzungen und Schäden der Muskulatur). Zenon, München, S 237–270

Felix R, Ramm B (1988) Das Röntgenbild einschließlich CT, Nuclearmedizin, Ultraschall, MRT, Thermographie, Digitale Radiographie, Strahlenbiologie, Strahlenschutz, neue RöVm, 3. Aufl. Thieme, Stuttgart New York

Feneis H (1935) Über die Anordnung und die Bedeutung des Bindegewebes für die Mechanik der Skelettmuskulatur. Morphol J 76: 161–202

Ferret JM, Mathieu JR, Bruges C, Miras A (1990) Nouvelle approach des lésions musculaires récentes. Sci Sports 5: 161–169

Findlay JK (1986) Angiogenesic in reproductive tissues. J Endocrinol 111: 357–366

Fink R (1951) Zur Pathogenese der Muskel- und Sehnenrupturen. Z Unfallmed Berufskrankh 44: 41

Fisher MR, Dooms GC, Hricak H, Reinhold C, Higgins CB (1986) Magnetic resonance imaging of the normal and pathologic muscular system. Magn Reson Imag 4: 491–496

Fleckenstein JL, Weatherall PT, Parkey RW (1989) Sports-related muscle injuries: Evaluation with MR imaging. Radiology 172: 793–798

Fleckenstein W (1984) Ein neues Gewebe-$pO_2$-Meßverfahren zum Nachweis von Mikrozirkulationsstörungen. Inauguraldissertation, Lübeck

Flick H (1977) Synthetisches, resorbierbares Nahtmaterial in der Augenmuskelchirurgie. Graefes Arch Klin Exp Ophthal 205: 1–8

Florini JR (1987) Hormonal control of muscle growth. Muscle Nerve 10: 577–598

Foertsch W (1973) Ätiologie und Pathogenese von Muskel- und Achillessehnenrissen. Inaugural-Dissertation, Berlin

Forbus WD (1926) Pathology changes in voluntary muscle. Arch Pathol 2: 318–339

Forbus WD (1926) Pathology changes in voluntary muscle. II. Experimental studies of degeneration and regeneration of striated muscle with vital strains. Arch Pathol 2: 486–499

Fornage BD (1986) Sonographie of muscles, tendons and other soft tissues of the extremities. Technique and normal results. In: Otte R, Schwaars P (Hrsg) Ultraschalldiagnostik. Thieme, Stuttgart New York

Fornage BD (1989) Ultrasonography of muscles and tendons. Examination technique and atlas of normal anatomy of the extremities. Springer, Berlin Heidelberg New York Tokyo

Fornage BD, Touche DH, Raquet M, Jacob M, Segal PH (1982) Accidents musculaires du sportif. Nouv Press Med 11: 571

Fornage BD, Touche DH, Segal P, Rifkin MD (1983) Ultrasonography in the evaluation of muscular trauma. J Ultrasound Med 2: 549–554

Forssmann WG (1982) Morphologie des Skelettmuskels und des Muskel-Sehnenüberganges. In: Groher W, Noack W (Hrsg) Sportliche Belastungsfähigkeit des Haltungs- und Bewegungsapparates. Thieme, Stuttgart New York

Forst R (1986) Skelettmuskel-Sonographie bei neuromuskulären Erkrankungen. Enke, Stuttgart

Forst R, Casser H-R, Zilkens K-W (1987) Computergestützte Skelettmuskelsonogrammauswertung bei neuromuskulären Erkrankungen. In: Stuhler T, Feige A (Hrsg) Ultraschalldiagnostik des Bewegungsapparates. Springer, Berlin Heidelberg New York Tokyo

Foster AH, Carlson BM (1980) Myotoxicity of local anesthetics and regeneration of the damaged muscle fibers. Anesth Analg 58: 727–736

Frank G, Woo SL-Y, Amiel O, Harwood F, Gomez M, Akeson W (1983) Medical collateral ligament healing. A multidisciplinary assessment in rabbits. Am J Sports Med 11: 379–389

Franke A, Franke K (1980) Epidemiologie von Unfällen und Fehlbelastungsfolgen beim Sport. Med Sport 20: 184–189

Franke K (1975) Muskelverletzungen und Überlastungsfolgen am Oberschenkel. Med Sport 15: 166–170

Franke K (1986) Traumatologie des Sportes, 3. Aufl. VEB Verlag Volle und Gesundheit, Berlin

Frankel VH, Burstein AH (1970) Orthopaedic biomechanics. Lea & Febiger, Philadelphia

Frankel VH (1973) Biomechanics of the locomotor system, chapt 19. In: Goldsmith HS (ed) Practice of surgery: orthopedics, 1. edn. Harper & Row, New York

Frankel VH, Nordin M (1980) Basic biomechanics of the skeletal system. Lea & Febiger, Philadelphia

Frey U (1969) The relationship between anatomical site of injury and particular sports. Proc R Soc Med 62: 917

Friden J (1984) Changes in human skeletal muscle induced by long-term eccentric exercise. Cell Tissue Res. 236: 365–372

Friden J (1984) Muscle soreness after exercise: Implications of morphological changes. Int J Sports Med 5: 57–66

Friden J, Seger J, Ekblom B (1988) Fast vernichtende Muskelfaserschäden nach hochintensiver anaerober Muskelarbeit. Europ J Appl Physiol 57: 360–368

Friedebold G, Groher W (1972) Sportschäden und Sportverletzungen an Muskeln und Sehnen. Z Orthop 110: 647–653

Frost JAMA (1973) Orthopaedic biomechanics. Thomas, Springfield

Fuchs F (1974) Striated muscle. Ann Rev Physiol 36: 461–502

Fujikawa LS, Foster CS, Harrist TJ, Lanigan JM, Colvin RB (1981) Fibronectin in healing rabbit corneal wounds. Lab Invest 45: 120–129

Garrett WE (1990) Muscle strain injuries: Clinical and basic aspects. Med Sci Sports Exerc 22: 436–443

Garrett WE, Seaber AV, Boswick J, Urbaniak JR, Goldner JL (1984) Recovery of skeletal muscle after laceration and repair. J Hand Surg 9: 683–692

Garrett WE, Almekinders LC, Seaber AV (1984) Biomechanics of muscle tears in stretching injuries. Trans Orthop Res Soc 9: 384

Garrett WE, Boswick MD, Davenport WC et al. (1983) Contractile and functional properties of partially and totally transected muscle. Transactions of the 29th Annual ORS, Anaheim 8: p 280

Gauer EF, Dürig M, Müller W (1976) Die proximale Ruptur im Triceps surae – eine typische, aber oft verkannte Verletzung. Chirurg 47: 236

Gay AJ, Hunt TE (1954) Reuniting of skeletal muscle fibres after transection. Anat Rec 120: 853–871

Gay S, Miller EJ (1978) Collagen in the physiology and pathology of connective tissue. Fischer, Stuttgart New York 1978

Gay S, Viljanto J, Raekallio J, Penttinen R (1978) Collagen types in early phases of wound healing in children. Acta Chir Scand 144: 205–211

Geigy JR AG (1960) Documenta Geigy. Wissenschaftliche Tabellen. Geigy, Basel

Genant HK (1981) Xeroradiography. In: Resnick D, Niwayama G (eds) Diagnosis of bone and joint disorders, vol 1. Saunders, Philadelphia

Geneser F (1990) Histologie. Deutscher Ärzte-Verlag, Köln

Gerdes J, Schwab U, Lemke H, Stein H (1983) Production of the mouse monoclonal antibody reactive with a human nuclear antigen associated with cell proliferation. Int J Cancer 31: 13–20

Gerdes J, Lemke H, Baisch H et al. (1984) Cell cycle analysis of a cell proliferation associated human nuclear antigen defined by the monoklonal antibody Ki 67. J Immunology 133: 1710–1715

Gibson MC, Schultz E (1982) The distribution of satellite cells and their relationship to specific fiber types in soleus and extensor digitorum longus muscle. Anat Rec 202: 329–337

Gilcreest EL (1925) Rupture of muscles and tendons, particularly subcutaneous rupture of biceps flexor cubiti. JAMA 84: 1819–1822

Gilcreest EL (1933) Ruptures and tears of muscles and tendons of the lower extremity: Report of fifteen cases. JAMA 100: 153–160

Gilliam TB, Sady SP, Freedson PS, Villanacci J (1979) Isokinetic torque levels for high school football players. Arch Phys Med Rehabil 60: 110–114

Gimbrone MA (1984) Macrophages, neovascularisation and the growth of vascular cells. In: Jaffe EA (ed) Biology of endothelial cells. Nihoff, Boston, pp 97–107

Glick JM (1980) Muscle strains: Prevention and treatment. Phys Sportsmed 8: 73–77

Gollhofer A, Schmidtbleicher D, Dietz V (1984) Regulation of muscle stiffness in human locomotion. Int J Sports Med 5: 19–22

Gomori JM, Grossman RI, Goldberg HI, Zimmerman RA, Bilaniuk LT (1985) Intracranial hematomas: Imaging by high-field MR. Radiology 157: 87–93

Gomori JM, Grossman RI, Yu-Ip C, Asakura T (1987) NMR relaxation times of blood. Dependence on field strength, oxidation state, and cell integrity. J Comput Assist Tomogr 11/4: 684–690

Gospodarowicz L (1979) Fibroplast and epidermal growth factors: Their use in vivo and vitro in studies on cell functions and cell transplantation. Mol Cell Biochem 25: 79–110

Grabosch A, Bogusch G, Plogmeier K, Öllinger R (1994) In vivo studies of fibrin sealant ultrastructure. In: Schlag G, Redl H (eds) Wound healing. Springer, Berlin Heidelberg New York Tokyo

Graf R (1980) The diagnosis of hip dislocation by the ultrasonic compound treatment. Arch Orthop Traumat Surg 97: 117

Graf R (1986) Sonographie der Säuglingshüfte. Enke, Stuttgart

Graf R (1987) Was leistet die Sonographie in der Sporttraumatologie? Dtsch Z Sportmed 38: 82–86

Graf R (1989) Sonographie am Bewegungsapparat. Indikationen, Möglichkeiten, Grenzen und Perspektiven. Orthopäde 18: 2–11

Graff K (1988) Gefahren im Freizeit- und Breitensport aus orthopädischer Sicht. Dtsch Z Sportmed 39: 142–149

Grasenick E, Jakopic E, Windisch G (1972) Die spezielle Präparationsmethode zur Leitfähigkeitserhöhung der Oberfläche organischer Materialien. Beitr Elektronenmikroskop direktabb 5: 411

Grassheim K (1922) Die indirekten Muskel- und Sehnenrisse in der Unfallmedizin. Monatsschr Unfall-heilkd 29: 313 – 319

Greenberg J, Arneson L (1967) Exertional rhabdomyolysis with myoglobinuria in a large group of military trainees. Neurology 17: 216 – 222

Greene EC (1959) Anatomy of the rat. Hafner, New York

Gregory CF (1975) In: Rockwood CA, Green DP (eds) Fractures. Lippincott, Philadelphia, pp 119 – 155

Griffiths JR, Iles RA (1980) Nuclear magnetic resonance – A magnetic eye on metabolism. Clin Sci 50: 225 – 230

Grindrod S, Tofts P, Edwards R (1983) Investigation of human skeletal muscle structure and composition by X-ray computerized tomography. Eur J Clin Invest 13: 465 – 468

Grinnell F (1980) Fibroblast receptor for cell-substratum adhesion: Studies on the interaction of baby hamster kidney cells with later beads coated by cold insoluble globulin (plasma fibronectin). J Cell Biol 86: 104 – 112

Grinnell F, Feld M, Minter D (1980) Fibroblast adhesion to fibrinogen and fibrin substrata: Requirement for cold-insoluble globulin (plasma fibronectin). Cell 19: 517 – 525

Grinnell F, Billingham RE, Burgess L (1981) Distribution of fibronectin during wound healing in vivo. J Invest Dermatol 76: 181 – 189

Grodd W, Brasch RC (1986) Magnetopharmazeutische Kontrastveränderung in der Kernspintomographie. Fortschr Röntgenstr 145: 130 – 139

Grodd W, Schmitt WGH (1983) Protonenrelaxationsverhalten menschlicher und tierischer Gewebe in vitro, Änderungen bei Autolyse und Fixierung. Fortschr Röntgenstr 139: 233 – 240

Groh H, Groh P (1975) Sportverletzungen und Sportschäden. Luitpold-Werk, München

Groher W (1985) Verletzungen und Schäden der Skelettmuskulatur: Nomenklatur, Häufigkeit, Charakteristika. In: Franz J-W, Mellerowicz H, Noack W (Hrsg) Training und Sport zur Prävention und Rehabilitation in der technisierten Umwelt. Springer, Berlin Heidelberg New York Tokyo, S 130 – 135

Grounds MD (1987) Phagocytosis of necrotic muscle in muscle isografts is influenced by the strain, age and sex of host mice. J Pathol 153: 71 – 82

Grounds MD (1991) Towards understanding skeletal muscle regeneration. Pathol Res Pract 187/1: 1 – 22

Grounds MD, McGeachie JK (1989) Myogenic cells of regenerating adult chicken muscle can fuse into myotubes after a single cell division in vivo. Exp Cell Res 180: 429 – 439

Grünert J (1989) MR-Spektroskopie. Deutsch Ärzte-Verlag, Köln

Güssbacher A (1980) Ätiologie, Diagnose und Therapie des Skelettmuskelrisses als typische Sportverletzung. Inauguraldissertation Technische Universität München

Gussenbauer C (1871) Über die Veränderungen des quergestreiften Muskelgewebes bei der traumatischen Entzündung. Arch Klin Chir 12: 1011 – 1047

Häggmark T (1982) Skelettmuskelveränderungen bei Verletzungen und Immobilisierung. In: Groher W, Noack W (Hrsg) Sportliche Belastungsfähigkeit des Haltungs- und Bewegungsapparates. Thieme, Stuttgart New York

Hageloch W, Appell HJ, Weicker H (1988) Rhabdomyolyse bei Bodybuildern unter Anabolika-Einnahme. Sportverletz Sportschaden 2: 122 – 126

Halbsguth H (1994) Muskuläre Erkrankungen und Verletzungen – bildgebende Verfahren. Magnetresonanztomographie sensitiv und spezifisch. TW Sport Med 61: 158 – 169

Hall MC (1965) The locomotor system, functional anatomy. Thomas, Springfield

Hall TR, Kangarloo H (1989) Magnetic resonance imaging of the musculoskeletal system in children. Clin Orthop 244: 119 – 130

Hall-Craggs ECB (1971) Observation on the fate of muscle fibres temporarily isolated by transection of a muscle belly. Z Zellforsch Mikrosk Anat 119: 68 – 76

Hall-Craggs ECB (1972) Non selective reunion of skeletal muscle fibres in the rat. J Anat 111: 151 – 156

Hall-Craggs ECB (1974a) The regeneration of skeletal muscle fibers per continuum. J Anat 117: 171 – 178

Hal-Craggs ECB (1974b) Rapid degeneration and regeneration of a whole skeletal muscle following treatment with Bupivacaine (Marcain). Exp Neurol 43: 349 – 358

Hanley MR (1989) Mitogenic neurotransmitters. Nature 340: 97

Hannesschläger G, Riedelberger W (1988) Real-time-Sonographie bei sportspezifischen Sehnenverletzungen. Sportverletz Sportschaden 4: 133 – 146

Hannesschläger G, Reschauer R, Riedelberger H, Stadler R (1988) Hochauflösende Real-time-Sonographie bei sportspezifischen Muskelverletzungen. Sonomorphologisch-anatomische Korrelation und diagnostische Kriterien. Sportverletz Sportschaden 2: 45 – 54

Hansen-Smith FM (1983) Development and innervation of sole plates in the freely grafted extensor digitorum longus (EDL) muscle in the rat. Anat Rec 207: 55 – 67

Hansen-Smith FM, Carlson BM (1979) Cellular responses to free grafting of the extensor digitorum longus muscle of the rat. J Neurol Sci 41: 149 – 173

Hanzlikova V, Gutmann E (1979) Effect of ischemia on contractile and histochemical properties of rat, soleus muscle. Pflügers Arch 379: 209–214

Harland U (1987) Die Abhängigkeit von Bindegewebsstrukturen vom Anschallwinkel. Ultraschall Klin Prax [Suppl 1] 55: 192

Harland U (1988) Die Abhängigkeit der Echogenität vom Anschallwinkel an Muskulatur und Sehnengewebe. Z Orthop 126: 117–124

Harland U (1989) Sonographische Diagnostik bei Sportverletzungen. In: Zentrale Themen aus der Sportorthopädie und -traumatologie. Hefte Unfallheilkd 203

Harland U (1990) Bewegungsapparat – Einführung. In: Gebhardt J. Hackelöer B-J, Klinggräff G v, Seitz K (Hrsg) Ultraschalldiagnostik 1989. Springer, Berlin Heidelberg New York Tokyo

Hart DP, Dahners LE (1987) Healing of the medial collateral ligaments in rats. J Bone Joint Surg [Am] 69: 1194–1199

Hausser KH, Kalbitzer HR (1989) NMR für Mediziner und Biologen. Springer, Berlin Heidelberg New York Tokyo

Heberer G, Köle W, Tscherne H (1980) Chirurgie. Springer, Berlin Heidelberg New York

Heene R (1972) Fasertypen des Skelettmuskels. Nervenarzt 43: 323–326

Heiss F (1977) Unfallverhütung und Nothilfe beim Sport, 2. Aufl. Hofmann, Schorndorf

Helliwell TR (1988) Lectin binding and desmin staining during bupivacaine-induced necrosis and regeneration in rat skeletal muscle. J Pathol 155: 317–326

Herfkens R, Davis P, Crooks L et al. (1981) Nuclear magnetic resonance imaging of the abnormal live rat and correlations with tissue characteristics. Radiology 141: 211–218

Herfkens R, Sievers R, Kaufman L et al. (1983) Nuclear magnetic resonance imaging of the infarcted muscle: A rat model. Radiology 147: 761–764

Hermann G, Rose JS (1979) Computed tomography in bone and soft tissue pathology of the extremities. J Cat 3: 58–66

Hertel P, Cierpinski T (1994) Muskel- und Sehnenverletzungen beim Sportler. Chirurg 65: 934–942

Hess H (1982) Verletzungen im Mannschaftssport. In: Jäger M, Keyl W, Wirth CJ (Hrsg) Sportverletzungen in der Praxis. Thieme, Stuttgart New York

Hess H (1985) Indikationen zur operativen Behandlung von Verletzungen und Schäden der Skelettmuskulatur. In: Franz JW, Mellerowicz H, Noack W (Hrsg) Training und Sport zur Prävention von Rehabilitation in der technisierten Umwelt. Springer, Berlin Heidelberg New York Tokyo

Hess H (1989) Nach Sportunfällen schnell zum Arzt. Klinik und Praxis. Neue Ärztliche 246

Hicks JE, Shawker ThH, Jones BL, Linzer ML, Gerber LH (1984) Diagnostic ultrasound: Its use in the evaluation of muscle. Arch Phys Med Rehabil 65: 129–134

Higgins CB, Saeed MM, Wendland MF (1992) The myocardium. In: Higgins CB, Hricak H, Helms CA (eds) Magnetic resonance of the body, 2$^{nd}$ edn. Raven, New York

Hilfenhaus J, Nowak T (1994) HIV-sichere Therapeutika aus Humanplasma. Die gelben Hefte 34: 11–19

Hirsch G (1974) Tensile properties during tendon healing. Acta Orthop Scand 153 (Zit. n. Colta u. Sommer 1989)

Hoffmeyer P, Freuler C, Cox JN (1990) Pathological changes in the triceps surae muscle after rupture of the achilles tendon. Int Orthop 14: 183–188

Hoh JFY, Hughes S (1991) Expression of superfast myosin in aneural regenerates of cat jaw muscle. Muscle Nerve 14: 316–325

Hollmann W (1987) Risikofaktoren in der Entwicklung des Hochleistungssports. In: Rieckert H (Hrsg) Sportmedizin – Kursbestimmung. Springer, Berlin Heidelberg New York Tokyo

Holst A, Thomas W (1988) Muskeln und Sehnen. In: Graf R, Schuler P (Hrsg) Sonographie am Stütz- und Bewegungsapparat bei Erwachsenen und Kindern. Edition Medizin, Weinheim, S 279–328

Hood C (1884) On lawn-tennis leg. Lancet 173: 728

Hoppeler H (1986) Excercise-induced ultrastructural changes in skeletal muscle. Int J Sport Med 7: 187–204

Hoppeler H, Lüthi J-M (1989) Belastungsinduzierte Schäden an der Skelettmuskulatur im elektronenoptischen Bild. In: Böning D, Braumann KM, Busse MW, Maassen N, Schmidt W (Hrsg) Sport-Rettung oder Risiko für die Gesundheit? Deutscher Ärzte-Verlag, Köln

Hort W (1980) Diagnose und Therapie von Muskelverletzungen. In: Cotta H, Krahl H, Steinbrück K (Hrsg) Die Belastungstoleranz des Bewegungsapparates. Thieme, Stuttgart New York

Hort W (1981) Die neuromuskuläre Diagnostik von Muskelverletzungen. In: Kindermann W, Hort W (Hrsg) Sportärztekongreß 1980. Demeter, München

Hort W (1983) Die verbesserte Diagnostik und Verlaufskontrolle von Muskelverletzungen mit der Elektrodiagnostik und Infrarot-Thermographie und die Therapie mit Methionin. In: Hort W, Flöthner R (Hrsg.) Die Muskulatur des Leistungssportlers. Perimed, Erlangen (Beiträge zur Sportmedizin, Bd 16)

Hoult DJ, Radda GK (1974) Observation of tissue metabolites using 31P nuclear magnetic resonance. Nature 252: 285–287

Howes (1973) Reißfestigkeit der Wunde. In: Allgöwer M (Hrsg) Allgemeine und spezielle Chirurgie. Springer, Berlin Heidelberg New York Tokyo

Hubmann W, Klümper A (1988) Medikamentöse Therapie von Sportverletzungen. Therapiewoche 38: 1891–1900

Hudgson P, Field EJ (1973) Regeneration of muscle. In: Bourne GH (ed) The structure and function of muscle, 2nd edn, vol 2, part 2. Academic Press, New York, pp 311–363

Hudlicka O (1973) Anatomy and histology of muscle circulation. In: Hudlicka O (ed) Muscle blood flow. Swets & Zeitlinger, Amsterdam, pp 3–27

Hueftle MG, Modic MT, Ross JS et al. (1988) Lumbar spine: Postoperative MR imaging with Gd-DTPA. Radiology 167: 817–824

Hughes SM, Blau HM (1990) Migration of myoblasts across basal lamina during skeletal muscle development. Nature 345: 350–353

Ikai M, Fukunaga T (1968) Calculation of muscle strength per unit cross-sectional area of human muscle by means of ultrasonic measurement. Int Z angew Physiol, Arbeitsphysiol 26: 26–32

Ikai M, Fukunaga T (1970) A study on training effect on strength per unit cross-sectional area of muscle by means of ultrasonic measurement. Int Z angew Physiol Arbeitsphysiol 28: 173–180

Ishii DN (1989) Relationship of insulin-like growth factor II gene expression in muscle to synaptogenesis. Proc Natl Acad Sci USA 86: 2898–2902

Ishikawa H (1966) Electron microscopic observation of satellite cells with special reference to the development of mammalian skeletal muscle. Z Anat Entw 125: 43–63

Jackson DW, Feagin JA (1973) Quadriceps contusions in young athletes. J Bone Joint Surg [Am] 55: 95–105

Jäger M (1972) Typische Bänder-, Sehnen- und Muskelverletzungen beim Sport. Z Orthop 110: 777–783

Järvinen M (1975) Healing of a crush injury in rat striated muscle: 2. A histological study of the effect of early mobilization and immobilization on the repair processes. Acta Pathol Microbiol Scand (A) 83: 269–282

Järvinen M (1976a) Healing of a crush injury in rat striated muscle. 3. A microangiographical study of the effects of early mobilization and immobilization of capillary ingrowth. Acta Pathol Microbiol Scand (A) 84: 85–94

Järvinen M (1976b) Healing of a crush injury in rat striated muscle. 4. Effect of early mobilization and immobilization on the tensile properties of gastrocnemius muscle. Acta Chir Scand 142: 47–56

Järvinen M, Sorvari T (1975) Healing of a crush injury in rat striated muscle: 1. Description and testing of a new method of inducing a standard injury to the calf muscles. Acta Path Microbiol Scand (A) 83: 259–265

Janssen GME, Kuipers H, Willems GM, Does RJMM, Janssen MPE, Geurten P (1989) Plasmaaktivität der Muskelenzyme: Quantifizierung des Skelettmuskelfaserzerfalls und Beziehung zu Stoffwechselvariablen. Int J Sports Med 10: 160–168

Jerusalem F, Zierz S (1991) Muskelerkrankungen. Klinik – Therapie – Pathologie. Thieme, Stuttgart New York

Jessen HF, Pilz G (1989) Sport im Spannungsfeld von Gesundheitsbedürfnis und Risikobereitschaft. In: Böning D, Braumann KM, Busse MW, Maassen N, Schmidt W (Hrsg) Sport – Rettung oder Risiko für die Gesundheit? Deutscher Ärzte-Verlag, Köln

Jirmanova J, Thesleff S (1972) Ultrastructural study of experimental muscle. Degeneration and regeneration in the adult rat. Z Zellforsch 131: 77–97

Jokl E (1934) Muskelrisse bei Sportlern. Chirurg 5: 168–171

Jokl E (1987) Der gegenwärtige Stand der Sportmedizin. In: Rieckert H (Hrsg) Sportmedizin – Kursbestimmung. Springer, Berlin Heidelberg New York Tokyo

Jokl P, Crisco JJ (1995) Muscle contusions. Research and clinical applications. In: Krahl H, Pieper H-G, Kibler WB, Renström PA (eds) Tennis: Sports medicine and science. Rau, Düsseldorf

Jokl E, Gutmann E (1933) Über die sogenannten Muskelrisse der Sportleute. Klin Wochenschr 12: 618–620

Jones DA, Newham DJ, Round JM, Tolfree SE (1986) Experimental human muscle damage: Morphological changes in relation to other indices of damage. J Physiol (Cambridge) 375: 435–448

Josenhans W, Kesseler K, Klensch H (1955–1957) Reflexsteigerung bei leichter Abkühlung und Muskelrißgefahr. Int Z Angew Physiol 16: 99

Kaiser G, Jentsch F, Sattel W (1976) Aussagewert von Temperatur-Profilen traumageschädigter unterer Extremitäten. Radiologie 15: 448

Kaiser WA, Schalke BCG, Rohkamm R (1986) Kernspintomographie in der Diagnostik von Muskelerkrankungen. Fortschr Röntgenstr 145: 195–205

Kaman RL (1977) The effects of exercise on serum enzymes. Osteopathol Ann 5: 442–448

Kasperczyk WJ (1992) Sportverletzungen an Muskeln, Sehnen und Fascie des Oberschenkels. Dtsch Z Sportmed 43: 360–365

Katthagen B-D (1988) Schultersonographie: Technik – Anatomie – Pathologie. Thieme, Stuttgart New York

Kayanuma K, Uono M (1987) A case of muscular sarcoidosis of palpable nodules type with pseudohypertrophy – comparison of computerized tomography and ultrasound imaging of skeletal muscles. Clin Neurol 27: 760–766

Kelly FJ, McGrath JA, Goldspink DF, Cullen MJ (1986) A morphological/biochemical study of the actions of corticosteroids on rat skeletal muscle. Muscle Nerve 9: 1–10

Keyl W, Lenhart M (1975) Die Thermographie bei Sportverletzungen und Sportschäden des Bewegungsapparates. Fortschr Med 93: 124–126

Kirk RM (1982) Chirurgische Techniken. Thieme, Stuttgart New York, S 112

Kitamura J, Maruyama H, Yamamuma Y, Kurihara T, Matsukura S (1988) Two cases of acute rhabdomyolysis-pathogenesis, muscle biopsy, EMG, CT and MRI. Clin Neurol 28: 485–488

Kjos B, Ehman R, Brant-Zawadzki (1985) Reproducibility of T1 and T2 relaxation times calculated from routine MR imaging sequences: Phantom study. AJR 144: 1157–1163

Klümper A (1987) Diagnostik bei Weichteilaffektionen. In: Rieckert H (Hrsg) Sportmedizin – Kursbestimmung. Springer, Berlin Heidelberg New York Tokyo

Klümper A (1988) Lokale konservative (perkutane) Therapie. In: Einsingbach T, Klümper A, Biedermann L (Hrsg) Sportphysiotherapie und Rehabilitation. Thieme, Stuttgart New York, S 192–218

Knighton DR, Hunt TK, Scheuenstuhl H, Halliday BJ, Werb Z, Banda MJ (1983) Oxygen tension regulates the expression of angiogenic factor by macrophages. Science 221: 1283–1285

Knowles RJR (1991) Principles of MRI. In: Markisz JA (ed) Musculoskeletal imaging MRI, CT, nuclear medicine and ultrasound in clinical practice. Little Brown, Boston

Knuttgen HG (1988) Response and adaptations to exercise with eccentric muscle contractions. World Sports Med (Official FIMS publication) 1: 7–11

Kochakian CD (1976) Anabolic-androgenic steroids. Springer, Berlin Heidelberg New York Tokyo

Koller A, Mair J, Judmaier W et al. (1994) Der belastungsinduzierte Muskelschaden – neue Wege in der Diagnostik und der Lokalisation. Dtsch Z Sportmed 45: 346–357

Kotschnew OS, Ismailow SG, Litwinow RJ, Ermolin GA, Efrermow EE, Lubairow DM (1991) Der Gehalt von Fibronektin im Wundsekret als Kriterium des Verlaufs der Wundheilung. Zentralbl Chir 116: 1027–1032

Krahl H (1977) Belastbarkeit von Muskeln und Sehnen. In: Rausch E (Hrsg) Orthopädie und Sport. Praktische Orthopädie, Bd. 7. Vordruckverlag, Bruchsal

Krahl H (1978) Physiologische und pathophysiologische Aspekte des Breitensports aus orthopädischer Sicht. Therapiewoche 27: 9170

Krahl H, Steinbrück K (1980) Traumatologie des Sports. In: Cotta H, Krahl H, Steinbrück K (Hrsg) Die Belastungstoleranz des Bewegungsapparates. Thieme, Stuttgart

Kramps H-A, Lenschow E (1979) Einsatzmöglichkeiten der Ultraschalldiagnostik am Bewegungsapparat. Z Orthop 118: 355–364

Krejci V, Koch P (1987) Muskelverletzungen und Tendopathien der Sportler. Diagnose – Behandlung – Muskeltraining – Rehabilitation, 2. Aufl. Thieme, Stuttgart

Krstic RV (1976) Ultrastruktur der Säugetierzelle. Springer, Berlin Heidelberg New York Tokyo

Kuderna H, Dinges H, Redl H (1980) Die Fibrin-Klebung in der Mikrochirurgie der peripheren Nerven. Unfallheilkunde 148: 822

Küllmer K, Harland V, Sievers KW, Kock H-J, Schmit-Neuerburg KP (1995) MRT-Ergebnisse bei experimentellen Muskelverletzungen. Unfallchirurgie 20: 59–63

Küllmer K, Rompe JD, Eysel P, Harland V (1995) Sonographische Verlaufskontrolle von experimentellen Muskelverletzungen. Sportverletz Sportschaden 9: 69–71

Küllmer K, Rompe JD, Eysel P, Harland V (1996) Möglichkeiten und Grenzen der Interpretation von Muskelsonogrammen. Unfallchirurgie 22: 12–19

Kugelberg E (1973) Histochemical composition, contraction speed and fatiguability of rat soleus motor units. J Neurol Sci 20: 177–198

Kurkinen M, Vaheri A, Roberts PJ, Stenman S (1980) Sequential appearance of fibronectin and collagen in experimental granulation tissue. Lab Invest 43: 47–51

Kvist H, Järvinen M, Sorvati T (1974) Effect of mobilization and immobilization on the healing of contusion injury in muscle. Scand J Rehab Med 6: 134–140

Laine H, Harjula A, Peltokallio P, Varstela E (1984) Real time sonography to diagnose soft-tissue sports injuries. Lancet 283: 55

Laine H, Harjula A, Peltokallo P (1985) Experience with real-time sonography in muscle injuries. Scand J Sports Sci (Helsinki) 7: 45–49

Laki K, Lorand L (1948) On the solubility of fibrin clots. Science 108: 280

Lambiris E (1982) Anwendung und Wert der Thermographie in der Orthopädie. Habilitationsschrift, Berlin

Lamminen A, Hekali PE, Tiula E, Suramo I, Korhola OA (1989) Acute rhabdomyolysis: Evaluation with magnetic resonance imaging compared with computed tomography and ultrasonography. Br J Radiol 62: 326–331

Lange M, Hipp E (1986) Lehrbuch der Orthopädie und Traumatologie, Bd. III, Traumatologie. Enke, Stuttgart

La Porta M (1979) CPK-Anstieg nach körperlicher Aktivität. Dtsch Ärztebl 18: 1248

Laseter JT, Russell JA (1991) Anabolic steroid-induced tendon pathology: A review of the literature. Med Sci Sports Exerc 23/1: 1–3

Lash JW, Holtzer H, Swift H (1957) Regeneration of mature skeletal muscle. Anat Rec 128: 679–697

Lauterbur PC (1973) Image formation by induced local interactions. Examples employing nuclear magnetic resonance. Nature 242: 190

Lee JKT, Glazer HS (1986) Psoas muscle disorders: MR imaging. Radiology 160: 683–687

Le Gros Clark WE (1946) An experimental study of the regeneration of mammalian striped muscle. J Anat 80: 24–40

Le Gros Clark WE, Blomfield LB (1945) The efficiency of intramuscular anastomoses, with observations on the regeneration of devascularized muscle. J Anat (Lond) 79: 15–32

Lehto M, Alanen A (1987) Healing of a muscle trauma. J Ultrasound Med 6: 425–429

Lehto M, Järvinen M (1985) Collagen and Glycosaminoglycan synthesis of injured gastrocnemius muscle in rat. Eur Surg Res 17: 179–185

Lehto M, Duance VC, Restall D (1985) Collagen and Fibronectin in a healing skeletal muscle injury. J Bone Joint Surg [Br] 67: 820–828

Lehto M, Järvihnen M, Nelimarkka O (1986) Scar formation after skeletal muscle injury. Arch Orthop Trauma Surg 104: 366–370

Lehto M, Sims TJ, Bailey AJ (1985) Skeletal muscle injury-molecular changes in the collagen during healing. Res Exp Med 185: 95–106

Levy M, Goldstein J, Rosner A (1987) A method of repair for quadriceps tendon or patellar ligament (tendon) ruptures without cast immobilization. Clin Orthop 218: 297–301

Lexer E (1920) Lehrbuch der Allgemeinen Chirurgie zum Gebrauch für Ärzte und Studierende, 10. u. 11. Aufl. Enke, Stuttgart

Lijnen P, Hespel P, Fagard R et al. (1988) Indicators of cell breakdown in plasma of men during and after a marathon race. Int J Sport Med 9: 108–113

Mardini IA, McCater RJM, Fullerton GD (1986) NMR relaxation times of skeletal muscle: Dependence on fiber type and diet. Magn Res Imag 4: 393–398

Markhede G, Stener B (1981) Function after removal of various hip and thigh muscles for exstirpation of tumors. Acta Orthop Scand 52: 373–391

Markisz JA (1991) MRI evaluation of soft tissue. In: Markisz JA (ed) Musculoskeletal imaging MRI, CT, nuclear medicine and ultrasound in clinical practice. Little Brown, Boston Toronto London

Martin P, Lange G, Caretta R, Simon G (1983) Scintigraphic evaluation of muscle damage following extreme exercise – concice communication. J Nucl Med 24: 308–311

Mastaglia FL, Kakulas BA (1969) Regeneration in duchenne muscular dystrophy, a histological and histochemical study. Brain 92: 809–818

Mastaglia, FL, Walton JN (1970) Coxsackie virus-like particles in skeletal muscle from a case of polymyositis. J Neurol Sci 11: 593–599

Mastaglia FL, Papadimitriou JM, Kakulas BA (1970) Regeneration of muscle in duchenne muscular dystrophy: An electron microscopic study. J Neurol Sci 11: 425–444

Mathews MB, Bernstein RM, Franza BR, Garrels JJ (1984) The identity of the proliferating cell nuclear antigen and cyclin. Nature 309: 374–376

Matras H, Dinges HP, Lassmann H, Mamoli B (1972) Zur nahtlosen interfaszikulären Nerventransplantation im Tierexperiment. Wien Med Wochenschr 122: 517–523

Matsumoto K, Moriuchi T, Koji T, Nakane P (1987) Molecular cloning of cDNA coding for rat proliferating nuclear antigen (PCNA)/Cyclin. EMBO (Eur Mol Biol Organ) J 6: 637–642

Mauro A (1961) Satellite cell of skeletal muscle fibers. J Biophys Biochem Cytol 9: 493–495

Maydl K (1882) Über subcutane Muskel- und Sehenzerreißungen sowie Rißfrakturen, mit Berücksichtigung der analogen, durch direkte Gewalt entstandenen und offenen Verletzungen. Dtsch Z Chir 17: 306–361

Mayne R, Sanderson RD (1985) The extracellular matrix of skeletal muscle. Collagen Ret Res 5: 449–468

Mazanet R, Franzini-Armstrong C (1980) The satellite cell. In: Engel AG, Banker BQ (eds) Myology, vol. 1. McGraw-Hill Book, New York, pp 285–307

McCully KK, Faulkner JA (1986) Merkmale exzentrischer Kontraktionen, bezogen auf dadurch bedingte Muskelverletzungen. J Appl Physiol 61: 293–299

McCully KK, Kent JA, Chance B (1988) Application of 31P magnetic resonance spectroscopy to the study of athletic performance. Sports Med 5: 312–321

McCully KK, Argov Z, Boden BP, Brown RL, Bank WJ, Chance B (1988a,b) Detection of muscle injury in humans with 31P magnetic resonance spectroscopy. Muscle Nerve II: 212–216

McGeachie JK, Grounds MD (1987) Initiation and duration of muscle precursor replication after mild and severe injury to skeletal muscle. Cell Tiss Res 248: 125–130

McGeachie JK, Grounds MD (1989) The onset of myogenesis in denervated mouse skeletal muscle regenerating after injury. Neuroscience 28: 509–514

McKeag DB (1984) The concept of overuse: The primary care aspects of overuse syndroms in sports. Primary Care 11: 43–59

McMaster PE (1933) Tendon and muscle ruptures: Clinical and experimental studies on the causes and location of subcutaneous ruptures. J Bone Joint Surg 15: 705–722

McNair PJ, Marshalli RN, Matheson JA (1991) Quadriceps strength deficit associated with rectus femoris rupture: A case report. Clin Biomech 6: 190–192

Mellerowicz H (1978) Versorgung peripherer Nervendurchtrennungen mit mikrochirurgischer Nahttechnik. Experimentelle Untersuchungen am N. tibialis des Kaninchens. Inaugural-Dissertation, Berlin

Mellerowicz H, Halbhübner K (1987) Möglichkeiten und Grenzen der Ultraschalldiagnostik am Bewegungsapparat des Sportlers. In: Rieckert H (Hrsg) Sportmedizin – Kursbestimmung. Springer, Berlin Heidelberg New York Tokyo

Mellerowicz H (1988) Praxis der Ultraschallsonographie am Bewegungsapparat des Sportlers. Med Sport 28: 249–255

Mellerowicz H (1989) Möglichkeiten und Grenzen der Sonographie in der sportorthopädischen Praxis. In: Wolff R (Hrsg) Zentrale Themen aus der Sportorthopädie und -traumatologie. Springer, Berlin Heidelberg New York Tokyo (Hefte zur Unfallheilkunde, Heft 203)

Mellerowicz H (1991) Praxis der Ultraschalldiagnostik am Bewegungsapparat des Sportlers. Leistungssport 21: 14–17

Mellerowicz H, Eisenschenk A, Wilcke M (1989) Verlaufsbeobachtungen von Muskelverletzungen mit Hilfe von Ultraschall und Thermographie. In: Puhl W (Hrsg) Der Muskel. ML-Verlag, Ülzen

Mellerowicz H, Wolff R (1989) Diagnostik von Sportverletzungen durch Arthroskopie und Sonographie. In: Wolff R (Hrsg) Zentrale Themen aus der Sportorthopädie und -traumatologie. Springer, Berlin Heidelberg New York Tokyo (Hefte zur Unfallheilkunde, Heft 203)

Mellerowicz H, Stelling E, Kefenbaum A (1990) Diagnostic ultrasound in the athlete's locomotor system. Br J Sp Med 24: 31–39

Mellion MB (1984) Anabolic steroids in athletics. American Family Physician: AFP Kansas City, Mo. 30, 113–119

Menz MJ, Lucas GL (1991) Magnetic resonance imaging of a rupture of the medial head of the gastrocnemius muscle. J Bone Joint Surg [Am] 73: 1260–1262

Meulen v.d. JCH (1982) Present state of knowledge on processes of healing in collagen structures. Int J Sports Med 3: 4–8

Michna H (1983) Zur Rupturdisposition der Sehne nach Doping mit anabolen Steroiden. Kongreßband Deutscher Sportärztekongreß. Deutscher Ärzte-Verlag, Köln

Michna H (1984) Anabolika und Sportschäden an Sehnen. Schriften der Deutschen Sporthochschule Köln, Bd 12. Richarz, St. Augustin

Michna H (1986) Organisation of collagen fibrils in tendon: Changes induced by an anabolic steroid. 1. Functional and ultrastructural studies. Virchows Archiv (Cell Pathol) 52: 75–86

Michna H (1986) Organisation of collagen fibrils in tendon: Changes induced by an anabolic steroid. 2. A morphometric and sterologic analysis. Virchows Archiv (Cell Pathol) 52: 87–98

Michna H (1987) Tendon injuries induced by exercise and anabolic steroids in experimental mice. Int Orthop 11: 157–162

Michna H (1987) Anatomie und Physiologie der Skelettmuskulatur. Physiotherapie 78: 1–7

Middleton WD, Edelstein G, Reinus WR, Melson GL (1984) Ultrasonography of the rotator cuff. J Ultrasound Med 3: 549

Millar WG (1934) Regeneration of skeletal muscle in young rabbits. J Pathol Bacteriol 38: 145–151

Millesi H, Ganglberger J, Berger A (1967) Erfahrungen mit der Mikrochirurgie peripherer Nerven. Chir Plast Rekonstr 3: 47

Mohr W, Kirkpatrick CJ (1983) Biokompatibilität von Polymeren. In: Burri C (Hrsg) Aktuelle Probleme in Chirurgie und Orthopädie, Bd 25. Huber, Bern, S 20–29

Montag WD (1989) Therapie Muskelverletzungen – Muskelschaden. Therapie von Muskelverletzungen in der Praxis – zweite Ansicht. In: Puhl W (Hrsg) Der Muskel. ML-Verlag, Uelzen, S 56–60

Moon KL, Genant HK, Helms CA, Chafetz, NI, Crooks LE, Kaufmann L (1983) Musculoskeletal applications of nuclear magnetic resonance. Radiology 147: 161–171

Moon KL, Brant-Zawadzki M, Pitts LH, Mills CM (1984) Nuclear magnetic resonance imaging of CT-isodense subdural hematomas. AJNR 5: 319–322

Moon RB, Richards JH (1973) Determination of intracellular pH by 31P magnetic resonance. J Biol Chem 248: 7276–7278

Morris A, Henry W, Shearer J, Caldwell M (1985) Macrophage interaction with skeletal muscle: A potential role of macrophages in determining the energy state of healing wounds. J Trauma (Baltimore) 25: 751–757

Mück H (1989) Doping im Sport. Seminarbrief Sportmedizin, Sportmedizin aktuell 6. Tropon, Köln

Müller-Wohlfahrt H (1989) Therapie von Muskelverletzungen in der Praxis. Puhl W (Hrsg) Der Muskel, ML-Verlag, Uelzen 51–55

Müller-Wohlfahrt H-W, Montag HJ (1985) Diagnostik und Therapie der sogenannten Muskelzerrung. Dtsch Z Sportmed 36/8: 246–248

Müller-Wohlfahrt H-W, Montag HJ, Kübler U (1992) Diagnostik und Therapie von Muskelzerrungen und Muskelfaserrissen. Dtsch Z Sportmed 43: 120–125

Mummenthaler M, Schliak H (1972) Läsion peripherer Nerven, 2. Aufl. Thieme, Stuttgart New York

Murphy WA (1987) MRI of soft tissues and joints. MRI 87, 2. int. Symp. Kernspintomography Garmisch Partenkirchen. Schnetztor, Konstanz, S 256–263

Murphy WA, Totty WG, Carroll JE (1986) MRI of normal and pathologic skeletal muscle. AJR 146: 565–574

Nägele M, Hahn D (1990) Kernspintomographie. In: Pongratz DE et al. (Hrsg) Atlas der Muskelkrankheiten. Urban & Schwarzenberg, München

Nägele M, Reimers CD, Fenzl G et al. (1989) Wertigkeit bildgebender Verfahren in der Myologie. Bildgebung/Imaging 56: 172–178

Newham DJ, Jones DA, Edwards RH (1986) Plasma creatine kinase changes after eccentric and concentric contractions. Muscle Nerve 9: 56–63

Newham DJ, Jones DA, Tolfree SEJ, Edwards RHT (1986) Skeletal muscle damage – A study of isotope uptake, enzyme efflux and pain after stepping. Eur J Appl Physiol 55: 106–112

Niederle B, Mayr R (1978) Course of degeneration atrophy in type I and type II fibres of rat extensor digitorum longus muscle. Anat Embryol 153: 9–21

Niemi P, Paarjanen H, Kormano M, Alanen A, Määttänen H, Dean PB (1990) MR imaging of experimental intramuscular hemorrhage at 0.02 T contrast enhancement with Gd-DOTA. Acta Radiologica 31: 455–458

Nigg BM (1980) Biomechanische Überlegungen zur Belastung des Bewegungsapparates. In: Cotta H, Krahl H, Steinbrück K (Hrsg) Die Belastungstoleranz des Bewegungsapparates. Thieme, Stuttgart New York, S 44–54

Nikolaou PK, Macdonald BL, Glisson RR, Seaber AV, Garrett WE jr. (1987) Biomechanical and histological evaluation of muscle after controlled strain injury. Am J Sports Med 15: 9–14

Nowotny C, Niessner H, Thaler E, Lechner K (1976) Sonography: A method for localization of hematomas in hemophiliacs. Haemostasis 5: 129

Nusgens B, Delain D, Senechal H, Winand R, Lapierre ChM, Wahrmann JP (1986) Metabolic changes in the extracellular matrix during differentiation of myoblasts of the L 6 line and of a myo-non-fusing variant. Exp Cell Res 162: 51–62

Nuttal FQ, Jones B (1968) Creatine kinase and glutamic-oxaloacetic transaminase activity in serum: Kinetics of change with exercise and effet of physical conditioning. J Lab Clin Med 71: 847–854

O'Donogue Don H (1970) Treatment of injuries to athletes, 2. edn. Saunders, Philadelphia

Okuda A, Cooper S (1989) The continuum model: An experimental and theoretical challenge to the $G_1$ model of cell cycle regulation. Exp Cell Res 185: 1–7

Ortendahl DA, Hylon N, Kaufman L, Watts JC, Crooks LE, Mills CM, Stark DD (1984) Analytical tools for magnetic resonance imaging. Radiology 153: 479–488

Osteaux M, De Meirleir K, Shahabpour M (1991) Magnetic resonance imaging and spectroscopy in sports medicine. Springer, Berlin Heidelberg New York Tokyo

Paajanen H, Brasch RC, Schmiedel U, Ogan M (1987) Magnetic resonance imaging of local soft tissue inflammation using gadolinium-DTPA. Acta Radiol 28: 79–83

Paar O, Bernett P, Paulsen J (1984) Die Therapie der Muskelverletzungen beim Sportler. Dtsch Z Sportmed 9: 324–325

Pabst H (1981) Praktische Sportmedizin; Muskelverletzungen. Münch med Wochenschr 123/44: 62–68

Pabst H (1981) Praktische Sportmedizin. Muskuläre Verletzungen im Sport II. Münch med Wochenschr 123/45: 67–68

Pabst H, Lenhart P (1981) Muskelverletzungen. Münch med Wochenschr 123: 62–65

Pabst H (1983) Funktionelle Nachbehandlung von muskulären Verletzungen im Sport. Sport-Leistung und Gesundheit. Deutscher Ärzte-Verlag, Köln, S 731–736

Padykula HA, Herman E (1955) The specificity of the histochemical method for adenosine triphosphatase. J Histochem Cytochem 3: 170–183

Pakter RL, Fishman EK, Zerhouni EA (1987) Calf hematoma-computed tomographic and magnetic resonance findings. Skeletal Radiol 16: 393–396

Papadimitriou JM, Robertson TA, Mitchell CA, Grounds MD (1990) The process of new plasmalemma formation in focally injured skeletal muscle fibres. J Struct Biol 103: 124–134

Park JB (1979) Biomaterials: An introduction. Plenum, New York

Paulsen J, Bernett P, Paar D (1984) Diagnostik und konservative Therapie der Muskelverletzungen im Sport. Dtsch Z Sportmed 9: 324

Paulsen J, Bernett P, Feldmeier C, Paar D (1985) Diagnostik und konservative Therapie der Muskelverletzungen im Sport. In: Franz JW, Mellerowicz H, Noack W (Hrsg) Training und Sport zur Prävention und Therapie in der technisierten Umwelt. Springer, Berlin Heidelberg New York Tokyo

Payr E (1932) Die kinetische Kette. Acta Chir Scand 72: 318–330

Pena SDJ, Karpati G (1984) Molecular sparks and chemical mediators in muscle regeneration. In: Serratrice et al. (ed) Neuromuscular diseases. Raven, New York, pp 149–155

Peterson L, Renström P (1987) Verletzungen im Sport. Handbuch der Sportverletzungen und Sportschäden für Sportler, Übungsleiter und Ärzte. Deutscher Ärzte-Verlag, Köln

Pettersson H, Fitzsimmons J, Krop D, Hamlin D (1985) Magnetic resonance imaging of the extremities. Acta Radiol Diagn 26: 413–416

Pettersson H, Hamlin DJ, Mancuso A, Scott KN (1985) Magnetic resonance imaging of the musculoskeletal system. Acta Radiol 26: 225–234

Pettersson H, Ackerman N, Kaude J et al. (1987) Gadolinium-DTPA enhancement of experimental soft tissue carcinoma and hemorrhage in magnetic resonance imaging. Acta Radiol 28: 75–78

Pfeiffer W (1991) Zur posttraumatischen Rehabilitation im Leistungssport. Dtsch Z Sportmed 42: 12

Pfister A (1987) Die Ultraschalldiagnostik bei sportorthopädischen Weichteilerkrankungen. Dtsch Z Sportmed 38: 107–110

Pfister A (1987) Experimentelle und klinische Ergebnisse der Ultraschallsonographie bei sportorthopädischen Weichteilerkrankungen. Sportverletz Sportschaden 3: 130–141

Pfister A, Pförringer W (1987) Ultraschalldiagnostik bei Weichteilverletzungen des Bewegungsapparates. Sportverletz Sportschaden 2: 91–94

Pfister A, Pförringer W (1989) Die Wertigkeit bildgebender Verfahren bei der Diagnostik von Muskelverletzungen. In: Puhl W (Hrsg) Der Muskel. ML-Verlag, Uelzen, S 27–33

Pfister A, Koller W (1990) Therapie der frischen Muskelverletzung. Sportverletz Sportschaden 4: 41–44

Pförringer W, Rosemeyer B, Bär H-W (1985) Sport – Trauma und Belastung. Beiträge zur Sportmedizin, Bd 24. Perimed, Erlangen

Phillips GD, Knighton DR (1990) Angiogenic activity in damaged skeletal muscle. Proc Soc Exp Biol Med 193: 197–224

Phillips GD, Lu D, Mitashov VJ, Carlson BM (1987) Survival of myogenic cells in freely grafted rat rectus femoris and extensor digitorum longus muscles. Am J Anat 180: 365–372

Pirker K (1934) Die Verletzungen durch Muskelzug. Ergeb Chir 27: 553

Polak JF, Jolesz FA, Adams DF (1988) NMR of skeletal muscle. Differences in relaxation parameters related to extracellular intracellular fluid spaces. Invest Radiol 23: 107–112

Polak JF, Jolesz FA, Adams DF (1988) Magnetic resonance imaging of skeletal muscle prolongation of T1 and T2 subsequent to denervation. Invest Radiol 23: 365–369

Pongratz DE, Reimers CD, Hahn D, Nägele M, Müller-Felber W (1990) Atlas der Muskelkrankheiten. Urban & Schwarzenberg, München

Prellwitz W (1981) Creative kinase isoenzymes in direct skeletal muscle damage. In: Lang H (ed) Creative kinase isoenzymes. Springer, Berlin Heidelberg New York Tokyo, p 170

Prendergast FJ, McGeachie, JK, Edis RH, Allbrook D (1977) Whole muscle reimplantation with microneurovascular anastomosis. Ann Roy Coll Surg Engl 59: 393

Price HM, Howes EL, Blumberg JM (1964) Ultrastructural alterations in skeletal muscle fibers injured by cold. Lab Invest 13: 1264–1278

Pritchett JW (1980) High cost of high school football injuries. Am J Sports Med 8: 197–199

Puhl W (1988) Verletzungen und Schäden der Muskulatur und deren Ansätze. Chirurg 59: 697–700

Puhl W (Hrsg) (1989) Der Muskel. ML-Verlag, Uelzen

Rafal RB, Markisz JA (1991) Musculoskeletal applications of CT. In: Markisz JA (ed) Musculoskeletal imaging MRI, CT, nuclear medicine and ultrasound in clinical practice. Little Brown, Boston

Railhac JJ, Carcy JB, Barbut JP, Granier JL, Trocard J, Bax G, Putois J (1986) Röntgenuntersuchung der Muskeln und Sehnen in der Sportpathologie. Cinesiologie 25: 25–33

Rankin LL, Greene EA, Boxhorn LK, Pierce PA, Allen RE (1989) Characterisation of rat and bovine satellite cells. Am Soc Cell Biol. Meeting (November, 1989) (Abstract)

Redl H, Schlag G, Kuderna H, Guttmann J, Seelich T (1979) Biochemische Grundlagen der Fibrinklebung. 9. Deutsch-österreichisch-schweizerische Unfalltagung, Oktober 1979 in Wien, Hefte Unfallheilkd 148: 787–791

Redl H, Schlag G (1986) Properties of different tissue sealants with special emphasis on fibrinogen-based-preparations. In: Schlag G, Redl H (eds) Fibrin sealant in operative medicine, vols 1–7. Springer, Berlin Heidelberg New York Tokyo, pp 27–38

Reed CRW (1964) Muscle rupture in athletes. J Bone Joint Surg [Am] 46: 457

Reimers CD (1990) Myosonographie. In: Pongratz DE et al. (Hrsg) Atlas der Muskelkrankheiten. Urban & Schwarzenberg, München

Reimers CD (1990) Vergleich der bildgebenden Verfahren. In: Pongratz DE et al. (Hrsg) Atlas der Muskelkrankheiten. Urban & Schwarzenberg, München

Remensnyder JR, Majno G (1968) Oxygen gradients in healing wounds. Am J Pathol 52: 301–323

Renström P (1989) Skelettmuskelverletzungen. In: Dirik A, Knuttgen HG, Tittel K (Hrsg) Olympia Buch der Sportmedizin. Deutscher Ärzte-Verlag, Köln

Reschauer R (1980) Das Kompartmentsyndrom. Enke, Stuttgart

Reznik M (1969) Origin of myoblasts during skeletal muscle regeneration. Lab Invest 20: 353–363

Ribchester RR (1988) Activity-dependent and -independent synaptic interactions during reinnervation of partially denervated rat muscle. J Physiol 401: 53–75

Richardson ML (1986) Optimizing pulse sequences for magnetic resonance imaging of the musculoskeletal system. Radiol. Clin. North Am 24/2: 137–144

Richardson ML, Amparo EG, Gillespy T, Helms CA, Demas BE, Genant HK (1985) Theoretical considerations for optimizing intensity differences between primary musculoskeletal tumors and normal tissue with spin-echo magnetic resonance imaging. Invest Radiol 20: 492–497

Richardson ML, Genant HK, Helms CA (1985) Magnetic resonance imaging of the musculoskeletal system. Orthop Clin North Am 16: 569–587

Roberts JKM, Wade-Jardetzky N, Jardetzky O (1981) Intracellular pH measurements by 31P nuclear magnetic resonance. Influence of factors other than pH and 31P chemical shifts. Biochemistry 20: 5389–5394

Roberts P, McGeachie JK, Smith ER, Grounds MD (1989) The initiation and duration of myogenesis in transplants of intact skeletal muscles: An autoradiographic study in mice. Anat Rec 224: 1–6

Röhr E (1987) Muskelverletzungen am Oberschenkel. Sonographische Darstellung und Verlaufskontrollen. In: Stuhler T, Feige A (Hrsg) Ultraschalldiagnostik des Bewegungsapparates. Springer, Berlin Heidelberg New York Tokyo

Roesler H (1976) Die biomechanische Berechnung der Belastungen am oberen Sprunggelenk für freie stabile Gliedmaßenstellungen. Z Orthop 114: 397

Rodiek SD (1987) CT, MR-Tomographie und MR-Spektroskopie bei neuromuskulären Erkrankungen. Enke, Stuttgart, S 34–59

Romeis B (1989) Mikroskopische Technik. Oldenbourg, München

Rompe G, Krahl H, Roesler H (1978) Der Stellenwert biomechanischer und elastomechanischer Faktoren für die Verursachung der Achillessehnenruptur. Der medizinische Sachverständige 5: 86–90

Rosenburg G (1927) Muskelverletzungen beim Sport. Arch Klin Chir 147: 395

Ross JS, Blaser S, Masaryk TJ et al. (1989) Gd-DTPA enhancement of posterior epidural scar: An experimental model. AJNR 10: 1083–1088

Ross R, Raines EW, Bowen-Pope DF (1986) The biology of plated derived growth factor. Cell 46: 156–169

Rott H-D (1984) Ultraschall in der Medizin: Biologische Wirkungen und Sicherheitsaspekte. Dtsch Ärzteblatt 14: 1071–1074

Rott H-D (1986) Ultraschalldiagnostik am dystrophischen Muskel. In: Otto RC, Schmaars P (Hrsg) Ultraschalldiagnostik 85. Drei-Länder-Treffen Zürich 1985. Thieme, Stuttgart New York

Rott H-D (1987) Muskeldystrophie Duchenne: Kontuktorinnendiagnostik mit bildgebenden Verfahren. In: Stuhler Th, Feige A (Hrsg) Ultraschalldiagnostik des Bewegungsapparates. Springer, Berlin Heidelberg New York Tokyo

Rott H-D (1987) Bilddiagnostik bei progressiven Muskeldystrophien. In: Stuhler Th, Feige A (Hrsg) Ultraschalldiagnostik des Bewegungsapparates. Springer, Berlin Heidelberg New York Tokyo

Rott H-D (1988) Diagnostischer Ultraschall: Biologische Wirkungen und potentielle Risiken. Ultraschall 9: 2–4

Rott H-D, Mulz D (1982) Muskeldystrophie Duchenne: Konduktorinnenerfassung mit Ultraschall. Dtsch Med Wochenschr 107: 1678–1681

Rott H-D, Santellani M, Rödl W, Nebel G (1983) Duchenne muscular dystrophy: Carrier detection by ultrasound and computerized tomography. Lancet 283: 1199–1200

Rott H-D, Santellani M, Breimesser FH (1984) Duchenne muscular dystrophy: Carrier detection by ultrasound and computerized tomography. Lancet 284: 111

Rupp G (1982) Die fibrin-geklebte Achillessehnenruptur. Fibrin-Kleber in Orthopädie und Traumatologie. Thieme, Stuttgart New York

Sachs S (1978) Angewandte Statistik. 5. Aufl. Springer, Berlin Heidelberg New York Tokyo

Salthouse TN, Matlaga BF (1976) Polyglactin 910 suture absorption and the role of cellular enzymes. Surg Gynecol Obstet 142: 544–550

Samii M, Wallenborn R (1972) Tierexperimentelle Untersuchungen über Einfluß der Spannung auf den Regenerationserfolg nach Nervennaht. Acta Neurochir 27: 87

Sanal M (1993) Does fibrin glue cause foreign body reactions? Eur J Pediatr Surg 3: 190

Sanes JR (1986) The extracellular matrix. In: Engel AG, Banker BQ (eds) Myology, vol. 1. McGraw-Hill Book, New York, pp 155–175

Sanes JR (1989) Extracellular matrix molecules that influence neural development. Ann Rev Neurosci 12: 491–516

Santini MT, Indovina PL, Hausmann RE (1988) Prostaglandin dependence of membrane order changes during myogenesis in vitro. Biochem. Biophys Acta 938: 489–492

Sattel W, Kaiser G, Pöhlmann (1974) Thermographische Verlaufsbeobachtungen nach Distorsion des oberen Sprunggelenkes. Arch Chir [Suppl] 73: 81

Saunders JH, Sissons HA (1953) The effect of denervation on the regeneration of skeletal muscle after injury. J Bone Joint Surg [Br] 35: 113

Schalke BCG, Kaiser WA, Schindler G, Rohkamm R (1988) Die Rolle bildgebender Verfahren (Kernspintomographie und Computertomographie) in der Früherkennung neuromuskulärer Erkrankungen. Therapie, Früherkennung, Genetik, Mitochondriopathien. Thieme, Stuttgart New York

Schechinger H, Schneider PG (1987) Xeroradiographische und szintigraphische Untersuchungen bei Gracilissyndrom und Rectus-Abdomis-Syndrom. In: Rieckert H (Hrsg) Sportmedizin – Kursbestimmung. Springer, Berlin Heidelberg New York Tokyo

Schiaffino S, Pierobon Bormioli S, Aloisi M (1972) Cell proliferation in rat skeletal muscle during early stages of compensatory hypertrophy. Virchows Arch (Cell Pathol) 11: 268–273

Schickendantz J, Hien NM, Brettel H, Denk R, Burgetsmaier M (1987) Klinische Anwendungsmöglichkeiten der Transmissionssonographie in der Orthopädie. In: Stuhler Th, Feige A (Hrsg) Ultraschalldiagnostik des Bewegungsapparates. Springer, Berlin Heidelberg New York Tokyo

Schilling JA (1968) Wound healing. Physiol Rev 48: 374–423

Schilling A, Tzannetakis A, Mellerowicz H, Gewiese B, Wolf KJ (in press) 31P-MRS als Verlaufskontrolle bei Muskeltraumen. (Vortrag: 76. Annual Meeting American Roentgen Ray Society San Francisco 1992)

Schlag G, Preuß B, Odar S, König B (1995) Fibrinkleber. Blut gestillt – schnell und sicher. Therapiewoche 45: 1108–1118

Schmalbruch H (1967) Fasertypen der menschlichen Muskulatur. Klin Wochenschr 45: 755–759

Schmalbruch H (1976) The morphology of regeneration of skeletal muscles in the rat. Tissue Cell 8: 673–692

Schmalbruch H (1976) Muscle fibre splitting and regeneration in diseased human muscle. Neuropathol Appl Neurobiol 2: 3–19

Schmalbruch H (1977) Regeneration of soleus muscles of rat autografted in toto as studied by electron microscopy. Cell Tiss Res 177: 159–180

Schmid R (1988) Tierexperimentelle Vergleichsstudie: Resorbierbares und nicht resorbierbares Nahtmaterial bei der Defektüberbrückung peripherer Nerven über ein freies autologes Nerveninterponat. Inauguraldissertation, Berlin

Schmincke A (1909) Die Regeneration der quergestreiften Muskelfasern bei den Säugetieren. Beitr Path Anat Pathol 45: 424–439

Schmitt WGH, Schneider W (1985) Relaxationszeiten des Muskelgewebes nach experimentellen Noxen. Fortschr Röntgenstr 143/3: 355–358

Schneider PG (1970) Orthopädische Probleme des Leistungssportes. Münch Med Wochenschr 112: 453–463

Schneider PG (1989) Die Therapie chronischer Muskelschäden und ihre funktionellen Folgen. In: Puhl W (Hrsg) Der Muskel. ML-Verlag, Uelzen, S 61

Schnepper E, Schütz J, Wannenmacher M (1976) Xeroradiographie von Stamm und Extremitäten. Atlas der Xeroradiographie. Urban & Schwarzenberg, München, S 26–27

Schoefl GJ (1963) Studies on inflammation. III. Growing capillaries: Their structure and permeability. Virchows Arch Path Anat 337: 97–141

Schönbauer HR (1964) Gedeckte Achillessehnenrisse. Wiederherstell Chir Traumatol 8: 160

Schörner W, Felix R, Laniado M et al. (1984) Prüfung des kernspintomographischen Kontrastmittels Gadolinium-DTPA am Menschen. Fortschr Röntgenstr 140: 493–500

Schollmeyer JE (1986) Role of $Ca^{2+}$ and $Ca^{2+}$-activated protease in myoblast fusion. Exp Cell Res 162: 411–422

Scholz TD, Fleagle SR, Burns TL, Skorton DJ (1989) Tissue determinants of nuclear magnetic resonance relaxation times effect of water and collagen content in muscle and tendon. Invest. Radiol. 24: 893–898

Schröder JM (1982) Pathologie der Muskulatur. In: Doerr W, Seifert G (Hrsg) Spezielle pathologische Anatomie, Bd 15. Springer, Berlin Heidelberg New York Tokyo

Schubert W, Jerusalem F (1986) Möglichkeiten und Technik der Muskelbiopsie. Dtsch Ärztebl 48: 800–804

Schulz E, Albright DJ, Jarysak DL, David TL (1988) Survival of satellite cells in whole muscle transplants. Anat Rec 222: 12–17

Schultz E (1978) Changes in the satellite cells of growing muscle following denervation. Anat Rec 190: 299–312

Schultz E (1989) Satellite cell behaviour during skeletal muscle growth and regeneration. Med Sci Sports Exerc 21: 181–186

Schultz E, Lipton BH (1982) Skeletal muscle satellite cells: Changes in proliferation potential as a function of age. Mech-Ageing-Dev 20: 377–383

Scully RE, Artz CP, Sako Y (1956) An evaluation of the surgeonis criteria for determining the viability of muscle during débridement. Arch Surg. 73: 1031–1035

Seeger LL (1989) Physical principles of magnetic resonance imaging. Clin Orthop 244: 7–16

Segesser B, Jenoure P, Feinstein R (1989) Chronisch-rezidivierende Logensyndrome beim Sportler. In: Puhl W (Hrsg) Der Muskel. ML-Verlag, Uelzen, S 91–98

Seltzer SE, Finberg HJ, Weissmann BN (1979) Arthrosonography grey scale ultrasound evaluation of the shoulder. Radiology 132: 467

Senechal H, Delain D, Schapira G, Wahrman JP (1983) Alterations in glycosylation of plasma membrane proteins during myogenesis. Exp Cell Res 147: 341–350

Shafiq SA, Gorycki MA (1965) Regeneration in skeletal muscle of mouse: Some electron-microscope observations. J Pathol Bacteriol 90: 123–127

Shafiq SA, Gorycki M, Goldstone L Milhorat AT (1966) Fine structure of fiber types in normal human muscle. Anat Rec 156: 283–302

Shafiq SA, Gorycki MA, Milhorat AT (1967) An electron microscopic study of regeneration and satellite cells in human muscle. Neurology (Minneap) 17: 567–574

Shahabpour M, Pierre-Jerome C, Vandenborne K (1991) Hips and pelvis. In: Osteaux M, De Meitleir K, Shahabpour M (eds) Magnetic resonance imaging and spectroscopy in sports medicine. Springer, Berlin Heidelberg New York Tokyo

Shioya S, Haida M, Fukuzaki M, Ono Y, Tsuda M, Ohta Y, Yamabayashi H (1990) A 1-year time course study of the relaxation times and histology for irradiated rat lungs. Magn Reson Med 14: 358–368

Siegel BA, Engel WK, Derrer EC (1975) 99mTc-diphosphonate uptake in skeletal muscle: A quantitative index of acute damage. Neurology 25: 1055–1058

Sillau AH, De Lourdes Philippi M (1987) Long-term isoprenaline administration produces an increase in capillarity in the soleus muscle of the rat. Can J Physiol Pharmacol 65: 303–306

Sjöström M, Johansson C, Lorentzon R (1988) Muscle pathomorphology in M. quadriceps of marathon runners. Early signs of strained disease or functional adaptation? Acta Physiol Scand 132: 537–542

Sloper JC, Pegrum GD (1967) Regeneration of crushed mammalian skeletal muscle and effect of steroids. J Pathol Bact 93: 47–63

Snow MH (1973) Metabolic activity during the degenerative and early regeneration stages of minced skeletal muscle. Anat Rec 176: 185–204

Snow MH (1977) Myogenic cell formation in regenerating rat skeletal muscle injured by mincing, 1. A fine structural study. Anat Rec 188: 181–199

Snow MH (1977) Myogenic cell formation in regenerating rat skeletal muscle injured by mincing, 2. An autoradiographic study. Anat Rec 188: 200–218

Snow MH (1977) The effects of aging on satellite cells in skeletal muscles of mice and rats. Cell Tissue Res 185: 399–408

Snow MH (1978) An autoradiographic study of satellite cell differentiation into regenerating myotubes following transplantation of muscles in young rats. Cell Tissue Res 186: 535–540

Sommer HM (1984) Muskuläre Ungleichgewichte im Bereich der unteren Extremitäten als Ursache für Leistungsverlust und Überbelastung. In: Jeschke D (Hrsg) Stellenwert der Sportmedizin in Medizin und Sportwissenschaft. Springer, Berlin Heidelberg New York Tokyo, S 440–444

Sparmann M (1987) Die Bedeutung des sog. Leitschieneneffektes für die Regeneration peripherer Nerven über Defektstrecken. Habilitationsschrift, Berlin

Speer KP, Lohnes J, Garrett WE (1993) Radiographic imaging of muscle strain injury. Am J Sports Med 21: 89–96

Speidel C (1938) Studies of living muscles. 1. Growth, injury and repair of striated muscle, as revealed by prolonged observations of individual fibers in living frog tadpoles. Am J Anat 62: 179–235

Spielmann RP, Triebel H-J, Maas R, Langkowski J, Franz P, Heller M, Bücheler E (1989) MRT extrakranieller Hämatome bei 1,5 T mit Spinecho- und Gradientenecho-Sequenzen. Fortschr Röntgenstr 150: 449–453

Spielmann RP, Maas R, Neumann C, Dallek M, Nicolas V, Heller M, Bücheler E (1990) MRT akuter Weichteilhämatome bei 1,5 T: Tierexperimentelle Ergebnisse. Fortschr Röntgenstr 151: 395–399

Spier W (1986) Verletzungen von Muskeln und Faszien. Traumatologie und Rehabilitation. In: Jäger M, Wirth CJ (Hrsg) Praxis der Orthopädie. Thieme, Stuttgart New York

Squire JM (1975) Muscle filament structure and muscle contraction. Ann Rev Biophys Bioeng 4: 137–163

Steinbicker V, von Rohden L, Gellerich J, Szibor R (1985) Duchenne carrier diagnosis by use of ultrasonography and computed tomography (Abstract). Clin Genet 28: 468

Steinbrück K, Cotta H (1983) Epidemiologie der Sportverletzungen. Dtsch Z Sportmed 6: 173–186

Steinbrück K (1987) Epidemiologie von Sportverletzungen. Sportverletz Sportschaden 1: 2–12

Steinbrück K (1989) Epidemiologie der Muskelverletzungen im Sport. In: Puhl W (Hrsg) Der Muskel. ML-Verlag, Uelzen, S 24–26

Stenman S, Vaheri A (1955) Distribution of a major connective tissue protein, fibronectin, in normal human tissues. J Exp Med 147 (1978) 1054

Steindler A (1955) Kinesiology. Thomas, Springfield

Stoboy H (1984) Das Krafttraining und seine Beziehung zu verschiedenen Sportarten. Sportwissenschaft 14: 9–31

Storch TG, Talley GD (1988) Oxygen concentration regulates the proliferative response of human fibroblasts to serum and growth factors. Exp Cell Res 175: 317–325

Stuhler TH (1982) Ultraschalldiagnostik. Gegenwärtiger Stand in Orthopädie und Traumatologie. Zukunftsperspektiven. Z Orthop 120: 358–363

Suckert R (1985) Muskelverletzungen. In: Pförringer W et al. (Hrsg) Sport-Trauma und Belastung. Perimed, Erlangen

Suoranta H, Kormano M (1974) Fixation induced changes in the microangiographic picture of the blood vessels. Invest Radiol 9: 408–411

Suzuki Y, Hisada K, Takeda M (1974) Demonstration of myositis ossificans by 99mTc pyrophosphate bone scanning. Radiology 111: 663–664

Swensen SJ, Keller RL, Berquist TH, McLeod RA, Stephens DH (1985) Magnetic resonance imaging of hemorrhage. AJR 145: 921–927

Takasaki J, Deu JS, Tan EM (1981) A nuclear antigen associated with cell proliferation and blast transformation. Its distribution in synchronized cells. J Exp Med 156: 1899–1909

Takasaki J, Fischwild D, Tan EM (1984) Characterization of proliferating cell nuclear antigen recognized by autoantibodies in lupus sera. J Exp Med 159: 981–992

Thermann HP, Reimer PP, Milbradt H, Zwipp H, Wippermann B (1992) Sonographische Primärdiagnostik und Verlaufskontrolle von Muskel- und Sehnenschäden der unteren Extremität. Unfallchirurg 95: 412–418

Thiel A (1989) Therapie von Muskelverletzungen in der Praxis. In: Puhl W (Hrsg) Der Muskel. ML-Verlag, Uelzen, S 59–60

Thiem G (1910) Handbuch der Unfallerkrankungen. Enke, Stuttgart, S 116–142

Thümler P, Reinhard V, Elbing H (1979) Faszikuläre Nervennähte mit synthetischem, resorbierbarem Nahtmaterial. Orthop Prax 2: 154–158

Ticktin HE, Ostrow SH, Ewan JH (1956) SGOT in Trauma. Clin Proc 4: 102

Tidrick RT, Warner ED (1944) Fibrin fixation of skin-transplants. Surgery 15: 90–95

Tiidus PM, Januzzo CD (1983) Effects of intensity and duration of muscular exercise on delayed soreness and serum enzyme activities. Med Sci Sports Exerc 15: 461–465

Tsujimoto T, Kuno M (1988) Calcitonin gene-related peptide prevents disuse-induced sprouting of rat motor nerve terminals. J Neurosc 8: 3951–3957

Tzannetakis A, Schilling A, Mellerowicz H, Hamm B, Wolf KJ (in Druck) Kontrastmittelunterstützte MRT in der Verlaufskontrolle von Muskeltraumen. (Vortrag: 76. Annual Meeting American Roentgen Ray Society San Francisco 1992)

Uehlinger HM (1988) Benutzerhandbuch SPSS/PC+, Bd 1. Fischer, Stuttgart New York

Unger EC, Cohen MS, Brown TR (1989) Gradient-echo imaging of hemorrhage at 1,5 tesla. Magn Res Imag 7: 163–172

Vihko V, Rantamäki J, Salminen A (1978) Exhaustive physical exercise and acid hydrolase activity in mouse skeletal muscle. Histochemistry 57: 237–249

Vihko V, Salminen A, Rantamäki J (1979) Exhaustive exercise, endurance training, and acid hydrolase activity in skeletal muscle. J Appl Physiol 47: 43–50

Viidik A (1968) A rheological model for uncalcified parallel-fibered collagenous tissue. J Biomech 1: 3–11

Viidik A (1980) Elastomechanik biologischer Gewebe. In: Cotta H, Krahl H, Steinbrück K (Hrsg) Die Belastungstoleranz des Bewegungsapparates. Thieme, Stuttgart New York, S 124–136

Viljanto J (1964) Biochemical basis of tensile strength in wound healing. Acta Chir Scand [Suppl] 333: 1–101

Viljanto J (1976) Cellstic: A device for wound healing studies in man. Description of the method. J Surg Res 20: 115–119

Viljanto J, Penttinen R, Raekallio J (1981) Fibronectin in early phases of wound healing in children. Acta Chir Scand 147: 7–13

Vock P, Hoppeler H, Hartl W, Fritschy P (1985) Combined use of magnetic resonance imaging (MRI) and spectroscopy (MRS) by whole body magnets in studying skeletal muscle morphology and metabolism. Invest Radiol 20: 87–94

Volkmann R (1893) Über die Regeneration des quergestreiften Muskelgewebes beim Menschen und Säugetier. Beitr Pathol Anat Allg Pathol 112: 233–332

Vracko RE, Benditt EP (1972) Basal lamina: The scaffold for orderly cell replacement. Observations on regeneration of injured skeletal muscle fibres and capillaries. J Cell Biol 55: 406–419

Vukanovic S, Sidani AH, Ducommun JC, Curati WL (1981) Xeroradiography and ultrasonography in soft tissues pathology. J Belge Radiol 64: 309–319

Wagner P, Domerque A, Poirier et al. (1980) L'échotomographie dans les accidents musculaires du sportif. Ultrasons 1: 277–286

Waldeyer W (1865) Über die Veränderungen der quergestreiften Muskeln bei der Entzündung und dem Typhusprozeß, sowie über die Regeneration derselben nach Substanzdefecten. Virchows Arch Pathol Anat Physiol 34: 473–514

Walker BE, Biatliff SJ (1960) An investigation of skeletal muscle regeneration with radioautography. Anat Rec 136: 350

Walsh FS, Dickson G, Moore SE, Barton CH (1989) Unmasking N-CAM. Nature 339: 516

Walton JN, Adams RD (1956) The response of the normal, the denervated and the dystrophic muscle-cell to injury. J Pathol Bacteriol 72: 273–298

Walz M, Zuna I, Fein M, Lorenz D, van Kaick G, Lorenz WJ (1991) Quantifizierung von Echostärke, Körnigkeit, Kontrast und Homogenität im Ultraschallbild – Ein Weg zur objektiven B-Bild-Beschreibung. In: Walser et al. (Hrsg) Ultraschalldiagnostik '90. Springer, Berlin Heidelberg New York Tokyo

Warhol MJ, Siegel AJ, Evans WJ, Silverman LM (1985) Skeletal muscle injury and repair in marathon runners after competition. AJP 118: 331–339

Watson AD, Rocklage SM (1992) Theory and mechanisms of contrast enhancing agents. In: Higgins CB, Hricak H, Helms CA (eds) Magnetic resonance imaging of the body, 2nd edn Raven, New York

Weber O (1867) Über die Neubildung quergestreifter Muskelfasern, insbesondere die regenerative Neubildung derselben nach Verletzungen. Arch Pathol Anat 39: 216–253

Wegener OH (1983) Whole body computerized tomography. Schering AG, Berlin

Weis-Fogh US, Pedersen H, Schroeder E, Sorensen SS, Olesen HP (1993) Histomorphological evaluation of wound healing of rabbit oviduct after microsurgical reanastomosis with the use of autogenous fibrin adhesive, human fibrin adhesive or poly-glycolic acid suture. Eur Surg Res 25: 278–286

Wells KF (1971) Kinesiology; scientific basis of human motion, 5th edn. Saunders, Philadelphia

Wendelin H, Lindgren J (1970) Microangiography of the renal vessels in rabbit. Acta Radiol Scand 10: 49–56

Wenz S (1991) Typische Verletzungsmuster in der Leichtathletik. Vortrag: Symposium Intensiv- und Notfallmedizin in Sport und Freizeit, Berlin

White TP, Villanacci JF, Morales PG (1981) Influence of physical conditioning on autografted skeletal muscle. Med Sci Sports Exerc 13: 81 (Abstract)

Wickiewicz TL, Roland RR, Powell PL, Edgerton VR (1983) Muscle architecture of the human lower limb. Clin Orthop 179: 275–283

Wicks JD, Silver T, Bree RL (1978) Gray scale features of hematomas: An ultrasonic spectrum. Am J Roentgenol 131: 977

Williams PE, Goldspink G (1971) Longitudinal growth of striated muscle fibers. J Cell Sci 9: 751–767

Williams PE, Goldspink G (1978) Changes in sarcomere length and physiological properties in immobilized muscle. J Anat 127: 459–468

Williams PE, Goldspink G (1984) Connective tissue changes in immobilized muscle. J Anat (Lond) 138: 343–350

Wines MM, Letinsky MS (1988) Motor nerve terminal sprouting in formamide-treated inactive amphibian skeletal muscle. J Neurosci 8: 3909–3919

Winkle van W, Hastings C, Barker E, Hines D, Nichols W (1975) Effect of suture materials on healing skin wounds. Surg Gynecol Obstet 140: 7–12

Winter J (1982) Therapie der Muskelverletzungen. In: Groher W, Noack W (Hrsg) Sportliche Belastungsfähigkeit des Haltungs- und Bewegungsapparates, Symposium Berlin 1981. Thieme, Stuttgart New York

Witt AN (1972) Sportverletzungen und ihre besonderen Probleme. Z Orthop 110: 766–770

Woltering H, Frohberger U, Matthiass HH (1987) Muskelquerschnittsmessungen mittels Impulsechosonographie. Dtsch Z Sportmed 38/3: 100–107

Wruhs O, Vecsei V, Hertz H, Czerwanka R (1980) Ergebnisse der Sehnenklebung im Experiment und in der Klinik. 3. Deutsch-österreichisch-schweizerische Unfalltagung, Wien 1979. Hefte Unfallheilkd 148: 818

Wuschech H, Albrecht WD, Stendel H, Ahrendt E (1973) Leistungssportliche Belastungsprobleme des Stütz-, Halte- und Bewegungsapparates aus chirurgisch-orthopädischer Sicht. Med Sport 13: 98–106

Wyatt MP, Edwards AM (1981) Comparison of quadriceps and hamstring torque values during isokinetic exercise. J Orthop Sports Phys Ther 3: 48–56

Yablonka-Reuveni Z, Bowen-Pope DF, Hartley RS (1990) Proliferation and differentiation of myoblasts: The role of platelet derived growth factor and the basement membrane. In: Pette D (ed) The dynamic state of muscle-fibre. de Gruyter, Berlin, pp 693–706

Yamada H (1970) Strength of biological materials. Evans FG (ed). Williams & Wilkins, Baltimore

Yamada KM (1983) Cell surface interactions with extracellular materials. Ann Rev Biochem 52: 761–799

Young A, Hughes I, Russel P, Parker MJ, Nichols PJR (1980) Measurement of quadriceps muscle wasting by ultrasonography. Rheum Rehabil 19: 141–148

Zalin R (1979) The cell cycle, myoblast differentiation and prostaglandin as a developmental signal. Biology 71: 274–288

Zilch H (1980) Das Fibrinklebesystem in der Knochenchirurgie. Habilitation, Berlin

Zilch H (1981) Der Einfluß des Fibrin-Klebers auf die Revaskularisierung des Knochentransplantates. Unfallheilkunde 84: 353–362

Zilch H, Weber U (1989) Lehrbuch der Orthopädie mit Repetitorium. De Gruyter, Berlin New York

Zimmerman RA, Bilaniuk LT, Grossman RI et al. (1985) Resistive NMR of intracranial hematomas. Neuroradiology 27: 16–20

Zimmerman RA, Bilaniuk LT, Hackney DB, Goldberg HI, Grossman RI (1986) Head injury: Early results of comparing CT and high-field MR. AJNR 7: 757–764

Zwank L (1986) Fibrinklebung bei Extremitätenverletzungen. In: Eckert P, Häring R, Satter P, Zwank L (Hrsg) Fibrinklebung. Urban & Schwarzenberg, München Wien Baltimore

# Springer-Verlag und Umwelt

$\mathbf{A}$ls internationaler wissenschaftlicher Verlag sind wir uns unserer besonderen Verpflichtung der Umwelt gegenüber bewußt und beziehen umweltorientierte Grundsätze in Unternehmensentscheidungen mit ein.

$\mathbf{V}$on unseren Geschäftspartnern (Druckereien, Papierfabriken, Verpackungsherstellern usw.) verlangen wir, daß sie sowohl beim Herstellungsprozeß selbst als auch beim Einsatz der zur Verwendung kommenden Materialien ökologische Gesichtspunkte berücksichtigen.

$\mathbf{D}$as für dieses Buch verwendete Papier ist aus chlorfrei bzw. chlorarm hergestelltem Zellstoff gefertigt und im pH-Wert neutral.